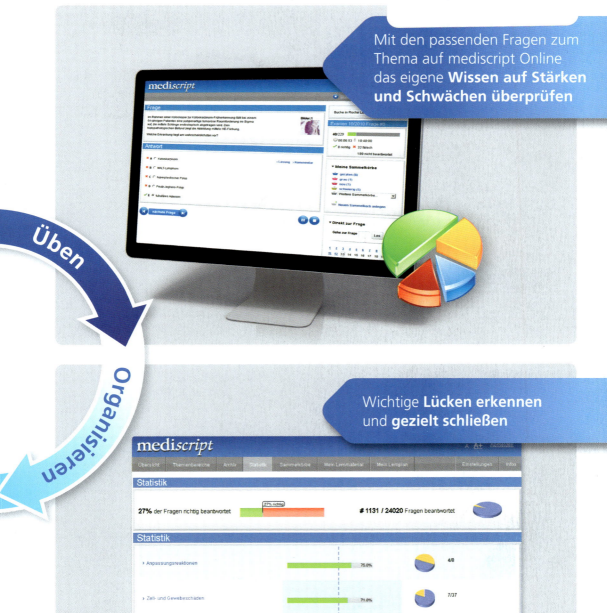

Mit den passenden Fragen zum Thema auf mediscript Online das eigene **Wissen auf Stärken und Schwächen überprüfen**

Üben

Organisieren

Wichtige **Lücken erkennen** und **gezielt schließen**

Mehr Informationen zur mediscript Lernwelt auf www.mediscript-online.de

A. Blank, K. Feyl, R. Langer, C. Lehner
Pathologie in Frage und Antwort

A. Blank, K. Feyl, R. Langer, C. Lehner

Pathologie in Frage und Antwort

Fragen und Fallgeschichten

3. Auflage

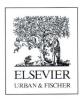

URBAN & FISCHER München

Zuschriften an:
Elsevier GmbH, Urban & Fischer Verlag, Hackerbrücke 6, 80335 München

Wichtiger Hinweis für den Benutzer
Die Erkenntnisse in der Medizin unterliegen laufendem Wandel durch Forschung und klinische Erfahrungen. Die Autoren dieses Werkes haben große Sorgfalt darauf verwendet, dass die in diesem Werk gemachten therapeutischen Angaben (insbesondere hinsichtlich Indikation, Dosierung und unerwünschter Wirkungen) dem derzeitigen Wissensstand entsprechen. Das entbindet den Nutzer dieses Werkes aber nicht von der Verpflichtung, anhand weiterer schriftlicher Informationsquellen zu überprüfen, ob die dort gemachten Angaben von denen in diesem Werk abweichen, und seine Verordnung in eigener Verantwortung zu treffen.

Für die Vollständigkeit und Auswahl der aufgeführten Medikamente übernimmt der Verlag keine Gewähr. Geschützte Warennamen (Warenzeichen) werden in der Regel besonders kenntlich gemacht (®). Aus dem Fehlen eines solchen Hinweises kann jedoch nicht automatisch geschlossen werden, dass es sich um einen freien Warennamen handelt.

Bibliografische Information der Deutschen Nationalbibliothek
Die Deutsche Nationalbibliothek verzeichnet diese Publikation in der Deutschen Nationalbibliografie; detaillierte bibliografische Daten sind im Internet über http://www.d-nb.de/ abrufbar.

Alle Rechte vorbehalten
3. Auflage 2014
© Elsevier GmbH, München
Der Urban & Fischer Verlag ist ein Imprint der Elsevier GmbH.

14 15 16 17   4 3 2 1

Für Copyright in Bezug auf das verwendete Bildmaterial siehe Abbildungsnachweis.

Das Werk einschließlich aller seiner Teile ist urheberrechtlich geschützt. Jede Verwertung außerhalb der engen Grenzen des Urheberrechtsgesetzes ist ohne Zustimmung des Verlages unzulässig und strafbar. Das gilt insbesondere für Vervielfältigungen, Übersetzungen, Mikroverfilmungen und die Einspeicherung und Verarbeitung in elektronischen Systemen.

Um den Textfluss nicht zu stören, wurde bei Patienten und Berufsbezeichnungen die grammatikalisch maskuline Form gewählt. Selbstverständlich sind in diesen Fällen immer Frauen und Männer gemeint.

Planung: Julia Baier, München
Lektorat: Ingrid Stöger, München
Redaktion: Ulrike Kriegel, München
Herstellung: Rainald Schwarz, München; Antje Arnold, München
Satz: abavo GmbH, Buchloe/Deutschland; TnQ, Chennai/Indien
Druck und Bindung: Printer Trento, Trento/Italien
Umschlaggestaltung: SpieszDesign, Neu-Ulm
Titelgrafik: © Jan Engel – Fotolia.com

ISBN Print   978-3-437-43262-0
ISBN e-Book 978-3-437-29288-0

Aktuelle Informationen finden Sie im Internet unter **www.elsevier.de** und **www.elsevier.com**

Vorwort

Liebe Studentinnen und Studenten,

das Fach Pathologie im mündlichen Staatsexamen löst bei vielen Studenten anfänglich Schrecken aus, da es zu den „großen" Fächern der Medizin zählt bzw. das „große Fach" der Medizin ist. Die Pathologie ist die Basis aller klinischen Fächer und wichtig für das Verständnis von Krankheiten.

Dennoch können wir aus eigener Erfahrung sagen, dass eine gute Grundlage v. a. in den Fächern Innere Medizin und Chirurgie eigentlich schon die halbe Miete ist. Ergänzend zu diesem Basiswissen sollten kurz vor der Prüfung die wichtigsten pathologischen Themen des mündlichen Examens aufgefrischt werden.

Wir haben versucht, einen guten Überblick über die häufigsten Fragestellungen im mündlichen Examen zusammenzustellen, dabei aber auch darauf geachtet, dass kleine „Randthemen" und „Lieblingsthemen" der Prüfer, die gerne gefragt werden, mit aufgenommen werden.

Das didaktische Konzept der „In Frage und Antwort"-Reihe ermöglicht durch ein Frage-und-Antwort-Spiel im Rahmen einer Lerngruppe die Prüfungssituation zu imitieren und das freie Ausformulieren medizinischer Kenntnisse zu trainieren, was vielen Studenten nach jahrelangem, stummem Kreuzen sehr schwerfällt.

Da so gut wie jede pathologische Prüfung mit einem makroskopischen oder mikroskopischen Dia beginnt, haben wir zahlreiche Fragen zu pathologischen Präparaten in die Kapitel eingebaut, um dieses Buch möglichst „prüfungsecht" zu gestalten.

Klinik, Diagnostik und Therapie werden auch hin und wieder gefragt, haben wir aber aus Platzmangel nur beschränkt mit aufgenommen und uns auf die wichtigen, rein pathologischen Fragestellungen konzentriert.

Wir danken allen, die bei der Erstellung dieses Buches mitgewirkt haben, insbesondere Frau Julia Lux vom Elsevier, Urban & Fischer Verlag, für die hervorragende Zusammenarbeit.

Wir hoffen, den Studierenden mit diesem Buch etwas den Schrecken vor der Prüfung nehmen zu können und wünschen allen Lesern eine erfolgreiche Prüfung.

Kathrin Feyl, Annika Blank
Juli 2013

Allgemeine Hinweise und Tipps

Prüfungsvorbereitung

Zur optimalen Prüfungsvorbereitung empfiehlt es sich, neben dem Einzelstudium Lerngruppen zu bilden. Zwei bis drei Monate sollten sich die Teilnehmer der Lerngruppen etwa 2–3-mal pro Woche treffen. Vor jedem Treffen sollte ein Thema vereinbart werden, das für das nächste Mal vorbereitet wird. Dies erhöht die Motivation zum regelmäßigen Lernen und ermöglicht gleichberechtigte und ergänzende Diskussionen. Punkte, die dem Einzelnen während des Einzelstudiums unklar geblieben sind, sollten notiert und in der Gruppe vorgestellt und beraten werden. Auf diesem Weg kann man das eigene Wissen kontrollieren und Sicherheit gewinnen.

Das Lernen in Lerngruppen hilft, Ängste vor der freien Rede abzubauen und trainiert das freie und strukturierte Antworten. Durch regelmäßiges Treffen wird der Kontakt zu den anderen Studierenden aufrechterhalten. Meist stellt man zudem fest, dass das Lernen in der Gruppe mehr Spaß macht, als zu Hause oder in der Bibliothek allein vor seinen Büchern zu hocken. Und wenn man dann doch einmal in ein „Tief" fällt, schaffen es andere meist wesentlich besser, die Stimmung und das Selbstbewusstsein wieder zu heben.

Verhalten während der Prüfung

Es ist zu empfehlen, sich als Prüfungsgruppe bei den Prüfern vorzustellen. Nur wenige Prüfer sind zu einem Gespräch nicht bereit. Viele Prüfer geben Tipps und Hinweise, worauf man sich vorbereiten sollte, oder nennen Themen, die sie auf keinen Fall abfragen. Die Prüfung wird meist zweigeteilt, d. h. zuerst werden ein oder mehrere Patienten untersucht, und später erfolgt die eigentliche mündliche Prüfung. Vielfach wird auf den zuvor untersuchten Patienten eingegangen, sodass man die freie Zeit zwischen den Prüfungsteilen nutzen sollte, sich über das Krankheitsbild des Patienten genauer zu informieren.

Die Kleidung zur Prüfung sollte man innerhalb der Gruppe besprechen: „Etwas feiner als sonst" hat sich bewährt; es muss nicht gleich Anzug oder Kostüm sein. Auf alle Fälle sollte man sich in seiner Haut einigermaßen wohl fühlen.

Natürlich kann man für eine Prüfung nicht den Typ abstreifen, der man ist. Trotzdem sollte man sich bewusst machen, dass manche Verhaltensweisen eher verärgern und nicht zu einer angenehmen Prüfungssituation beitragen. Sicherlich ist es gut, eine Prüfung selbstbewusst zu bestreiten. Arroganz und Überheblichkeit jedoch sind, selbst wenn man exzellent vorbereitet und die Kompetenz des Prüfers zweifelhaft ist, fehl am Platz. Jeder Prüfer kann einen, so er möchte, vorführen und jämmerlich zappeln lassen. Also: Besser keinen vermeidbaren Anlass dazu liefern. Genauso unsinnig und peinlich ist es, sich devot und unterwürfig zu geben.

Auch wenn man vor der Prüfung gemeinsam gelitten, während der Vorbereitungszeit von der Gruppe profitiert hat, geht es in der Prüfung um das eigene Bestehen, die eigene Note. Man braucht sich darüber nichts vorzumachen. Trotzdem sollte man in der Prüfung fair bleiben und z. B. nicht aus freien Stücken gerade die Fragen und Themen aufgreifen, an denen sich der Mitprüfling die Zähne ausgebissen hat.

Häufige Frageformen

Offene Fragen Dies ist die häufigste Frageform. Die Antwort sollte strukturiert und flüssig erfolgen. Ziel ist es, möglichst lange zu reden, sich gleichzeitig aber nicht in unwichtigen Dingen zu verlieren. Viele Prüfer unterbrechen dann den Redefluss und dies kann enorm verwirren. Schon in den Vorbereitungsmeetings sollte man sich zur Beantwortung der Fragen eine gute Struktur angewöhnen, z. B. Definition – Ätiologie – Symptomatik – Diagnostik – Therapie. Es empfiehlt sich, im Schlusssatz eine neue Problematik, in der man sich gut auskennt, anzuschneiden, die der Prüfer aufgreifen kann.

Nachfragen Im Anschluss an eine offene Frage kommt es oft zu einigen Nachfragen, die das angeschnittene Thema vertiefen. Dabei wird der Schwierigkeitsgrad der Fragen meist höher. Die Prüfer tasten sich an die Grenzen der Prüflinge heran.

Fallbeispiele Fallbeispiele eignen sich immer gut, um praktische Belange abzufragen. Daher sind sie besonders in den handwerklichen Fächern sehr beliebt. Es besteht die Chance, dass sich zwischen Prüfer und Prüfling ein kollegiales Gespräch entwickelt. Eindeutige Beschreibungen und charakteristische Krankheitsbilder machen die Beantwortung der Frage meist einfach. Zu Anfang sollte immer auf mögliche Differenzialdiagnosen eingegangen werden. Vorsicht ist bei Krankheitsbildern geboten, über die man nicht viel weiß. Der Prüfer könnte sie bei einer weiteren Frage aufnehmen und man gerät arg ins Schwitzen. Also: sich selbst keine Grube graben.

Probleme während der mündlichen Prüfung

Während einer mündlichen Prüfung können vielfältige Probleme auftreten, die man im Gegensatz zur schriftlichen Prüfung sofort und möglichst souverän managen muss.
- Kann man eine Frage nicht beantworten, braucht man nicht sofort zu verzweifeln. Auf Nachfragen oder Bitten um weitere Informationen formuliert der Prüfer seine Frage oft anders. Dies kann auch sinnvoll sein, wenn man merkt, dass man am Prüfer vorbeiredet.
- Was ist jedoch, wenn es nicht zum „Aha-Effekt" kommt? Ein Problem, das nur schwer zu lösen ist. Die meisten Prüfer helfen weiter oder wechseln das Thema. Selbst wenn eine Frage nicht beantwortet wird, ist dies noch lange kein Grund durchzufallen.
- In Prüfungssituationen beginnen viele Prüflinge vor Aufregung zu stottern oder sich zu verhaspeln. Dies ist normal. Vor und während einer Prüfung darf man aufgeregt sein, dafür hat jeder Prüfer Verständnis. Übertriebene Selbstsicherheit löst sogar bei manchen Prüfern Widerwillen und Antipathie aus.
- Sehr unangenehm wird die Situation, wenn Mitstreiter „abstürzen". Die Prüfung spitzt sich zu, und der Prüfer reagiert verärgert. Hier hilft nur: ruhig bleiben. Der Gedanke, dass sich der Prüfer ebenfalls unwohl fühlt und kein persönliches Interesse hat, die Situation weiter zu verschärfen, erleichtert ungemein.
- Gelassen den Fragen der anderen zuhören. Das Gefühl „alle guten Fragen sind schon weg, ehe ich an die Reihe komme" ist nicht außergewöhnlich.
- Häufig ist ein Prüfer bekannt dafür, dass er besonders „gemein" und schwer prüft. Bemerkenswert ist jedoch, dass die Kritik oft von früheren Prüflingen stammt, die entweder durchgefallen sind oder die Prüfung mit einer schlechten Note bestanden haben. Weiß man jedoch, dass dies nicht der Fall sein kann, weil man die Informationsquelle kennt, hilft nur eins: Lernen, Lernen, Lernen.
- Manche Prüfer fragen, ob zur Notenverbesserung eine weitere Fragenrunde gewünscht wird. Eine solche Chance sollte man sich nicht entgehen lassen, da man nur gewinnen kann.

Allgemeine Hinweise und Tipps

Hinweise für die Benutzung

Alle Angaben entsprechen den Standards und dem Kenntnisstand zur Zeit der Drucklegung. Dennoch können klinikintern abweichende diagnostische und therapeutische Vorgehensweisen üblich sein.

Alle diejenigen, die zum ersten Mal mit einem Buch der „In-Frage-und-Antwort"-Reihe arbeiten, sollten sich anfangs durch die sehr ausführlichen Antworten, so wie sie in der mündlichen Prüfung nur ein sehr guter Student geben würde, nicht entmutigen lassen. Zweck der Reihe ist es, sich durch häufiges Wiederholen ein strukturiertes und inhaltlich vollständiges Wissen anzutrainieren.

Bedeutung der Symbole und Kästen

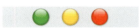

FRAGE
Zur Erleichterung der Wiederholung kann in der Randspalte neben der Frage angekreuzt werden,
- ob die Frage richtig beantwortet wurde (grün)
- ob die Frage falsch beantwortet wurde (rot)
- ob die Frage wiederholt werden sollte (gelb)

MERKE Wichtige und besonders zu beachtende Inhalte

FALLBEISPIEL
Beispiele aus der Praxis

TIPP/PLUS Tipps zur Prüfungssituation/Zusatzwissen

Abbildungsnachweis

Der Verweis auf die jeweilige Abbildungsquelle befindet sich bei allen Abbildungen im Werk am Ende des Legendentextes in eckigen Klammern.

[E460]	Drake et al.: Gray's Atlas of Anatomy. 1st ed. Philadelphia: Churchill Livingstone, 2008
[E571]	Underwood JCE: General and Systemic Pathology. 4th ed. Philadelphia: Churchill Livingstone, 2004
[G004]	Riede UN, Schäfer HE: Allgemeine und spezielle Pathologie. 4. Aufl. Stuttgart: Thieme, 1995
[G005]	Riede UN, Schäfer HE: Allgemeine und spezielle Pathologie. 5. Aufl. Stuttgart: Thieme, 2003
[G006]	Riede UN, Schäfer HE: Taschenatlas der allgemeinen Pathologie. Stuttgart: Thieme, 1998
[G007]	Lovaasen KR, Schwerdtfeger J: 2011 ICD-9-CM Coding. Theory and Practice with ICD-10. 1st ed. Philadelphia: Saunders, 2010
[L106]	Henriette Rintelen, Velbert
[L112]	Mary Anna Barratt-Dimes
[L141]	Stefan Elsberger, Planegg
[L190]	Gerda Raichle, Ulm
[L234]	Helmut Holtermann, Dannenberg
[L242]	Tina Bühling, Hamburg
[M434]	Prof. Dr. med. Kai Joachim Bühling, Hamburg
[M617]	Prof. Dr. med. Karsten Witt, Klinik für Neurologie, Klinikum der Christian-Albrechts-Universität, Kiel
[M618]	Prof. Dr. med. Justus Gottfried Müller, Pathologisches Institut der Universität Würzburg
[M619]	Dr. med. Kathrin Feyl, Berlin
[M620]	Annika Blank, Pathologisches Institut, Luzerner Kantonsspital
[M621]	Prof. Dr. med. Wolfgang Oehlert, Freiburg
[M622]	PD Dr. med. Rupert Langer, Institut für Pathologie, Universität Bern
[M623]	Dr. med. Christian Lehner, Nürnberg
[R235]	Böcker W et al.: Pathologie. 4. Aufl. München: Elsevier Urban & Fischer, 2008
[R285]	Böcker W et al.: Pathologie. 5. Aufl. München: Elsevier Urban & Fischer, 2012
[R286]	Böcker W, Denk H, Heitz PU: Pathologie. 2. Aufl. München–Jena: Urban & Fischer, 2001
[T407]	Institut für medizinische und pharmazeutische Prüfungsfragen (IMPP). Die Prüfungsfragen sind urheberrechtlich geschützt. Jegliche Nutzung bedarf der ausdrücklichen Genehmigung des IMPP.
[W203]	World Health Organzation Genf (WHO), 2005
[X221–003]	Robert-Koch-Institut, Berlin, Gesellschaft der epidemiologischen Krebsregister in Deutschland e. V., Lübeck

Abkürzungsverzeichnis

A

A.	Arteria
ACTH	Kortikotropin
ADH	antidiuretisches Hormon
AEG	adenocarcinomas of the esophago-gastric junction
AFP	α-Fetoprotein
AK	Antikörper
ALL	akute lymphatische Leukämie
ALS	amyotrophe Lateralsklerose
AML	akute myeloische Leukämie
ANV	akutes Nierenversagen
ARVCM	arrhythmogene rechtsventrikuläre Kardiomyopathie
ASD	Atriumseptumdefekt

B

BPH	benigne Prostatahyperplasie
BRCA	„breast cancer gene"
BSE	bovine spongiforme Enzephalopathie

C

C.	Clostridium
CD	Cluster of Differentiation
CEA	karzinoembryonales Antigen
CIN	zervikale intraepitheliale Neoplasie
CLL	chronische lymphatische Leukämie
CM	Kardiomyopathie
CML	chronisch myeloische Leukämie
CT	Computertomografie

D

DCIS	duktales Carcinoma in situ
DCM	dilatative Kardiomyopathie
DNA	Desoxyribonukleinsäure

E

E.	*Escherichia*
EvG	Elastica-van-Gieson

F

FAP	familiäre adenomatöse Polyposis
FM	Fernmetastasen
FISH	Fluoreszenz-In-situ-Hybridisierung
FSH	follikelstimulierendes Hormon

G

GH	growth hormone, Wachstumshormon
GIST	gastrointestinaler Stromatumor
GIT	Gastrointestinaltrakt

H

HCC	hepatozelluläres Karzinom
HCM	hypertrophische Kardiomyopathie
HE	Hämatoxylin-Eosin
HOCM	hypertrophe obstruktive Kardiomyopathie
HNCM	hypertrophe nichtobstruktive Kardiomyopathie
H. p.	*Helicobacter pylori*
HVL	Hypophysenvorderlappen

J

JÜR	Jahres-Überlebensrate

L

LCA	left coronary artery, linke Koronararterie
LCIS	lobuläres Carcinoma in situ
LKM	Lymphknotenmetastasen
LWS	Lendenwirbelsäule

M

MAF	Makrophagen-Aktivierungs-Faktor
MALT	mucosa associated lymphoid tissue
MDS	myelodysplastisches Syndrom
MEN	multiple endokrine Neoplasie
MM	Malignes Melanom
MPS	myeloproliferatives Syndrom
MS	Multiple Sklerose
MSH	melanozytenstimulierendes Hormon

N

N.	Nervus
NHL	Non-Hodgkin-Lymphom
NKCM	nicht klassifizierbare Kardiomyopathie

P

PAS	Perjodsäure-Schiff
PBC	primär biliäre Zirrhose
PCR	Polymerasekettenreaktion
PDA	persistierender Ductus arteriosus Botalli
PNET	primitiver neuroektodermaler Tumor
PSA	prostataspezifisches Antigen
PRL	Prolaktin
PSC	primär sklerosierende Cholangitis
PV	Polycythaemia vera

R

RCA	right coronary artery, rechte Koronararterie
RCM	restriktive Kardiomyopathie
RCX	Ramus circumflexus
RIVA	Ramus interventricularis anterior
RS-Zellen	Reed-Sternberg-Zellen

S

SIADH	Syndrom der inadäquaten ADH-Sekretion
SSPE	subakut sklerosierende Panenzephalitis
STH	somatotropes Hormon

T

T_3	Triiodthyronin
T_4	Thyroxin
Tbc	Tuberkulose
TDLU	terminale duktulo-lobuläre Einheit
TGA	Transposition der großen Arterien
TIA	transitorisch ischämische Attacke
TRAK	Autoantikörper gegen TSH-Rezeptoren
TRH	Thyreotropin-releasing-Hormon
TSH	Thyreotropin

V

V.	Vena
VIN	vulväre intraepitheliale Neoplasie
VSD	Ventrikelseptumdefekt

W

WHO	World Health Organization

Inhaltsverzeichnis

1	Allgemeines	1
2	Anpassungsreaktionen	7
3	Zell- und Gewebeschädigung	11
4	Entzündungen	19
5	Immunpathologie	29
6	Tumoren	37
7	Respirationstrakt	47
7.1	Obere Atemwege	47
7.2	Lunge	50
7.3	Pleura	68
8	Kardiovaskuläres System	69
8.1	Herz	69
8.2	Arterien	85
8.3	Venen	89
8.4	Kreislaufpathologie	89
9	Gastrointestinaltrakt	97
9.1	Mundhöhle und Speicheldrüsen	97
9.2	Ösophagus	100
9.3	Magen und Duodenum	102
9.4	Dünndarm und Dickdarm	110
10	Hepatopankreatisches System	123
10.1	Leber	123
10.2	Extrahepatische Gallenwege und Gallenblase	134
10.3	Pankreas	135
11	Niere und ableitende Harnwege	139
11.1	Niere	139
11.2	Ableitende Harnwege	147
12	Männliche Geschlechtsorgane	149
12.1	Prostata	149
12.2	Hoden	153
13	Weibliche Geschlechtsorgane und Brustdrüse	159
13.1	Uterus	159
13.2	Ovar	163
13.3	Mamma	166
14	Blut und Knochenmark	175
15	Lymphatisches System	185
16	Endokrines System	193
16.1	Hypophyse	193
16.2	Schilddrüse	194
16.3	Nebenschilddrüse	199
16.4	Nebenniere	200
16.5	Polyglanduläre Störungen	201
17	Zentrales Nervensystem	203
18	Stütz- und Bewegungsapparat	217
18.1	Knochen	217
18.2	Gelenke und Weichgewebe	224
19	Haut	229
20	Checkliste	235
20.1	Mortalitäts- und Morbiditätsstatistiken	235
20.2	Gebräuchliche Färbungen	237
20.3	Autoimmunerkrankungen	240
20.4	Beschreibung makroskopischer und mikroskopischer Präparate	241
	Register	243

KAPITEL 1

Allgemeines

FRAGE
Sie werden als Arzt zu einer **Leichenschau** gerufen. Wie gehen Sie vor?

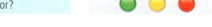

Antwort Ziel der Leichenschau ist es, die Personalien, den eingetretenen Tod, den Todeszeitpunkt, die Todesart und, wenn möglich, die Todesursache festzustellen. Sie wird an der vollständig entkleideten Leiche durchgeführt. Dabei müssen das gesamte Äußere der Leiche und alle Körperöffnungen inspiziert werden. Bei Vorliegen der sicheren Todeszeichen wird der Tod festgestellt und eine Todesbescheinigung ausgestellt.

Gibt es Anhaltspunkte für einen **nicht natürlichen Tod,** d.h. bei Selbsttötung, bei Unfällen, im Zusammenhang mit strafbaren Handlungen oder Einwirkung von außen sowie auch bei einer unbekannten Leiche, muss sofort eine Polizeidienststelle verständigt werden. Die Leiche darf bis zum Eintreffen der Polizei nicht verändert werden.

FRAGE
Wer darf die Leichenschau durchführen?

Antwort Jeder approbierte Arzt ist zur Durchführung einer Leichenschau berechtigt.

FRAGE
Nach welchen **Todeszeichen** suchen Sie bei der **äußeren Leichenschau**?

Antwort Man unterscheidet sichere von unsicheren Todeszeichen (Tab. 1.1).

Zur sicheren Todesfeststellung muss mindestens 1 sicheres Todeszeichen vorliegen.

Tab. 1.1 Sichere und unsichere Todeszeichen

Sichere Todeszeichen	Unsichere Todeszeichen
• Totenflecken (Livores)	• Blässe der Haut
• Totenstarre (Rigor mortis)	• Abnahme der Körperwärme
• Autolyse und Fäulnis (z.B. Grünverfärbung der Bauchdecke, Gasdunsung)	• Herz-Kreislauf-Stillstand
	• Atemstillstand
• Verletzungen, die mit dem Leben unvereinbar sind	• Areflexie

Herzstillstand, Atemstillstand, Areflexie und Auskühlung zählen zu den unsicheren Todeszeichen, da solche Zustände auch beim klinischen Tod auftreten können, bei dem es aber die Möglichkeit einer Reanimation gibt.

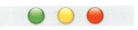

FRAGE
Wie und wo entstehen die **Totenflecken**?

Antwort Totenflecken bzw. Livores sind rötlich bis blauviolette Hautverfärbungen und treten normalerweise ab ca. 30 min post mortem an den **herabhängenden Körperpartien** und nach ca. 1 h am übrigen Körper auf. Nach dem Herzstillstand sammelt sich das Blut der Schwerkraft folgend im venösen System. Totenflecken sind wegdrückbar, solange das Blut intravasal ist, was bis ca. 10 h post mortem der Fall ist. Wenn das Blut später hämolysiert ist und sich im Gewebe abgelagert hat, ist das Wegdrücken nicht mehr möglich.

MERKE Die Farbe der Livores kann Hinweise auf die Todesursache geben:
- **hell** bis **kirschrot** → CO- und HCN-Vergiftung, Unterkühlung
- **braunrot** → Methämoglobinämie
- **blassrosa** bzw. **fehlend** → Anämie, Blutverluste

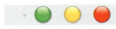

FRAGE
Nach welcher Zeit beginnt die **Leichenstarre** und welche Ursache hat sie?

TIPP Die angegebenen Zeiten sind grobe Richtwerte und variieren in Abhängigkeit von verschiedenen Faktoren wie z. B. der Umgebungstemperatur, der Muskelmasse etc.

Antwort Die Leichenstarre (Rigor mortis) tritt nach ca. **2–3 h post mortem** auf. Sie beginnt im Kopfbereich am Kiefergelenk und breitet sich nach kaudal aus (= **Nysten-Regel**). Nach ca. 2–3 Tagen löst sich die Leichenstarre in gleicher Reihenfolge. Sobald der **ATP-Vorrat** in der Muskelzelle verbraucht ist, bleibt der Querbrückenkopf (Myosinkopf) am Aktin angeheftet und der Muskel wird starr. Ohne ATP kann die Aktin-Myosin-Bindung nicht gelöst werden. Diese Starre ist stark temperaturabhängig: Wärme beschleunigt, Kälte verzögert den Eintritt und das Lösen der Totenstarre. Sie löst sich erst wieder, wenn die Autolyse nach ca. 2–3 Tagen post mortem einsetzt.

MERKE „Weichmacherfunktion" des ATP in vivo: ATP löst die Myosinköpfe von den Aktinfilamenten.

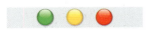

FRAGE
Bitte definieren Sie die drei Begriffe **klinischer Tod, Hirntod** und **Scheintod**.

PLUS Die Wiederbelebungszeit des Gehirns ist abhängig von der Körpertemperatur und beträgt bei Normothermie ca. 6–10 min.

Antwort Der **klinische Tod** ist ein **reversibler** Zustand, bei dem es zum Funktionsverlust eines der drei lebenserhaltenden Systeme Atmungs-, Kreislauf- und Zentralnervensystem kommt. Er ist gekennzeichnet durch:
- Kreislauf- und Atemstillstand
- Bewusstlosigkeit

- Areflexie (weite reaktionslose Pupillen)
- Abfall der Körpertemperatur

Durch Reanimationsmaßnahmen können diese Symptome aufgehoben werden.

Im Falle eines **Hirntods** (= Individualtod) ist die Gesamtfunktion des Großhirns, des Kleinhirns und des Hirnstamms **irreversibel** erloschen. Er muss durch zwei unabhängige Ärzte festgestellt werden, die keinem Ex- oder Transplantationsteam angehören dürfen. Kriterien für den Hirntod sind:
- tiefe Bewusstlosigkeit (Koma)
- keine Spontanatmung (Apnoe)
- zentrale Areflexie
- Zirkulationsstillstand des zerebralen Kreislaufs
- isoelektrisches EEG (Null-Linien-EEG)

PLUS Ausführliche Richtlinien zur Hirntod-Diagnose unter www.bundesaerztekammer.de.

Beim **Scheintod** (Synonyme: Vita reducta, Vita minima) handelt es sich um einen todesähnlichen Zustand, bei dem die lebenswichtigen Funktionen durch die klinische Untersuchung nicht mehr wahrnehmbar sind. Im Gegensatz zum klinischen Tod sind sie aber nicht erloschen.

MERKE

Ursachen für den Scheintod → A-E-I-O-U-Regel
- **A** = Anämie, Anoxie (CO-Vergiftung), Alkohol
- **E** = Epilepsie, Elektrizität
- **I** = Injury (SHT = Schädel-Hirn-Trauma)
- **O** = Opium (inkl. anderer Betäubungsmittel, Narkotika u. a. Psychopharmaka)
- **U** = Urämie, Unterkühlung

FRAGE
Ist die **EEG-Nulllinie** ein sicheres **Todeszeichen**?

Antwort Nein, die Nulllinie im EEG reicht als alleiniges Kriterium zum Feststellen des Todes nicht aus, weil im EEG Hirnrindenfunktionen, aber nicht die lebenswichtigen Stammhirnfunktionen aufgezeichnet werden.

FRAGE
Was schätzen Sie, wie viele **Obduktionen** heutzutage bei Patienten ungefähr durchgeführt werden, die in Krankenhäusern versterben? Welche Aufgaben haben Obduktionen generell?

Antwort Die Zahl der durchgeführten Obduktionen ist in deutschen Krankenhäusern relativ niedrig; sie wird auf etwa 3–5 % geschätzt.

Obduktionen bedürfen der Einwilligung des Verstorbenen vor dem Tode oder seiner Angehörigen, können aber bei Veranlassung gerichtlicher Obduktionen oder bei Seuchenverdacht erzwungen werden.

Die **klinische Obduktion** hat eine zentrale Bedeutung für die Qualitätssicherung in der Medizin. Ziele der klinischen Obduktionen sind u. a. Grundkrankheiten zu erfassen und die Todesursache zu klären, klinische Diagnosen zu bestätigen bzw. zu korrigieren, eventuelle Therapieeffekte zu beurteilen

PLUS Obduktionsrate = Anzahl der Obduktionen/Anzahl stationärer Todesfälle. Sie ist in Deutschland vergleichsweise niedrig (Österreich: ca. 30 %, Schweiz: ca. 20 %).

und pathogenetische bzw. ätiologische Zusammenhänge zu klären. Darüber hinaus werden sie auch zur Weiterbildung als Bestandteil des Medizinstudiums genutzt. Daneben gibt es die **gerichtliche Sektion** zur Klärung unnatürlicher Todesfälle, die in der Gerichtsmedizin erfolgen muss. Weiterhin werden Obduktionen im Rahmen von Seuchenschutzmaßnahmen (Seuchenobduktion) und zur Klärung rechts- und sozialmedizinischer Fragen durchgeführt.

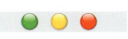

FRAGE
Die postmortale Diagnostik stellt heute nur noch einen kleinen Teil des Betätigungsfeldes des Pathologen dar. Viel bedeutender ist mittlerweile eine pathologische Diagnose für den lebenden Patienten. Nennen Sie einige **intravitale Diagnostikmöglichkeiten.**

Antwort Fast die Hälfte der intravitalen Diagnostik wird an überwiegend endoskopisch gewonnenen **Biopsiematerialien** durchgeführt. Dazu kommt die Untersuchung von Operationspräparaten inkl. der sog. Schnellschnittuntersuchungen. Einen weiteren großen Bereich stellt die **zytologische Diagnostik** von Abstrichen oder Punktaten dar. Neben der konventionellen makroskopischen und lichtmikroskopischen Untersuchung ist in den letzten Jahren das diagnostische Spektrum zunehmend durch ergänzende **immunhistochemische** und **molekularbiologische** Untersuchungsmethoden erweitert worden.

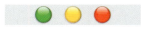

FRAGE
Wie funktioniert ein **Schnellschnitt?** Was würde der Chirurg von Ihnen als Pathologe wissen wollen?

Antwort Bei der Schnellschnittdiagnostik wird ohne vorherige zeitraubende Fixierung ein Gefrierschnitt hergestellt und anschließend mikroskopisch untersucht. Innerhalb kürzester Zeit kann der Pathologe den Verdacht eines malignen Tumors abklären und der Chirurg das weitere operative Vorgehen festlegen (Resektionskanten tumorfrei? Differenzierung des Gewebes?).

Zur Befundsicherung und Dokumentation wird anschließend ein Paraffinschnitt angefertigt, da das Risiko für Fehldiagnosen bei der Gefriertechnik etwas größer ist.

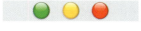

FRAGE
Erklären Sie kurz das Prinzip einer **immunhistochemischen Färbung** und nennen Sie Beispiele für deren Einsatz.

PLUS Monoklonale Ak: gegen ein bestimmtes Epitop des Antigens gerichtet, hohe Spezifität. **Polyklonale Ak:** gegen verschiedene Epitope des Antigens gerichtet, Kreuzreaktionen mit anderen Antigenen möglich.

Antwort Das Prinzip der immunhistochemischen Färbung besteht darin, an einem Gewebeschnitt bestimmte Antigenstrukturen durch den Einsatz spezifischer Antikörper nachzuweisen. Ist das gesuchte Antigen vorhanden, bindet sich der Antikörper spezifisch an die antigene Struktur. In einem zweiten Schritt werden diese gebundenen **primären Antikörper** entweder durch eine **direkte** oder **indirekte** Methode sichtbar gemacht: Bei der direkten Methode werden die Antikörper mit einem Markermolekül gekoppelt, bei der indirekten Methode binden an den primären Antikörper gegen diesen gerichtete, sekundäre Antikörper mit einem Markermolekül. Als primäre Antikörper können monoklonale oder polyklonale Antikörper eingesetzt werden.

Mögliche Antigene sind **gewebetypische Strukturen,** wie z. B. Intermediärfilamente (z. B. Zytokeratin, Vimentin), andere **zelleigene Strukturen,** wie z. B. Hormonrezeptoren, oder **hämatologische Marker,** z. B. Rezeptoren der CD-Familie.

Immunhistochemische Methoden sind v. a. für die **Tumordiagnostik** von Bedeutung. Neben der Art und Herkunft der Zellen können je nach Tumor auch spezielle Eigenschaften bzw. Marker nachgewiesen werden, die diagnostisch und therapeutisch von Bedeutung sind.

TIPP Wichtige Immunhistochemische Färbungen
➤ Kap. 20.2.

FRAGE
Wozu dienen **molekularpathologische Methoden?**

Antwort Molekularpathologische Methoden analysieren Veränderungen von DNA oder RNA. Damit lassen sich verschiedene infektiöse **Erreger** (z. B. HCV, EBV, CMV), **angeborene Erkrankungen** (z. B. Hämochromatose) oder auch **spezifische Tumormerkmale,** die sowohl bei der Diagnostik als auch prognostisch relevant sind, nachweisen.

PLUS Wichtige molekularpathologische Methoden: **PCR** und **In-situ-Hybridisierung**

KAPITEL 2

Anpassungsreaktionen

FRAGE
Unser Körper reagiert auf veränderte physiologische oder pathologische Reize mit bestimmten Anpassungsreaktionen, die die veränderten Lebensbedingungen kompensieren und mögliche Schäden vermeiden sollen. Welche **Anpassungsreaktionen** kennen Sie?

Antwort Anpassungsreaktionen, die mit einer Leistungsminderung z. B. durch verminderte Belastung oder Ernährung verbunden sind, nennt man **Atrophie**. Dabei kommt es entweder zu einer Zellverkleinerung (= **einfache** Atrophie) oder zu einer Reduktion der Zellzahl (= **numerische** Atrophie). Anpassungsreaktionen, die aufgrund einer Leistungssteigerung z. B. durch erhöhte Belastung oder Stimulation entstehen, können in Form einer **Hypertrophie** mit Zellvergrößerung oder **Hyperplasie** mit Zellvermehrung auftreten (➤ Abb. 2.1).

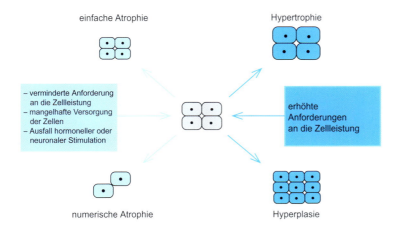

Abb. 2.1 Atrophie, Hypertrophie und Hyperplasie [L242]

- **Atrophie** = Verkleinerung eines vorher normal angelegten Organs
- **Hypoplasie** = verkleinertes Organ aufgrund einer Entwicklungsstörung
- **Aplasie** = fehlende Entwicklung eines Organs
- **Agenesie** = fehlende Anlage eines Organs

MERKE

FRAGE
Atrophien können sich nicht nur infolge pathologischer Reize entwickeln, sondern auch durchaus ein physiologisches Phänomen sein. Nennen Sie ein Beispiel für eine **physiologische Organrückbildung**.

Antwort Physiologische Atrophieformen treten z. B. im Rahmen von sog. **Involutionsatrophien** auf. Sie entstehen, wenn ein bestimmtes Organ oder Gewebe seine Funktion erfüllt hat. Dies betrifft z. B. den **Uterus** nach der Gravidität und die **Mammae** nach Ende der Stillzeit. Eine Atrophie, die jeden Menschen im Laufe des Lebens betrifft, ist die Atrophie des **Thymusgewebes,** die bereits ab dem Kindesalter einsetzt. Auch das Verschwinden embryonaler Strukturen, wie z. B. des Ductus Botalli oder der Nabelgefäße, zählt zu den Involutionsatrophien.

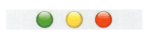

FRAGE
Auch bei der **Altersatrophie** handelt es sich um eine physiologische Atrophieform, die aufgrund rückläufiger Anforderungen im Alter entsteht. Was wissen Sie darüber?

PLUS Aufgrund der Braunfärbung der Organe spricht man auch von „brauner Atrophie". Sie kann auch bei Kachexie bzw. langen Hungerzuständen auftreten.

Antwort Bei der Altersatrophie lagert sich typischerweise ein braunes Pigment, das **Lipofuszin,** in den Zellen des Herzens oder der Leber ab. Dabei handelt es sich um Lipide und Proteine, die schwer abbaubar sind und sich im Alter v. a. in Herzmuskel- und Leberzellen ablagern. Die Eigenfarbe des Pigments verleiht den Organen makroskopisch eine typische braune Farbe.

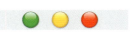

FRAGE
Welche **pathologischen Atrophieformen** kennen Sie?

PLUS **Inanition** (lat. inanis = leer): Reduktion des Körpergewichts auf unter 80 % des Normalgewichts (Hungerzustand, „Abmagerung").

Antwort Man unterscheidet **generalisierte** von **lokalisierten** Atrophieformen. Zu den generalisierten Atrophien zählen die Alters- und die Inanitionsatrophie; lokalisierte Atrophien können durch Inaktivität, durch Ischämie, durch Druck, hormonell oder neurogen bedingt sein (➤ Tab. 2.1).

Tab. 2.1 Pathologische Atrophieformen

Inaktivitätsatrophie	durch verminderte funktionelle Belastung (z. B. Atrophie der Skelettmuskulatur bei langer Ruhigstellung nach Knochenfraktur)
Ischämische Atrophie	durch Durchblutungsstörungen (z. B. Schrumpfniere bei Arteriosklerose der Nierenarterie)
Druckatrophie	durch lokale, dauerhafte Kompression (z. B. bei expansiv wachsenden Tumoren)
Inanitionsatrophie	durch unzureichende Nahrungszufuhr (z. B. Atrophie von Fettgewebe, Muskulatur und Lebergewebe bei Hungerzuständen), durch unzureichende Nahrungsaufnahme (z. B. bei Magen-Darm-Stenosen durch Tumoren oder bei entzündlichen Magen-Darm-Erkrankungen)
Hormonelle Atrophie	durch fehlende oder verminderte hormonelle Stimulation (z. B. Panhypopituitarismus mit Atrophie der Schilddrüse, des Genitals und der NNR)
Neurogene Atrophie	durch Störung der Innervation (z. B. Atrophie des jeweiligen Skelettmuskels bei Läsionen peripherer Nerven)

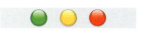

FRAGE
Was bedeutet **Hypertrophie?** Nennen Sie einige Beispiele.

Antwort Bei einer Hypertrophie kommt es zu einer **Vergrößerung der Zellen** und folglich auch zu einer Vergrößerung des entsprechenden Organs. Diese

Anpassungsreaktion ist meist reversibel und kann durch eine gesteigerte Stimulation oder durch eine erhöhte Belastung entstehen. Beispielsweise kann bei einem Sportler die funktionelle Belastung zu einer Hypertrophie der **Skelettmuskulatur** führen. Auch der **Herzmuskel** kann sich infolge einer erhöhten Druck- oder Volumenbelastung, z. B. im Rahmen einer Hypertonie, vergrößern.

FRAGE
Wie läuft diese Volumenzunahme der Zelle ab bzw. wie vergrößert sich die Zelle bei dieser Anpassungsreaktion eigentlich?

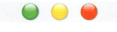

Antwort Durch die Stimuli bzw. die vermehrte Beanspruchung kommt es zu einer Vermehrung der Zellorganellen, wie z. B. der Mitochondrien, des endoplasmatischen Retikulums oder der Myofibrillen. Gleichzeitig sind meist die abbauenden, katabolen Prozesse der Zelle vermindert.

FRAGE
Grenzen Sie bitte zur Hypertrophie die **Hyperplasie** ab.

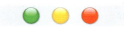

Antwort Bei der Hyperplasie entsteht die Organvergrößerung durch eine **Zunahme der Zellzahl,** die sich infolge einer erhöhten Anforderung oder einer gesteigerten Stimulation entwickelt. Auf diese Weise kann sich z. B. in der Schilddrüse durch einen Iodmangel eine Struma entwickeln. Auch im Knochenmark kann eine Hyperplasie z. B. infolge von Infekten, Blutungen oder Anämien entstehen.

FRAGE
Häufig entwickeln sich Hypertrophie und Hyperplasie auch nacheinander oder parallel. Woran liegt es, dass in manchen Geweben „lediglich" eine Hypertrophie infolge bestimmter Stimuli entsteht und in anderen wiederum sowohl eine Hypertrophie als auch eine Hyperplasie möglich sind?

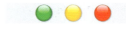

Antwort Die Zellvermehrung bei der Hyperplasie kommt durch Mitosen zustande, d. h. nur diejenigen Gewebe können hyperplasieren, die **teilungsfähig** sind wie z. B. das Knochenmark. Ausschließlich Hypertrophien entstehen in Geweben, die keine Teilungsfähigkeit mehr besitzen wie z. B. die Herz- und Skelettmuskulatur.

FRAGE
Aufgrund chronischer Reizzustände, wie z. B. Druck oder Entzündung, kann es in den Geweben zu Fehlregenerationen kommen und sich somit eine Metaplasie entwickeln. Was versteht man unter einer **Metaplasie?** Kennen Sie dazu einige Beispiele?

Antwort Unter einer Metaplasie wird die Umwandlung eines differenzierten Gewebes in ein anderes differenziertes Gewebe verstanden. Beispiele für Metaplasien sind (➤ Abb. 2.2):

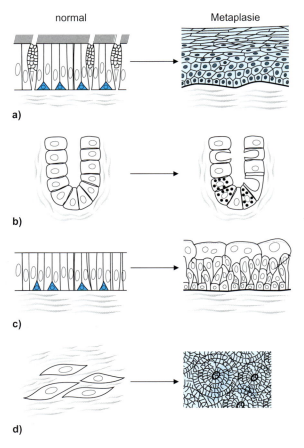

Abb. 2.2 Metaplasieformen: a) Plattenepithelmetaplasie, b) intestinale Metaplasie, c) Übergangsepithelmetaplasie, d) knöcherne Metaplasie [G004]

- **Plattenepithelmetaplasie** der Bronchialschleimhaut (z. B. bei Rauchern) oder der Zervixschleimhaut
- **Zylinderepithelmetaplasie** des Ösophagus bei Refluxerkrankung
- **intestinale Metaplasie** der Magenschleimhaut (z. B. bei chronisch-atrophischer Gastritis)
- **Übergangsepithelmetaplasie** der Prostatadrüse
- **knöcherne Metaplasie** im Bindegewebe (z. B. bei Myositis ossificans)

Die Metaplasie muss von der Heteroplasie (= Heterotopie) unterschieden werden, die aufgrund einer Gewebsversprengung oder einer Gewebsverschleppung entsteht, z. B. im Rahmen einer Endometriose oder eines Cholesteatoms.

KAPITEL 3
Zell- und Gewebeschädigung

FRAGE
Erklären Sie den Unterschied zwischen **Apoptose** und **Nekrose**.

Antwort Apoptose und Nekrose sind die zwei Formen des **Zelltods**. Bei der **Apoptose** (= **programmierter Zelltod**) handelt es sich um einen physiologischen Vorgang, der genetisch programmiert ist. Sie sorgt im Organismus für ein Gleichgewicht zwischen Zellteilung und Zelltod. Charakteristisch sind eine Schrumpfung der betroffenen Zellen, eine Kondensation des Chromatins und schließlich ein Zerfall in Bruchstücke, den Apoptosekörperchen, die von einer intakten Membran umschlossen sind. Die apoptotischen Körperchen werden von phagozytierenden Zellen aufgenommen und ohne lokale Entzündungsreaktionen eliminiert (➤ Abb. 3.1). Apoptose spielt eine Rolle bei der Embryonalentwicklung, bei Anpassungsreaktionen und bei der Eliminierung geschädigter Zellen. Störungen der Apoptoseregulierung durch eine gesteigerte oder gehemmte Apoptoserate werden mit der Entstehung unterschiedlicher Krankheitsbilder in Verbindung gebracht, z. B. von Autoimmunerkrankungen oder bösartigen Wachstums.

Bei der **Nekrose** (= **provozierter Zelltod**) kommt es durch äußere Einflüsse zum Absterben der Zelle, z. B. durch Verbrennungen, Toxine, ionisierende Strahlen, mechanische Verletzungen, Hypoxie oder bakterielle und virale Infektionen. Die Nekrose zeichnet sich durch typische Abbauprozesse im Kern

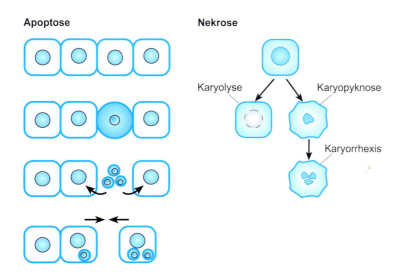

Abb. 3.1 Apoptose [L106] und Nekrose [L112]

mit Karyolysis, Karyopyknosis und Karyorrhexis aus (> Abb. 3.1). Veränderungen des Zytoplasmas sind Vakuolisierung, Schwellung und Zerfall der Zellorganellen. Infolgedessen platzen die Zellen, wodurch Stoffe aus dem Zytoplasma freigesetzt werden, die eine Entzündungsreaktion hervorrufen.

FRAGE
Welche **Nekroseformen** kennen Sie?

Antwort Die wichtigsten Nekroseformen sind die Koagulations- und die Kolliquationsnekrose.

Koagulationsnekrosen (Gerinnungsnekrosen) entwickeln sich in Zellen und Geweben mit hohem Protein- und niedrigem Fettgehalt, z. B. in Leber, Niere, Herz und Milz, und sind gekennzeichnet durch eine Eiweißdenaturierung. Das Gewebe wird lehmgelb, fest, trocken und bröckelig und ist oft von einem dunkelroten Randsaum umgeben. Folgende Sonderformen werden unterschieden:
- **Schorfnekrose:** z. B. bei Säureverätzung des Ösophagus
- **fibrinoide Nekrose:** z. B. bei rheumatischen Erkrankungen
- **verkäsende Nekrose:** bei Infektion mit Mykobakterien
- **Gangrän:** z. B. bei anämischer Nekrose an Extremitäten. Bei Austrocknung der Nekrose entstehen **trockene** Gangrän, bei bakterieller Besiedelung mit Fäulniserregern bilden sich **feuchte** Gangrän.
- **hämorrhagische Nekrose:** z. B. Niereninfarkt bei Nierenvenenthrombose durch massiven Bluteinstrom in das Nekrosegebiet

Kolliquationsnekrosen entstehen in Geweben mit hohem Fett- und relativ niedrigem Proteingehalt, z. B. im Gehirn. Hier kommt es zu einer Verflüssigung (Kolliquation) der Nekrose mit aufgeweichter Konsistenz. Typischerweise findet man sie bei Laugenverätzungen des Ösophagus oder bei einem Hirninfarkt. Sonderformen sind die einfachen und die lypolytischen **Fettgewebsnekrosen**:
- Bei **einfachen** Fettgewebsnekrosen, z. B. nach Hypoxie, bilden die freigesetzten Fette „Ölzysten", die von Makrophagen (Schaumzellenbildung) resorbiert werden.
- **Lipolytische** (autodigestive) Fettgewebsnekrosen entstehen im Verlauf einer akuten Pankreatitis in der Umgebung des Pankreas, wenn pankreatische Lipasen aktiviert werden und eine Verseifungsreaktion auftritt (Kalkspritzernekrose).

FRAGE
Definieren Sie den Begriff **Ödem**. Welche Faktoren können eine Ödembildung bewirken?

PLUS Anasarka (hydrops ana sarka = „über dem Fleisch") sind Flüssigkeitsansammlungen im Unterhautgewebe und die schwerste Ausprägung von generalisierten Ödemen.

Antwort Ödeme sind Flüssigkeitsansammlungen im **Extrazellulärraum**. Folgende Faktoren sind für die Pathogenese von Bedeutung:
- Unterfunktion des ableitenden Systems: Phleboödem, kardiales Ödem, Lymphödem

- Veränderung der Blutzusammensetzung: osmotisches Ödem, onkotisches Ödem
- Schädigung der Gefäße: kapillartoxisches Ödem

Ein **Erguss** ist eine Flüssigkeitsansammlung in größeren präformierten Hohlräumen (z. B. Pleuraerguss, Aszites). Ein **Ödem** ist eine Flüssigkeitsansammlung im Interstitium und in kleinen Hohlräumen (z. B. Alveolarödem).

MERKE

FRAGE
Der Körper besteht zu 60 % aus Wasser. Wie verteilen sich diese 60 % unter physiologischen Bedingungen? Wie viel befindet sich davon in Blutplasma, interstitiell und intrazellulär?

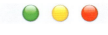

Antwort Im Blutplasma befinden sich ca. 5 %, im interstitiellen Raum ca. 15 % und im Intrazellulärraum ca. 40 % des Wassers.

FRAGE
Was ist der Unterschied zwischen **Transsudat** und **Exsudat**?

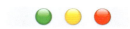

Antwort Der Unterschied liegt in der unterschiedlichen biochemischen und zytologischen Zusammensetzung. Das **Transsudat** ist eine eiweiß- und zellarme, klare Flüssigkeit mit einem niedrigen spezifischen Gewicht (Proteingehalt < 30 g/l, spezifisches Gewicht < 1.015 g/l) bei nicht entzündlicher Genese.

Das **Exsudat** dagegen ist durch eine eiweißreiche, meist trübe Flüssigkeit mit einem höheren spezifisches Gewicht und höherem Zellgehalt gekennzeichnet (Proteingehalt > 30 g/l, spezifisches Gewicht > 1.015 g/l). Es entsteht u. a. im Rahmen von entzündlichen Prozessen.

FRAGE
Was ist eine **Amyloidose?** Welche Amyloidtypen kennen Sie?

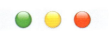

Antwort Unter dem Begriff Amyloidose fasst man eine Vielzahl von **Proteinspeicherkrankheiten** zusammen, bei denen es zu einer **extrazellulären** Ablagerung einer bestimmten Eiweißkomponente, dem Amyloid, kommt. Diese Amyloidablagerungen können entweder lokalisiert oder generalisiert auftreten und je nach Masse und Lokalisation Funktionsstörungen in den Organen bzw. Geweben hervorrufen, in schweren Fällen sogar bis zum Organversagen führen. Das Verteilungsmuster hängt von der Art des abgelagerten Amyloids bzw. von der Grunderkrankung des Patienten ab (➤ Tab. 3.1). Einige Amyloidosen sind erblich bedingt, andere entstehen sekundär im Rahmen von verschiedenen Grunderkrankungen.

PLUS Amyloid besteht aus Proteinfribrillen mit **β-Faltblattstruktur.**

PLUS Amylum = Stärke; man hielt die Ablagerung ursprünglich für Stärke.

TIPP In der Prüfung sollte man auf jeden Fall die beiden wichtigsten Amyloidtypen AA und AL kennen.

Tab. 3.1 Amyloidtypen (Auswahl; bisher wurden über 25 verschiedene Proteine identifiziert, die Amyloid bilden können)

Amyloid-Typ	Vorläufer	Vorkommen
AA	Akute-Phase-Protein (Serumamyloid)	chronische Entzündungen, familiäres Mittelmeerfieber, Malignome
AL	Immunglobulin-Leichtketten (κ, λ)	klonale Plasmazellerkrankung
ATTR	Transthyretin	familiäre Amyloidose, systemische senile Amyloidose
Aβ	Amyloid-precursor-Proteine (APP)	Alzheimer-Demenz
Aβ$_2$M	β$_2$-Mikroglobulin	Langzeit-Hämodialyse (heute nur noch selten)

FRAGE
Welche Erkrankungen können der AA-Amyloidose und der AL-Amyloidose zugrunde liegen?

Antwort Die **AA-Amyloidosen** findet man häufig bei Patienten mit chronisch-entzündlichen Erkrankungen, insbesondere bei entzündlich-rheumatischen Erkrankungen wie die rheumatoide Arthritis, aber auch bei chronisch-entzündlichen Darmkrankungen (wie Colitis ulcerosa und Morbus Crohn) und chronischen Infektionen (wie Tbc oder Osteomyelitis). Weitere Ursachen sind maligne Erkrankungen (z. B. Hodgkin-Lymphom) und das familiäre Mittelmeerfieber.

Bei der **AL-Amyloidose** liegt eine klonale Plasmazellerkrankung mit Bildung von monoklonalen Leichtketten zugrunde. Sie kann im Zusammenhang mit monoklonaler Gammopathie unklarer Signifikanz (MGUS) oder multiplem Myelom auftreten.

FRAGE
Sie haben bei einem Patienten den Verdacht auf eine Amyloidose. Welche **diagnostischen Schritte** leiten Sie ein?

Antwort Diagnostiziert werden kann die Amyloidose nur durch eine **Gewebeprobe**. Diese kann z. B. aus der Schleimhaut des Enddarms, aus der Niere bei Nierenversagen oder aus dem Unterhautfettgewebe entnommen werden. In der mikroskopischen Untersuchung ist die Färbbarkeit mit **Kongorot** entscheidend, die im polarisierten Licht eine charakteristische Grünfärbung erkennen lässt.

MERKE Amyloid ist ein pathologisches Protein mit β-**Faltblattstruktur,** das sich **extrazellulär** ablagert, den Farbstoff **Kongorot** bindet (rot) und dadurch im **polarisierten Licht** apfelgrün erscheint.

FRAGE
Auf der mikroskopischen Abbildung (> Abb. 3.2) sehen Sie einen Amyloidbefall der Niere. Wo können Sie Amyloidablagerungen erkennen? Welche Parenchymveränderungen haben ein Fortschreiten der Erkrankung meist zur Folge?

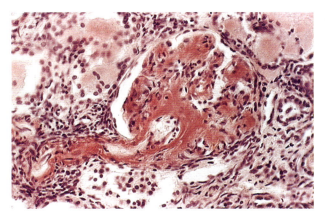

Abb. 3.2 Amyloidbefall der Niere [M434]

Antwort Das Amyloid erscheint lichtmikroskopisch als eine eosinophile homogene Substanz, die sich im glomerulären Mesangium und in den Vas afferentes abgelagert hat. Mit zunehmender Ablagerung kommt es zu Durchblutungs- und Filtrationsstörungen und schließlich zu einer Parenchymschrumpfung, die eine sog. **Amyloid-Schrumpfniere** zur Folge hat.

PLUS Bei einer Milz-Amyloidose zeigt sich makroskopisch je nach Ablagerungsort das Bild einer **Sago**-(Follikel) bzw. **Schinkenmilz** (Pulpa, Follikelarterien).

FRAGE
Was wissen Sie über **Pigmente?** Welche gibt es und wo kommen Sie vor?

Antwort Pigmente sind Stoffe, die sich in Zellen oder Geweben ablagern und eine Eigenfarbe haben. Man unterscheidet endogene und exogene Pigmente (> Tab. 3.2). Zu den **endogenen** Pigmenten zählen z. B. Melanin, Lipofuszin oder Bilirubin. Zu den **exogenen** Pigmenten gehören z. B. Tätowierungen oder berufstoxische Pigmente (Kohlestaub, Blei etc.).

Tab. 3.2 Vorkommen von endogenen und exogenen Pigmenten

Pigmente	Vorkommen
Melanin (= Tyrosin-Derivat)	Haut (Haare), Auge, Nävus, Melanom, Morbus Addison
Lipofuszin (Alterspigment)	Herz, Leber, Muskeln
Bilirubin	Ikterus
Eisen (Hämosiderin)	nach Blutungen, chronische Blutstauung in der Lunge, Eisenspeicherkrankheiten (Siderosen)
Kupfer	Morbus Wilson
Kohlepigment	Anthrakose der Lunge
Blei	Bleisaum in der Gingiva

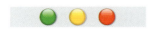

FRAGE
Wo kommt im Körper **Kollagen** vor? Wie ist Kollagen aufgebaut und welche Einteilung der verschiedenen Kollagenarten gibt es?

Antwort Kollagen ist Bestandteil des Binde- und Stützgewebes und ist nahezu überall im Körper vorhanden, z. B. in Haut, Knochen, Knorpel, Sehnen, Blutgefäße und vielen inneren Organen. Kollagenfasern bestehen aus einzelnen Fibrillen, die zu Fasern zusammengelagert werden. Es gibt verschiedene Kollagentypen, von denen Typ I bis Typ V die wichtigsten sind (➤ Tab. 3.3):

Tab. 3.3 Wichtige Kollagentypen

Kollagentyp	Vorkommen
Typ I	Haut, Knochen, Sehnen, Faszien
Typ II	Knorpel, Glaskörper, Zwischenwirbelscheibe
Typ III	Haut, innere Organe, Gefäßwände
Typ IV	Basalmembran
Typ V	Gefäßwand

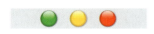

FRAGE
Nennen Sie zwei **angeborene** Defekte des Kollagenstoffwechsels.

PLUS Bindegewebe setzt sich zusammen aus: **Zellen** (fixe + mobile) und **Interzellularsubstanz** (kollagene/elastische/retikuläre Fasern + Grundsubstanz).

Antwort Das **Ehlers-Danlos-Syndrom** ist eine angeborene Störung der Synthese verschiedener Kollagene. Es ist durch hyperelastische Haut, Überstreckbarkeit der Gelenke, leicht rupturierbare Gefäße und empfindliche Haut gekennzeichnet.

Bei der **Osteogenesis imperfecta** (Glasknochenkrankheit) betrifft die Kollagensynthesestörung den **Kollagen Typ I.** Dies hat Veränderungen des knöchernen Skeletts zur Folge und äußert sich vorwiegend in erhöhter Knochenbrüchigkeit und Minderwuchs.

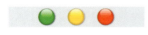

FRAGE
Mit welchen Abläufen reagiert der Körper nach einem pathologisch bedingten Zell- oder Gewebeuntergang, z. B. einer **Nekrose,** um den entstandenen Schaden zu reparieren?

TIPP Fragen nach Basiswissen sind in der Pathologie sehr beliebt.

Antwort Ist der Nekroseherd klein, so kann unter bestimmten Bedingungen der Schaden durch Regeneration komplett ohne Folge ausheilen, es kommt zur **Restitutio ad integrum**. Diese **vollständige** Regeneration beschränkt sich auf Gewebe, die zu den labilen oder stabilen Gewebeformen gehören. Darüber hinaus müssen Leitstrukturen, an denen sich die proliferierenden Zellen räumlich orientieren, erhalten geblieben sein. Derartige Leitstrukturen sind z. B. die epitheliale Basalmembran oder das perivaskuläre Bindegewebsgerüst.

Größere Schäden, bei denen die Basalmembran und das Gefäßbindegewebe zerstört sind, und Schäden in Ruhegeweben heilen nur **unvollständig** unter Ausbildung eines mesenchymalen Ersatzgewebes (Narbe). Es kommt zur **Defektheilung**.

FRAGE
Sie haben gerade **labile, stabile** und **Ruhegewebe** erwähnt. Nennen Sie einige Beispiele, die diesen Gewebetypen angehören.

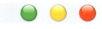

Antwort Die verschiedenen Gewebearten werden je nach ihrer proliferativen Potenz in labile, stabile und permanente Gewebe unterteilt (➤ Tab. 3.4):

Tab. 3.4 Gewebetypen

Gewebetyp	Vorkommen
labiles Gewebe (= Wechselgewebe)	Epithelien von Haut und Schleimhäuten, Knochenmark, lymphatisches Gewebe, Hoden (Spermiogenese)
stabiles Gewebe (= Dauergewebe)	Leberzellen, Nierentubulusepithelien, endokrine und exokrine Drüsen, glatte Muskulatur, Bindegewebe
permanentes Gewebe (= Ruhegewebe)	Ganglienzellen, Skelettmuskulatur, Herzmuskulatur

FRAGE
Zellersatz kann im Körper auch unter physiologischen Bedingungen, also aufgrund natürlichen Zellverschleißes, erfolgen. Kennen Sie Beispiele für die **physiologische Regeneration**?

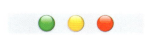

Antwort Die physiologische Regeneration ist v. a. für Organe und Gewebe mit hohem Zellumsatz, also in labilen Geweben, charakteristisch. Ein **permanenter** Zellersatz kommt z. B. in der Epidermis, in der Magen-Darm-Schleimhaut oder im lymphatischen Gewebe vor. Ein **zyklischer** Zellersatz findet im Endometrium während der Fortpflanzungsperiode der Frau statt.

PLUS Eine einmalige Regeneration findet z. B. beim Milchgebiss statt.

KAPITEL 4

Entzündungen

FRAGE
Was versteht man unter einer **Entzündung** und welche verschiedenen **Formen** kennen Sie?

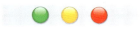

Antwort Die Entzündung stellt einen **Abwehrprozess** dar, der durch bestimmte **Noxen** ausgelöst wird. Beispiele für Entzündungsauslöser sind Bakterien, Viren, Pilze und Protozoen, aber auch chemische Substanzen, physikalische Faktoren und Immunreaktionen. Ziel der Entzündungsreaktion ist, die schädliche Noxe zu neutralisieren bzw. auszuschalten, die Gewebeschädigung möglichst gering zu halten und den ursprünglichen Zustand des Gewebes wiederherzustellen. Der Abwehrmechanismus ist eine komplexe Reaktion des Gefäß- und Bindegewebes unter Mitbeteiligung der Blutgefäße, der Blutzellen und der zellulären und strukturellen Bestandteile des Bindegewebes. Diese Reaktion wird durch Entzündungsmediatoren reguliert.

Je nach zeitlichem Verlauf kann man Entzündungen einteilen in:
- **Akute** Entzündungen: Sie sind gekennzeichnet durch ein rasches Auftreten mit typischen Kardinalsymptomen.
- **Chronische** Entzündungen: Typisch sind hier langsame, oft schleichende Verläufe.

Darüber hinaus gibt es Sonderformen wie **rezidivierende, perakute** und **subakute** oder **subchronische** Entzündungen.

PLUS Perakute Entzündungen sind gekennzeichnet durch einen extrem kurzen Verlauf und führen häufig zum Tode: z. B. foudroyante Tuberkulose, perakute Glomerulonephritis.

FRAGE
Bitte erzählen Sie etwas mehr zu dem Ablauf der akuten Entzündungen. Welche **klassischen Kardinalsymptome** gibt es?

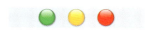

Antwort Zu den fünf Säulen der klassischen Kardinalsymptome der akuten Entzündung zählen (➤ Tab. 4.1): **Calor** (= Wärme), **Rubor** (= Röte), **Tumor** (= Schwellung), **Dolor** (= Schmerz) und **Functio laesa** (= gestörte Funktion).

Die Abwehrreaktionen der akuten Entzündung haben in erster Linie das Ziel, durch das Ausschwitzen von Blutbestandteilen (= **Exsudation**) die auslösende Noxe im Entzündungsbereich zu verdünnen. Sie laufen charakteristischerweise in drei Phasen ab. Nach einer kurz dauernden **Arteriolenkonstriktion** in der 1. Phase kommt es in der 2. Phase unter dem Einfluss von Entzündungsmediatoren zu einer **Vasodilatation** der Arteriolen, Kapillaren und postkapillären Venolen. Die 3. Phase ist gekennzeichnet durch eine Venolenkonstriktion, die zu einer Erhöhung des Filtrationsdrucks, zu **Permeabilitätssteigerung** im Entzündungsareal und zum Ausstrom von Blutflüssigkeit (Exsudation) führt (➤ Abb. 4.1).

PLUS Die klassischen Kardinalsymptome sind schon seit Celsus (30 v. Chr.) bekannt.

4 Entzündungen

Tab. 4.1 Kardinalsymptome der Entzündung und ihre Ursachen

Symptome	Ursachen
Calor	• vermehrte Gewebedurchblutung durch Weitstellung der Strombahnen • Steigerung der Stoffwechselvorgänge
Rubor	vermehrte Gewebedurchblutung durch Weitstellung der Arteriolen und Kapillaren
Tumor	Konstriktion der Venolen → Permeabilitätssteigerung der Gefäße mit Austritt von Blutplasma
Dolor	• Freisetzung von Bradykinin, Histamin und Prostaglandinen • Ansäuerung des Gewebes • Druck des Exsudats auf die Nozizeptoren → Erregung sensibler Nerven
Functio laesa	Schwellung und Schmerz

a) **Mikrozirkulationsstörung:** 1. Phase

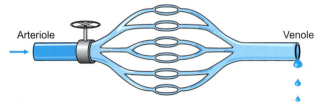

b) **Mikrozirkulationsstörung:** 2. Phase

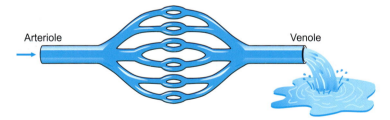

c) **Mikrozirkulationsstörung:** 3. Phase

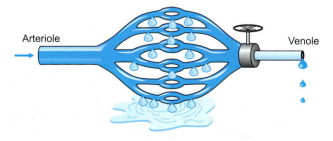

Abb. 4.1 Die Phasen der Mikrozirkulationsstörungen [G006]

4 Entzündungen

FRAGE
Die **akute exsudative Entzündung** wird nach den jeweils vorherrschenden Entzündungskomponenten eingeteilt. Welche meine ich damit?

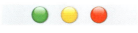

Antwort Je nach Art des Exsudats lassen sich die akuten Entzündungen in folgende Formen einteilen:
- seröse Entzündung
- serös-schleimige Entzündung
- fibrinöse Entzündung
- fibrinös-eitrige Entzündung
- eitrige Entzündung
- hämorrhagische Entzündung

Oft ist es unmöglich, eine vorliegende akute Entzündung einer dieser Formen zuzuordnen, da es zwischen den einzelnen Formen fließende Übergänge gibt. Darüber hinaus kann im Verlauf der Entzündung eine Form in die andere übergehen.

FRAGE
Was ist typisch für eine rein **seröse Entzündung?** Bitte nennen Sie einige klassische Beispiele.

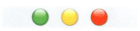

Antwort Bei der serösen Entzündung kommt es zum Austritt einer **fibrinfreien** und **eiweißreichen** Flüssigkeit. Typische Beispiele sind Überempfindlichkeitsreaktionen z. B. nach einem Insektenstich, aber auch bakterielle und virale Infektionen sowie physikalisch-chemische Gewebeschäden, wie sie z. B. bei einer Verbrennung entstehen.

PLUS Exsudat der serösen Entzündung: viel Albumin und Globulin, Elektrolytkonzentration entspricht der Blutelektrolytkonzentration.

Die seröse Entzündung ist häufig das erste Durchgangsstadium zu anderen Entzündungsformen. Sie kann aber auch als eigenständige Form auftreten: z. B. an serösen Häuten als Pleura- oder Perikarderguss, an den Schleimhäuten des Respirations- und Gastrointestinaltrakts als akutes Glottisödem, an der Haut als Urtikaria oder auch an anderen Organen, z. B. bei der serösen Alveolitis.

FRAGE
Woraus setzt sich das **Exsudat der serös-schleimigen Entzündung** zusammen?

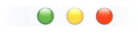

Antwort Das Exsudat besteht vorwiegend aus **Serum, Schleim** und z. T. aus abgeschilferten **Epithelien.** Betroffen sind ausschließlich die Schleimhäute des Respirations- und Gastrointestinaltrakts. Ein typisches Beispiel für diese Form der Entzündung ist der Schnupfen (Rhinitis catarrhalis acuta). Er wird durch Tröpfcheninfektion mit Rhinoviren übertragen und beginnt mit einer starken Schleimhautschwellung der Nasenschleimhäute. Gleichzeitig kommt es über Entzündungsmediatoren zu einer Anregung der schleimbildenden Zellen des Oberflächenepithels. Die Folge ist eine für dieses Erkrankungsbild typische „laufende Nase".

PLUS Griech. katarrhein = hinunterfließen

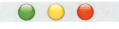

FRAGE
Was wissen Sie über **fibrinöse Entzündungen?**

Antwort Ursache fibrinöser Entzündungen sind meist schwerere Schäden des Endothels. Infolgedessen kommt es zum Austritt von **Blutplasma,** d. h. von Serum plus Gerinnungsfaktoren. Das enthaltene **Fibrinogen** fällt extravasal in Form von Fibrin aus und kann somit eine mechanische Barriere gegen weitere Entzündungseinflüsse bilden.

Fibrinöse Infiltrate findet man vorwiegend an **serösen Häuten,** wie z. B. Perikard, Pleura, Peritoneum, und an Schleimhäuten. Ein Beispiel für eine fibrinöse Schleimhautentzündung ist die **Diphtherie,** die durch das *Corynebacterium diphtheriae* ausgelöst wird. Das Exotoxin des Bakteriums führt zu Zellschäden vorwiegend in der Rachenschleimhaut. Es bilden sich typische grauweiße fest haftende Pseudomembranen, die beim Abstreifen bluten.

MERKE Je nach Tiefe des Epithelschadens unterscheidet man:
- **pseudomembranöse nicht nekrotisierende** Entzündung (z. B. Grippetracheitis): intakte Basalmembran → leicht abstreifbare Beläge ohne Nachblutung, Restitutio ad integrum
- **pseudomembranöse nekrotisierende** Entzündung (z. B. Diphtherie): Gewebeschaden reicht unter die Basalmembran → nur schwer abstreifbare Beläge mit Nachblutung, Abheilung unter Narbenbildung

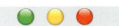

FRAGE
Bitte erläutern Sie den Unterschied zwischen **Empyem, Phlegmone** und **Abszess.**

Antwort Bei allen drei Entzündungsformen handelt es sich um **eitrige Entzündungen,** die am häufigsten durch Streptokokken und Staphylokokken verursacht werden.

Ein **Empyem** ist eine eitrige Entzündung in einem physiologisch bestehenden Hohlraum, z. B. Pleura oder Peritoneum. Ein **Abszess** dagegen ist eine Eiteransammlung in einem nicht vorbestehenden Hohlraum, der erst durch Gewebezerfall entstanden ist. Bei einer **Phlegmone** handelt es sich um eine diffuse, flächige, ebenfalls eitrige Entzündung ohne Abkapselung.

MERKE Furunkel und Karbunkel sind typische Abszessformen. Ein **Furunkel** ist eine Infektion der Haarwurzel, die durch Staphylokokken ausgelöst wird. Greift die Entzündung auf die benachbarten Haarwurzeln über, entsteht ein **Karbunkel.**

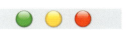

FRAGE
Wie sieht das Exsudat einer eitrigen Entzündung aus?

Antwort Das Exsudat besteht vorwiegend aus abgestorbenen **neutrophilen Granulozyten,** außerdem aus **Gewebedetritus** (= Zelltrümmer), Fibrin und Mikroorganismen.

FRAGE
Was zeichnet eine **hämorrhagische Entzündung** aus? Nennen Sie einige Beispiele.

Antwort Bei hämorrhagischen Entzündungen kommt es aufgrund eines schweren Kapillarschadens zum massiven Austritt von Erythrozyten in das geschädigte Entzündungsgebiet. Ursachen sind sehr häufig virale Infektionen, wie z. B. bei der Grippepneumonie (Influenzaviren). Auch Bakterien können zu dieser Entzündungsform führen, wie z. B. der Milzbranderreger *Bacillus anthracis*.

FRAGE
Ist die hämorrhagische Entzündung bei der **Pankreatitis** viraler oder bakterieller Genese?

Antwort Die Ursachen sind weder bakteriell noch viral. Bei einer hämorrhagischen Pankreatitis kommt es zur Freisetzung und Aktivierung proteolytischer Enzyme aus dem Pankreas (z. B. Pankreaslipase), die die Gefäßwände „andauen" und zerstören können.

TIPP Vorsicht Fangfrage!

FRAGE
Im Optimalfall kommt es nach einer Entzündung zu einer Restitutio ad integrum, einer Wiederherstellung der normalen Gewebestruktur. Welche Folgen resultieren aus größeren Gewebedefekten?

Antwort Bei größeren, entzündlichen Gewebeschädigungen kommt es zur Ausbildung von **Granulationsgewebe**, das zum einen den Entzündungsherd gegenüber der intakten Umgebung abgrenzt und zum anderen das defekte Gewebe organisiert bzw. repariert. Es resultiert eine Defektheilung mit Narbengewebe. Man nennt diese Entzündungsform **granulierende Entzündung**.

FRAGE
Beschreiben Sie das mikroskopische Bild des **Granulationsgewebes**.

Antwort In das Gebiet des Gewebedefekts wandern Granulozyten, Makrophagen und Histiozyten ein. Die Makrophagen haben neben der Phagozytosefunktion eine stimulierende Wirkung auf Endothelzellen und Fibroblasten. Infolgedessen sprossen Fibroblasten und Kapillaren ein, die neues Bindegewebe und Gefäße bilden. Oft besteht das Granulationsgewebe, wie z. B. beim Ulkus, aus folgenden drei Zonen (➤ Abb. 4.2):
- **Resorptionszone:** grenzt direkt an das nekrotische Material und besteht vorwiegend aus Makrophagen und Granulozyten
- **Reparationszone** (Zone der Bindegewebsneubildung): besteht aus Kapillarsprossen und Fibroblasten
- **Bindegewebszone** (Zone des ausgereiften Bindegewebes): ist die äußerste Schicht und besteht aus faserreichem Bindegewebe

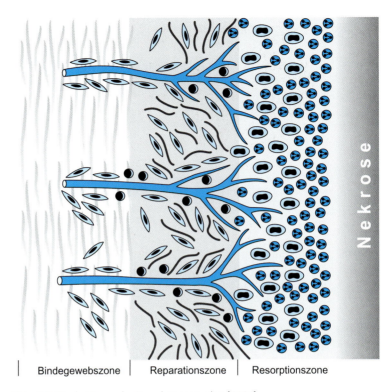

Bindegewebszone | Reparationszone | Resorptionszone

Abb. 4.2 Die drei Zonen des Granulationsgewebes [G004]

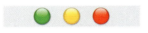

FRAGE
Was ist ein **Granulom**? Welche verschiedenen **Granulomtypen** kennen Sie?

PLUS **Rheumatisches** Granulom bei rheumatischem Fieber; **rheumatoides** Granulom bei chronischer Polyarthritis. **Riesenzellen** entstehen aus der Fusion von Makrophagen (**ungeordnet,** z. B. Fremdkörperriesenzellen) bzw. von Epitheloidzellen (**geordnet,** z. B. Langhans-Riesenzellen).

Antwort Unter Granulom versteht man eine knötchenförmige Zellansammlung, die je nach Granulomtyp aus Makrophagen bzw. deren Abkömmlingen und anderen Zelltypen besteht.

Man unterscheidet folgende Granulomtypen (➤ Abb. 4.3):
- **Epitheloidzellgranulome** bestehen aus Epitheloidzellen, Langhans-Riesenzellen und einem Lymphozytenwall als äußere Begrenzung. Sie können sich z. B. im Verlauf einer **Sarkoidose** oder einer **Tuberkulose** entwickeln. Bei dem Tuberkulosegranulom bildet sich, im Gegensatz zur Sarkoidose, im Zentrum des Granuloms eine verkäsende Nekrose.
- Beim **Fremdkörpergranulom** findet man an der Stelle der Fremdkörpereinlagerung Makrophagen und ungeordnete Fremdkörperriesenzellen z. T. mit resorbiertem Material. Im Randbereich entwickelt sich häufig ein Ring aus Kollagenfasern.
- Im Zentrum des **rheumatischen Granuloms** (Aschoff-Geipel-Knötchen) findet man eine fibrinoide Nekrose mit untergegangenen Zelltrümmern und Kollagenfasern. Darüber hinaus enthält es viele Histiozyten (Eulenaugenzellen = Anitschkow-Zellen) und einige Lymphozyten.

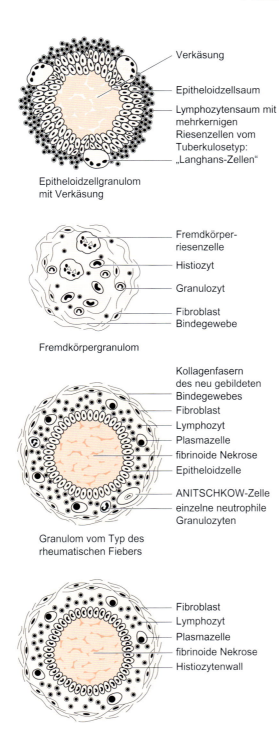

Abb. 4.3 Granulomtypen [L234]

- Der **rheumatoide Granulomtyp** (Rheumaknoten) dagegen hat ein großes nekrotisches Zentrum, das palisadenartig von einem Histiozytenwall und von Bindegewebe umgeben ist.

MERKE Nicht verwechseln:
Langhans-Zelle → antigenpräsentierende Zelle in der Epidermis
Langhans-Riesenzelle → geordnete mehrkernige Riesenzelle

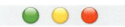

FRAGE
Neben den von Ihnen genannten Entzündungsformen gibt es noch einige Sonderformen. Was können Sie mir über die **nekrotisierende Entzündung** erzählen?

Antwort Das Bild einer nekrotisierenden Entzündung ist durch Gewebenekrosen gekennzeichnet. Es kommt zu einer lokalen Anreicherung der schädigenden Noxe, die aufgrund von lokalen Durchblutungsstörungen (z. B. bei Thrombosen) oder aufgrund eingeschränkter Abwehrmechanismen (z. B. bei zytostatischer Therapie, Diabetes mellitus oder Agranulozytose) nicht beseitigt werden kann.

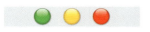

FRAGE
Wann nennt man eine Entzündung **gangräneszierend**?

Antwort Bei einem Befall des Entzündungsherds mit **anaeroben Fäulniserregern** spricht man von einer gangräneszierenden Entzündung. Es kommt zu einer fauligen Zersetzung des Gewebes, was sich durch einen typischen süßlichen Geruch bemerkbar macht. Oft handelt es sich um Sekundärinfektionen von Wunden bei Patienten mit schlechter Durchblutungssituation, wie z. B. bei Diabetikern.

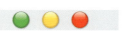

FRAGE
Normalerweise bleiben Entzündungen aufgrund organischer Begrenzungsstrukturen, wie z. B. Organkapseln, einströmenden Fibrins oder ausgelöster Abwehrmechanismen lokal begrenzt. Dennoch kann es unter Umständen zu einer **Ausbreitung des Entzündungsprozesses** im Körper kommen. Auf welchem Weg können sich Entzündungen im Körper ausbreiten?

Antwort Für die Ausbreitung von Entzündungen gibt es unterschiedliche Möglichkeiten:
- **per continuitatem:** z. B. in bindegewebigen Septen, entlang von Faszien und Organkapseln (z. B. Erysipel)
- **kanalikulär:** über vorbestehende Wege in Organstrukturen, z. B. in Gallenwegen oder im Bronchialsystem (z. B. Bronchitis, aufsteigende Entzündung bei Zystitis in das Nierenbecken)
- **hämatogen:** Einschwemmung in die Blutbahn (Bakteriämie)
- **lymphogen:** über Lymphwege zu den regionären Lymphknoten (eitrige Lymphadenitis)
- **neurogen:** entlang von Nervenbahnen z. B. bei Varizella-Zoster-Viren.

FRAGE
Sie erwähnten eben den Begriff **Bakteriämie.** Grenzen Sie dazu die **Sepsis** ab.

Antwort Bei einer **Bakteriämie** kommt es zu einer Ausschwemmung von Bakterien in die Blutbahn meist ohne allgemeine Krankheitserscheinungen. In der Regel werden die Erreger vom makrophagozytären System abgebaut und somit wird eine Besiedlung anderer Organe verhindert.

Bei einem Patienten mit herabgesetzten Abwehrmechanismen oder bei hoher Virulenz der Erreger kann sich infolge der Ausschwemmung der Bakterien eine **Sepsis** entwickeln. Dabei kommt es durch das konstante oder periodische Eindringen der Erreger in die Blutbahn zur Bildung und Freisetzung von humoralen und zellulären Mediatoren, die schwere lebensbedrohliche Allgemeinsymptome (z. B. Fieber, Tachykardie, Schock) zur Folge haben.

PLUS SIRS = systemische Entzündungsreaktion unterschiedlicher Genese (z. B. Infektion, Trauma, Verbrennung)

KAPITEL 5
Immunpathologie

FRAGE
Welche **Überempfindlichkeitsreaktionen** kennen Sie?

Antwort Insgesamt gibt es vier Typen der Überempfindlichkeitsreaktionen (> Abb. 5.1):

- **Typ I: anaphylaktische Reaktion vom Soforttyp**
  Nach der Antigenexposition bilden sich spezifische **IgE-Antikörper,** die sich an Gewebemastzellen und basophile Granulozyten binden. Bei erneutem Antigenkontakt kommt es innerhalb von Minuten zur Degranulation dieser Zellen und zur Freisetzung von vasoaktiven und entzündungsfördernden Substanzen, z. B. Histamin, Leukotriene, Prostaglandine etc. Lokale Erscheinungen sind Vasodilatation mit Hautrötung und Ödembildung, Juckreiz und eine seröse Entzündung. Bei einer systemischen Reaktion, z. B. beim anaphylaktischen Schock, kommt es zu einem lebensbedrohlichen Blutdruckabfall und Bronchospasmus.
- **Typ II: zytotoxische Reaktion**
  Hierbei handelt es sich um eine Immunreaktion, bei der humorale **Antikörper** (IgM, IgG) mit gewebeständigen oder zelleignen Antigenen reagieren. Die Zielzelle wird entweder durch komplette Komplementaktivierung und anschließende Lyse eliminiert oder sie wird durch Opsonierung mit nachfolgender Phagozytose eliminiert oder mittels Erkennung durch NK-Zellen.
- **Typ III: Immunkomplexreaktion**
  Antikörper bilden mit löslichen Antigenen Immunkomplexe. Diese lagern sich in Blutgefäßwänden und perivaskulär im Gewebe ab und rufen dort eine Entzündungsreaktion und eine konsekutive Gewebeschädigung hervor. Man unterscheidet ein lokale von einer generalisierten Form.
- **Typ IV: zellvermittelte Immunreaktion vom Spättyp**
  Die Typ-IV-Reaktion ist im Gegensatz zu den anderen Reaktionstypen eine **zellvermittelte** und keine antikörpervermittelte Reaktion. Hier reagieren sensibilisierte **T-Zellen** mit dem Antigen. Da bei diesem Typ die Reaktion erst 24–48 h nach Antigenkontakt auftritt, wird dieser Typ auch Spättyp genannt.

Meistens überlappen sich diese vier Typen. Nur selten gibt es die reine Ausprägung eines Typs. Bei Typ I–III sind Immunglobuline die Auslöser der Symptome.

MERKE
Bei **Typ I** befinden sich die Antikörper primär an der Zelloberfläche und die Antigene binden sekundär. Bei **Typ II** befinden sich die Antigene primär an der Zelloberfläche und die Antikörper binden sekundär.

5 Immunpathologie

Typ I — IgE-tragende Mastzellen setzen nach Antigenbindung Mediatoren, z.B. Histamin, frei → Entzündungsreaktionen (Rötung, Juckreiz usw.) → Gewebeschädigung

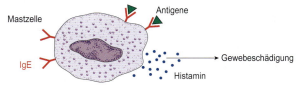

Typ II — Antikörper aktivieren nach Kontakt mit zellständigen Antigenen Komplement → Auflösung der antigentragenden Zelle

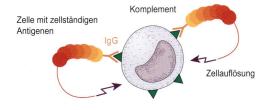

Typ III — Immunkomplexe (Antigen-Antikörper-Komplexe) aktivieren Komplement in gut durchblutetem Gewebe → Gewebeschädigung

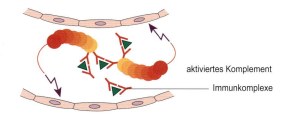

Typ IV — Sensibilisierte T-Lymphozyten sezernieren nach Antigenkontakt Zytokine → Makrophagenaktivierung → Gewebeschädigung

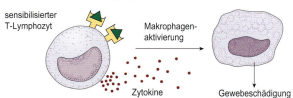

Abb. 5.1 Überempfindlichkeitsreaktionen [L190]

FRAGE
Nennen Sie einige spezifische Krankheitsbilder der eben beschriebenen Immunreaktionen.

Antwort Einige typische Erkrankungsbilder sind (➤ Tab. 5.1):

Tab. 5.1 Typische Erkrankungsbilder der Überempfindlichkeitsreaktionen

Typ I	allergische Rhinitis und Sinusitis, allergisches Asthma, allergische Gastroenteritis, Urtikaria, anaphylaktischer Schock
Typ II	Transfusionszwischenfälle bei Blutgruppeninkompatibilität, Rhesusunverträglichkeit, Autoimmunthrombopenie (ITP), Hashimoto-Thyreoiditis, Goodpasture-Syndrom, blasenbildende Dermatosen (Pemphigoid)
Typ III	lokal: Farmerlunge, Zöliakie, Arthusreaktion generalisiert: Immunkomplexglomerulonephritis, Perikarditis (Libman-Sacks), Iridozyklitis
Typ IV	Kontaktallergie, Abstoßungsreaktionen nach Organtransplantationen, Sarkoidose

PLUS Ursachen des anaphylaktischen Schocks können sein: Antibiotika, Lokalanästhetika, Dextrane, Insektengifte, iodhaltige Kontrastmittel etc.

FRAGE
Das Problem bei Transplantationen stellen heutzutage weniger die chirurgischen Eingriffe, sondern vielmehr die immunologischen Prozesse, die Abstoßungsreaktionen, dar. Wovon hängt das Auftreten einer **Abstoßungsreaktion** ab?

Antwort In erster Linie hängt der Erfolg einer Transplantation von der genetischen Differenz zwischen Spender und Empfänger ab. Die wichtigste Rolle spielen hier die **Blutgruppenantigene** (AB0-System) und die **Transplantationsantigene** (HLA-Antigene). Die Wahrscheinlichkeit der Abstoßung ist darüber hinaus abhängig von der Immunogenität des transplantierten Organs: Sie ist hoch bei Haut-, Dünndarm- und Knochenmarktransplantationen, intermediär bei Nieren- und Herztransplantationen und niedrig bei Lebertransplantationen. Weiterhin ist die Abstoßungsreaktion abhängig von dem Organzustand, der Organkonservierung und dem Zeitintervall zwischen Organentnahme und Transplantation.

Transplantationen:
- **autolog** → Spender und Empfänger sind identisch
- **syngen** → Spender und Empfänger sind genetisch identisch (z. B. eineiige Zwillinge)
- **allogen** → Spender und Empfänger sind von der gleichen Spezies, aber immungenetisch verschieden
- **xenogen** → Spender und Empfänger gehören nicht zur selben Spezies (z. B. Mensch – Schwein)

MERKE

FRAGE
Müssen Sie bei einer Transplantation der **Kornea** mit starken Abstoßungsreaktionen rechnen?

Antwort Die Wahrscheinlichkeit einer Abstoßungsreaktion ist bei der Hornhaut eher gering. Hauptangriffspunkt der Abstoßungsreaktion ist das Gefäßendothel des Transplantats. Da die Hornhaut normalerweise nicht von Blutgefäßen durchzogen ist, können die immunkompetenten Zellen aus den Blutgefäßen nicht an das Gewebe herankommen.

PLUS Die Hornhaut wird über das Kammerwasser, die Tränenflüssigkeit und das Gefäßsystem der Bindehaut ernährt.

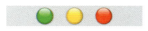

FRAGE
Was passiert bei einer **Graft-versus-host-Reaktion** und bei welcher Transplantation kann man sie häufig sehen?

Antwort Bei der Graft-versus-host-Reaktion wenden sich immunkompetente T-Lymphozyten des gespendeten Knochenmarks **(Graft)** gegen Organe des Empfängers **(Host).** Daher ist sie eine häufige Komplikation bei allogenen **Knochenmarktransplantationen,** bei der immunkompetente Zellen des Spenders übertragen werden. Diese „Spender-gegen-Empfänger-Reaktion" führt zu einer akuten Abstoßungsreaktion im Empfängerorganismus und richtet sich bevorzugt gegen Haut, Darm und die Leber. Exantheme, Diarrhöen und Ikterus mit Leberversagen sind die Folgen. Neben einer akuten Form innerhalb der ersten Wochen nach Transplantation gibt es auch einen chronischen Verlauf der Graft-versus-host-Reaktion, der nach ca. 3 Monaten in Erscheinung tritt und klinisch Autoimmunerkrankungen ähnelt.

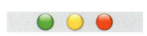

FRAGE
Was sind **Autoimmunerkrankungen?**

Antwort Autoimmunerkrankungen sind Krankheiten, bei denen sich das Immunsystem des Körpers gegen körpereigenes Gewebe richtet. Der Körper verliert die Fähigkeit, zwischen „selbst" und „fremd" zu unterscheiden und greift durch die Bildung von Autoantikörpern eigenes Gewebe an.

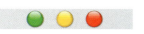

FRAGE
Welche systemischen und organbezogenen Autoimmunerkrankungen kennen Sie? Nennen Sie einige Beispiele.

Antwort Beispiele für **systemische** Autoimmunerkrankungen sind: systemischer Lupus erythematodes (SLE), Sklerodermie, rheumatoide Arthritis, Sjögren-Syndrom oder Morbus Wegener.
Zu den **organbezogenen** Autoimmunerkrankungen zählen: Hashimoto-Thyreoditis, Morbus Basedow, Myasthenia gravis (Assoziation zu Thymushyperplasie/Thymom), Diabetes mellitus Typ I, Morbus Werlhof (ITP) oder perniziöse Anämie (➤ Tab. 5.2).

Tab. 5.2 Organbezogene Autoimmunkrankheiten und Autoantikörperbildung

Autoimmunkrankheit	Autoantikörper gegen
Hashimoto-Thyreoiditis	Thyreoglobulin Schilddrüsenperoxidase der Follikelepithelzellen
Morbus Basedow	TSH-Rezeptoren
Myasthenia gravis	Acetylcholinrezeptoren
Diabetes mellitus Typ I	Inselzellen
Morbus Werlhof	Thrombozyten
perniziöse Anämie	Parietalzellen, Intrinsic-Faktor

5 Immunpathologie

FRAGE
Nächstes Thema: **AIDS**. Durch welche Viren wird diese Erkrankung übertragen, welche Übertragungswege gibt es und auf welchem Weg schädigen sie das Immunsystem?

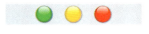

Das Virus heißt HI-Virus (human immunodeficiency virus), nicht HIV-Virus!

MERKE

Antwort AIDS entsteht durch eine Infektion mit dem **HI-Virus**, einem RNA-Virus. Die Mehrheit der Neuinfektionen erfolgt durch ungeschützten Geschlechtsverkehr. Die Viren können aber auch bei Drogenabhängigen durch die Benutzung kontaminierter Injektionsbestecke, durch HIV-haltiges Blut bzw. Blutprodukte, prä-/perinatal, durch Muttermilch oder durch akzidentelle Nadelstichverletzungen übertragen werden.

Beim HI-Virus handelt es sich um ein **Retrovirus**, das bevorzugt Zellen des Immunsystems befällt, die einen **CD4-Rezeptor** tragen. Dies sind v. a. die T-Helferzellen, aber auch Makrophagen, Monozyten, Gliazellen und Langerhans-Zellen. HI-Viren docken mit dem Hüllenprotein gp120 an die CD4-Rezeptoren dieser Zelle an und dringen mithilfe eines Co-Rezeptors (Chemokinrezeptor **CCR5 bzw. CXCR4**) in die Zelle ein. Mit dem viralen Enzym **reverse Transkriptase** kann die Virus-RNA in eine DNA umgeschrieben und auf diese Weise die HIV-Erbinformation in das Genom der menschlichen Zelle eingebaut werden. Auf diesem Weg kann sich das Virus in der Wirtszelle replizieren. Infolge der fortschreitenden Virusvermehrung und der Zerstörung der Immunzellen kommt es zu schweren Störungen des Immunsystems, die zum Auftreten sog. opportunistischer Infektionen führen können.

TIPP Aktuell leben ca. 34 Mio. HIV-Infizierte weltweit. Epidemiologische Daten werden sehr gerne gefragt, daher kurz vor der Prüfung nochmal schnell die aktuellen Zahlen ansehen (z. B. unter www.unaids.org).

FRAGE
Was sind **opportunistische Infektionen?** Erzählen Sie mehr dazu.

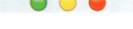

Antwort Opportunistische Infektionen werden von Erregern verursacht, die bei intaktem Immunsystem keine Krankheitserscheinungen auslösen. Diese Erreger können sich aber im Verlauf der HIV-Infektion durch die Schwäche des Immunsystems ungehindert vermehren. Dazu zählen:
- **Protozoen:** *Pneumocystis jiroveci* (Pneumonie), *Toxoplasma gondii* (Enzephalitis)
- **Pilze:** *Candidia albicans* (Candida-Ösophagitis), *Cryptococcus* (Herdpneumonie, Meningoenzephalitis)
- **Bakterien:** atypische Mykobakterien (atypische Mykobakteriose), *Mycobacterium tuberculosis* (Lungentuberkulose, Miliartuberkulose), Salmonellen (Enteritis, Sepsis)
- **Viren:** Zytomegalievirus (Pneumonie, Retinitis), Herpes-simplex-Virus (ulzerierende Läsionen perianal, genital, orofazial und ösophageal)

PLUS *Pneumocystis jiroveci* → früher *Pneumocystis carinii*

FRAGE
Im Verlauf einer HIV-Infektion können neben opportunistischen Infektionen auch bestimmte **Tumorerkrankungen** auftreten. Welche meine ich?

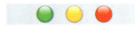

PLUS Krebserkrankungen sind heute die häufigste Todesursache bei HIV-Infizierten.

Antwort Zu den AIDS-definierenden Malignomen zählen das **Kaposi-Sarkom, Lymphome** und **invasive Zervixkarzinome**. Beim Karposi-Sarkom handelt sich um einen bösartigen Tumor, der von den Gefäßendothelien ausgeht und als violett oder braun-bläulicher Fleck oder Knoten imponiert. Bevorzugte Lokalisationen sind die Spaltlinien der Haut und die Schleimhäute in Mund- und Genitalbereich.

Zunehmend beobachtet man auch nicht AIDS-definierende Malignome, insbesondere Analkarzinome und Hodgkin-Lymphome.

FRAGE
Erläutern Sie kurz die **Stadieneinteilung** der HIV-Infektion.

PLUS **CDC** = Centers for Disease Control and Prevention

Antwort Die HIV-Infektion wird von der **CDC** in die Stadien A1 bis C3 eingeteilt. Dabei werden zwei Kategorien berücksichtigt:
- **Laborkategorie 1** (CD4-Zellzahl > 500/μl), **2** (200–500/μl) und **3** (< 200/μl)
- **klinische Kategorie A, B, C** (➤ Tab. 5.3).

TIPP Man muss nicht die gesamte Tabelle auswendig lernen, aber einige Beispiele sollte man schon aufzählen können.

Tab. 5.3 Klinische CDC-Klassifikation der HIV-Infektion

Kategorie A
• asymptomatische HIV-Infektion
• akute symptomatische HIV-Infektion
• Lymphadenopathie-Syndrom (generalisierte Lymphadenopathie)

Kategorie B
Symptome oder Erkrankungen, die nicht in die AIDS-definierenden Erkrankungen C fallen, aber auf HIV zurückzuführen sind oder auf den reduzierten Immunstatus hinweisen, u. a.
• bazilläre Angiomatose
• Candidiasis (oropharyngeal, vulvovaginal)
• Herpes zoster mehrerer Dermatome
• idiopathische thrombozytopenische Purpura (ITP)
• Listeriose
• periphere Neuropathie
• orale Haarleukoplakie

Kategorie C
AIDS-definierende Erkrankungen, u. a.
• Candidiasis (Ösophagus, Bronchien, Trachea, Lunge)
• CMV-Infektion (Retinitis, gastrointestinal)
• Enzephalopathie (HIV-assoziiert)
• Herpes-simplex-Infektionen (chronische Ulzera, Ösophagitis, Pneumonie)
• Histoplasmose (extrapulmonal oder disseminiert)
• *Isopora-belli*-Infektion
• **Kaposi-Sarkom**
• Kokzidioidmykose (disseminiert oder extrapulmonal)
• Kryptokokkose (extrapulmonal)
• Kryptosporidiose (chronisch intestinal)
• **maligne Lymphome** (Non-Hodgkin-Lymphome, primär zerebrales Lymphom)
• Mykobakteriosen (atypische)
• Pneumoncystis-Pneumonie (PCP)
• Pneumonie (rezidivierend)

Tab. 5.3 Klinische CDC-Klassifikation der HIV-Infektion (Forts.)

Kategorie C
- progressive multifokale Leukenzephalopathie
- Salmonellen-Sepsis (rezidivierend)
- Toxoplasmose (zerebral)
- Wasting-Syndrom
- **Zervixkarzinom (invasiv)**

KAPITEL 6

Tumoren

FRAGE
Was sind **Präkanzerosen?** Nennen Sie einige Beispiele.

Antwort Präkanzerosen sind Gewebeveränderungen bzw. Erkrankungen, die ein **erhöhtes Tumorentartungsrisiko** haben. Man unterscheidet fakultative von obligaten Präkanzerosen:

Bei den **obligaten** Präkanzerosen ist das Entartungsrisiko sehr hoch. Beispiele sind die familiäre adenomatöse Polyposis (FAP), die intraepitheliale Neoplasie der Zervix oder das Xeroderma pigmentosum.

Fakultative Präkanzerosen entarten selten oder erst nach langer Zeit. Zu ihnen zählen z. B. die chronische Gastritis Typ B, Colitis ulcerosa, aktinische Keratose und Leukoplakien mit Zellatypien.

FRAGE
Sie haben eben die **Leukoplakie** genannt. Was genau ist eine Leukoplakie und wo kann sie auftreten?

Antwort Leukoplakien sind weißliche, nicht wegwischbare Veränderungen der **Schleimhaut.** Histologisch auffällig sind eine vermehrte Verhornung **(Hyperkeratose)** und eine überstürzte Verhornung mit kernhaltigen Hornschuppen **(Parakeratose).** Einfache Leukoplakien zeigen keine Zellatypien und sind in dieser Form harmlos. Veränderungen mit Zellatypien zählen zu den **präkanzerösen Leukoplakien** und können maligne entarten. Leukoplakien kommen in der Schleimhaut der Mundhöhle, v. a. an der Wangenschleimhaut und am Gaumen, in der Schleimhaut des Kehlkopfs, des Ösophagus, der Genitalien und der Harnblase vor.

TIPP Prüfer greifen gerne den zuletzt genannten Begriff – insbesondere bei Aufzählungen – der vorherigen Antwort auf. Also am besten einen Begriff ans Ende der Aufzählung setzen, über den man noch mehr erzählen könnte.

FRAGE
An welche anderen Erkrankungen müssen Sie **differenzialdiagnostisch** bei einer Leukoplakie der Mundschleimhaut denken?

Antwort Wichtige Differenzialdiagnosen sind Soor, Lichen ruber oder Lupus erythematodes chronicus discoides.

FRAGE
Wie können **Tumoren eingeteilt** werden? Nennen Sie kurz die Prinzipien.

TIPP Gute Reihenfolge wählen!

Antwort Tumoren können nach der **Dignität,** also benigne versus maligne, nach dem **Gewebetyp** und nach dem **Ursprungsorgan** eingeteilt werden.

Bei den bösartigen Tumoren mit **epithelialem** Ursprung unterscheidet man je nach Histologie Plattenepithel-, Adeno- und Urothelkarzinome. Gutartige epitheliale Tumoren werden als Papillome bezeichnet, wenn sie von Plattenepithel oder Urothel ausgehen, als Adenome, wenn sie von Drüsen/Zylinderepithel ausgehen.

Die große Gruppe der **nicht epithelialen** Tumoren umfasst neuroendokrine Tumoren, neuroektodermale Tumoren, mesenchymale Tumoren einschließlich der Tumoren des Knochenmarks und des lymphatischen Systems, sowie Keimzelltumoren und Tumoren der embryonalen Gewebe.

FRAGE
Was sind **intraepitheliale Neoplasien?**

PLUS Heute werden bei den Tumorvorstufen zunehmend die alten Bezeichnungen Dysplasie oder Carcinoma in situ durch den Begriff „intraepitheliale Neoplasie" ersetzt.

Antwort Bei der intraepithelialen Neoplasie handelt es sich um eine Vorstufe maligner epithelialer Tumoren, die mit einem erhöhten Karzinomrisiko einhergeht (= **präkanzeröse Läsion**). Es finden sich Proliferationen atypischer Zellen, die Merkmale maligner Zellen aufweisen und das normale Epithel verdrängen. Es handelt sich also um eine „echte" Neoplasie, die allerdings noch nicht invasiv ist.

Die Bezeichnung „intraepitheliale Neoplasie" wird heute u. a. verwendet für Läsionen der Zervix (sog. zervikale intraepitheliale Neoplasie [CIN I–III]), der Vagina (VAIN), Vulva (VIN), des Analkanals (AIN) und auch bei einer Reihe anderer Organe (z. B. Pankreas, Magen, Kolorektum, Prostata).

FRAGE
Welche **Kriterien** unterscheiden die **benignen** von den **malignen Tumoren?**

Antwort Benigne und maligne Tumoren unterscheiden sich v. a. hinsichtlich des Wachstums, der Metastasierungsfähigkeit und der zytologischen Veränderungen (➤ Tab. 6.1). **Gutartige** Tumoren wachsen vorwiegend langsam und expansiv und sind gut differenziert. Kennzeichen **bösartiger** Tumoren sind ein eher schnelles, invasives und destruktives Wachstum, Metastasierung und viele Zellatypien.

Tab. 6.1 Unterscheidungskriterien zwischen benignen und malignen Tumoren

	Benigne Tumoren	**Maligne Tumoren**
Wachstum, Abgrenzung	• langsam • expansiv-verdrängend • gut abgegrenzt (Tumorkapsel)	• schnell • invasiv, destruierend • schlecht abgegrenzt
Zellveränderungen	• hoher Differenzierungsgrad • geringe Zellveränderungen:	• Differenzierungsverlust • viele Zellatypien:
Zellform	monomorph	polymorph
Zellzahl	niedrig	hoch

Tab. 6.1 Unterscheidungskriterien zwischen benignen und malignen Tumoren (Forts.)

	Benigne Tumoren	**Maligne Tumoren**
Kern-Plasma-Relation	regelrecht	zugunsten des Kerns verschoben
Mitosezahl	niedrig	hoch, atypisch
Nukleolen	normal	vergrößert
Metastasen	nein	ja
Verlauf	• selten Rezidive • lang dauernd	• häufig Rezidive • kurz, häufig tödlich

FRAGE
Was sind **semimaligne** Tumoren? Fällt Ihnen ein Beispiel dazu ein?

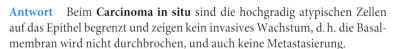

Antwort Semimaligne Tumoren sind Tumoren, die ihrem Verhalten nach zwischen den gutartigen und bösartigen Tumoren stehen. Sie neigen dazu, wie maligne Tumoren, **invasiv** und **destruierend** zu wachsen, metastasieren aber mit einer sehr geringen Wahrscheinlichkeit. Ein häufiger semimaligner Tumor ist das **Basalzellkarzinom,** ein Hauttumor, der von den basalen Epidermiszellschichten ausgeht und sich häufig an lichtexponierten Hautstellen, v. a. im Gesicht, entwickelt.

PLUS Basalzellkarzinom = Basaliom

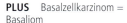

FRAGE
Grenzen Sie die Begriffe Carcinoma in situ, Frühkarzinom und mikroinvasives Karzinom ab.

Antwort Beim **Carcinoma in situ** sind die hochgradig atypischen Zellen auf das Epithel begrenzt und zeigen kein invasives Wachstum, d. h. die Basalmembran wird nicht durchbrochen, und auch keine Metastasierung.

Das **Frühkarzinom**, z. B. des Magens, überschreitet die Basalmembran und ist auf Mukosa und Submukosa begrenzt, aber noch nicht in die Muscularis propria eingewachsen. Aus diesem Grund ist hier zwar eine Metastasenbildung möglich, die Prognose aber gegenüber fortgeschrittenen Magenkarzinomen relativ günstig.

Das **mikroinvasive Karzinom**, z. B. der Zervix, überschreitet ebenfalls die Basalmembran und hat von der Basalmembran aus eine sehr umschriebene Tumorinfiltration des angrenzenden Stromas. Eine Metastasierung ist möglich.

FRAGE
Welche Faktoren spielen bei der Entstehung von bösartigen Tumoren eine Rolle?

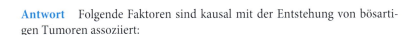

Antwort Folgende Faktoren sind kausal mit der Entstehung von bösartigen Tumoren assoziiert:

- **hereditäre Tumorentstehung** und **Disposition** (z. B. familiäre adenomatöse Polyposis)
- **chemische Noxen** und **Ernährung** (z. B. Asbest → Pleuramesotheliom, Tabak → Bronchialkarzinom, Nitrosamine [geräuchertes Fleisch] → Magenkarzinom)
- **Strahlen** (ionisierende Strahlen → Leukämie, UV-Strahlen → malignes Melanom)
- **Viren** (z. B. Papillomavirus → Zervixkarzinom, Epstein-Barr-Virus → Burkitt-Lymphom, nasopharyngeale Karzinome, Hepatitisvirus → Leberzellkarzinom)
- **Bakterien** (z. B. *Helicobacter pylori* → Magenkarzinom)

Tumoren entwickeln sich auf dem Boden einer Fehlregulation oder eines Schadens im genetischen Programm der Zelle, die durch eben genannte Faktoren induziert werden können. Eine zentrale Rolle spielen hierbei die **Tumorgene** (Onkogene, Suppressorgene).

MERKE Kein Krebs ohne Genschaden!

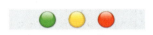

FRAGE
Wissen Sie mehr über die **Tumorgene?** Was ist der Unterschied zwischen Onkogenen und Tumorsuppressorgenen?

PLUS Weitere Gene, die bei der Tumorentwicklung eine Rolle spielen, sind Apoptosegene, Telomerasegene und DNA-Reparaturgene.

Antwort Protoonkogene und Tumorsuppressorgene zählen zu den Genen, die eine zentrale Rolle bei der physiologischen Zellproliferation und -differenzierung spielen. **Protoonkogene** regulieren das Zellwachstum und die Zelldifferenzierung. Veränderungen dieser Gene, z. B. durch Mutationen, lösen einen unkontrollierten Wachstums- und Differenzierungsprozess aus („gain of function").

Tumorsuppressorgene sind die natürlichen Gegenspieler der Onkogene und hemmen daher die Proliferationsprozesse. Ein Gendefekt hat eine ungehinderte Teilung der Zellen zur Folge („loss of function").

MERKE Krebsentstehung: Aktivierung von **Onkogenen („gain of function")** und Inaktivierung von **Tumorsuppressorgenen („loss of function")**.

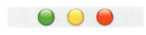

FRAGE
Da Sie so gut über die Thematik Bescheid wissen: Kennen sie zufällig ein Tumorsuppressorgen?

Antwort Ein bekanntes Tumorsuppressorgen ist das **Rb-Gen**, das z. B. bei der Entstehung des Retinoblastoms bei Kindern eine Rolle spielt. Bei diesem Tumor wurde zum ersten Mal erkannt, dass der Verlust eines Tumorsuppressorgens ein unkontrolliertes Zellwachstum zur Folge hat. Eines der bedeutendsten Tumorsuppressorgene neben dem Rb-Gen ist das p53. Es spielt eine wichtige Rolle bei Reparaturmechanismen nach DNA-Schäden. Mutationen von p53, z. B. ausgelöst durch Nikotin, sind an der Entstehung zahlreicher Tumoren beteiligt (➤ Tab. 6.2).

6 Tumoren

Tab. 6.2 Tumorsuppressorgene und assoziierte Tumoren

Tumorsuppressorgene	Tumor
Rb	Retinoblastom
p53 (= TP53)	Mamma-, Kolon-, Lungenkarzinom u. a.
APC	familiäre adenomatöse Polyposis, Kolonkarzinom
WT1	Wilms-Tumor
BRCA1 und 2	Mamma-, Ovarialkarzinom

FRAGE
Das **TNM-System** ist ein weit verbreitetes Verfahren zur Einteilung von Tumoren. Beschreiben Sie kurz die Bedeutung der einzelnen Buchstaben.

Antwort Die Stadieneinteilung durch die TNM-Klassifikation ist wichtig für weitere Behandlungsstrategien und für die Beurteilung der Prognose (➤ Tab. 6.3). Der Buchstabe **T** beschreibt die Größe und Ausdehnung des Primärtumors, **N** das Fehlen bzw. Vorhandensein von regionalen Lymphknotenmetastasen (N für Nodi lymphoidei) und **M** das Fehlen bzw. Vorhandensein von Fernmetastasen (M für Metastasen). Die durch klinische Untersuchungen erstellte TNM-Klassifikation (= cTNM) wird postoperativ durch die pathologische TNM-Klassifikation (**= pTNM**) mithilfe von histologischen Untersuchungen ergänzt.

PLUS Pierre Denoix entwickelte in den Jahren 1943–1952 die TNM-Klassifikation zur Einteilung maligner Tumoren. Diese wurde in den 1960er Jahren zunehmend von der UICC (Union Internationale Contre le Cancer), deren Präsident er von 1973–1978 war, in der Medizin etabliert.

Tab. 6.3 TNM-Klassifikation

T – Primärtumor	• TX Primärtumor kann nicht beurteilt werden • T0 kein Anhalt für Primärtumor • Tis Carcinoma/Tumor in situ • T1, T2, T3, T4 zunehmende Größe und/oder lokale Ausdehnung des Primärtumor
N – regionäre Lymphknoten	• NX regionäre Lymphknoten können nicht beurteilt werden • N0 keine regionären Lymphknotenmetastasen • N1, N2, N3 zunehmender Befall regionärer Lymphknoten
M – Fernmetastasen	• MX das Vorliegen von Fernmetastasen kann nicht beurteilt werden • M0 keine Fernmetastasen • M1 Fernmetastasen

- Präfix r bei **r**TNM → **R**ezidivtumor
- Präfix c bei **c**TNM → **k**linisches Stadium
- Präfix y bei **y**TNM → Zustand nach Vorbehandlung
- Präfix a bei **a**TNM → in der **A**utopsie diagnostiziert
- Präfix m bei **m**TNM → **m**ultiple Primärtumoren

MERKE

FRAGE
Was bedeutet das **Kürzel „R"?**

Antwort Der Faktor R beschreibt das Fehlen oder Vorhandensein eines Residualtumors (Resttumor) und spiegelt den Effekt der Behandlung wider. Bei der R-Klassifikation bedeutet:
- **RX** → Vorhandensein von Residualtumor kann nicht beurteilt werden
- **R0** → kein Residualtumor vorhanden
- **R1** → mikroskopischer Residualtumor
- **R2** → makroskopischer Residualtumor

FRAGE
Beschreiben Sie die wichtigsten **Metastasierungswege**.

Antwort Folgende Wege der Metastasierung sind möglich: lymphogen, hämatogen oder über Körperhöhlen/Oberflächen.

Bei der **lymphogenen** Metastasierung breitet sich der Tumor durch Einbruch in die Lymphgefäße aus. Von dort aus können Tumorzellen in die regionären Lymphknoten gelangen und Lymphknotenmetastasen bilden. Haften Tumorzellen in den Lymphgefäßen an und wachsen dort weiter, entsteht eine Lymphangiosis carcinomatosa. Schließlich können die Tumorzellen über den Ductus thoracicus in die Blutbahn gelangen.

Brechen Tumorzellen in die Blutbahn ein, entwickelt sich eine **hämatogene** Metastasierung (➤ Abb. 6.1). Je nachdem, in welche Vene die Tumorzellen des Primärtumors eindringen, unterscheidet man fünf Typen:
- **Lungen-Typ:** Primärtumor in der Lunge → Tumorzellen gelangen über Lungenvenen und linken Ventrikel in den großen Kreislauf.
- **Leber-Typ:** Primärtumor in der Leber → Tumorzellen gelangen über Lebervenen in die Lunge und von dort in den großen Kreislauf.
- **Cava-Typ:** Primärtumor in Organen, die in die V. cava drainieren (z. B. Tumoren des Knochens, der Niere, des Kopf-Hals-Bereichs) → Tumor-

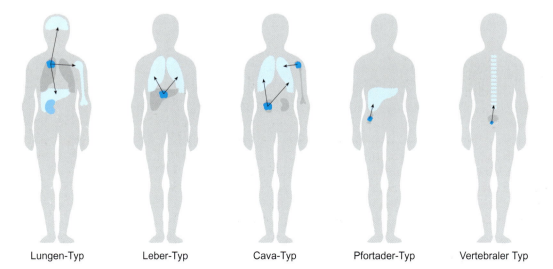

Abb. 6.1 Hämatogene Metastasierung [L242, L234, L141]

zellen gelangen über V. cava, rechtes Herz und A. pulmonalis in die Lunge.
- **Pfortader-Typ:** Primärtumor in Organen, die in die V. portae drainieren (z. B. Tumoren des Magen-Darm-Trakts) → Tumorzellen gelangen über die V. portae zunächst in die Leber und von dort aus über die V. cava in die Lunge.
- **Vertebraler Typ:** Primärtumor in Mamma, Prostata, Bronchus etc. → Tumorausbreitung über das paravertebrale Venengeflecht.

Die **kavitäre** Metastasierung entsteht dadurch, dass Tumorzellen in Körperhöhlen einbrechen. Betroffen sind die serösen Höhlen, wie z. B. Pleura-, Perikard- und Peritonealhöhle, die Liquorräume des Gehirns und Sehnenscheiden. Die Verschleppung der Tumorzellen in die betroffene Körperhöhle kann durch rhythmische bzw. peristaltische Bewegungen oder durch die Schwerkraft gefördert werden; auf diesem Weg entstehen z. B. Abtropf-Metastasen im Ovar beim Magenkarzinom (Krukenberg-Tumor).

FRAGE
Welche **systemischen** und **lokalen Komplikationen** können Tumoren verursachen?

Antwort Zu den **systemischen** Tumorkomplikationen zählen die Tumorkachexie, die Tumoranämie, das Tumorfieber und das paraneoplastische Syndrom.
- Bei einer **Tumorkachexie** kommt es zu einem Kräfteverfall und Gewichtsverlust des Patienten. Allgemeiner Appetitmangel, gestörte Nahrungsaufnahme, Verdauung oder Resorption haben eine Verschlechterung des Ernährungszustands zur Folge.
- Eine **Tumoranämie** zeigt sich beim Patienten durch eine typische aschfahle Hautfarbe und kann bedingt sein durch eine Verdrängung der Hämatopoese im Knochenmark (z. B. Knochenmetastasen, Leukämie) oder durch Blutverluste (z. B. bei Gefäßarrosionen).
- Durch sekundäre Infekte oder Resorption von nekrotischem Tumorgewebe kann sich ein **Tumorfieber** entwickeln.
- **Paraneoplastische Syndrome** sind Allgemeinerscheinungen, die nicht vom Primärtumor oder seinen Metastasen ausgehen. Sie werden hervorgerufen durch Hormone oder hormonähnliche Substanzen, die der Tumor freisetzt. Beispielsweise können im Rahmen von endokrin aktiven Tumoren Hormone wie ACTH und ADH (Bronchialkarzinom) oder Serotonin (neuroendokrine Tumoren) sezerniert werden.

Zu den **lokalen** Tumorkomplikationen zählen **Stenosen** von Hohlorganen (z. B. im Darm mit Ileusgefahr), **Kompression** von Nachbarorganen, **Fistel**bildungen, **Ulzerationen, Blutungen** durch Gefäßarrosionen oder Tumorzerfall und **Durchblutungsstörungen** (z. B. durch Thrombosen; ➤ Abb. 6.2).

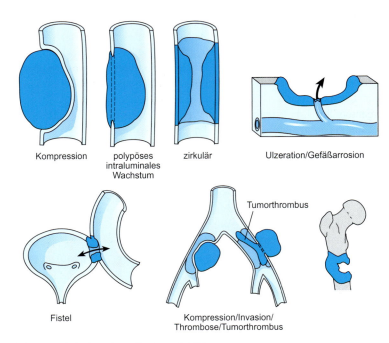

Abb. 6.2 Lokale Tumorkomplikationen [L112]

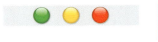

FRAGE
Die meisten Tumoren treten in einer bevorzugten Altersgruppe auf. Zählen Sie einige Beispiele auf.

PLUS Da kindliche Tumoren, v. a. die embryonalen Tumoren, häufig eine sehr hohe Proliferationsrate haben, sprechen sie besonders gut auf Chemotherapeutika an.

Antwort Typische Tumoren im **Neugeborenen- und Kleinkindesalter** sind Neuro-, Retino- oder Nephroblastome. Im **Kindesalter** sieht man Leukämien, Medulloblastome oder Osteosarkome. Menschen im **mittleren Lebensalter** erkranken typischerweise an Seminomen, Gliomen oder Zervixkarzinomen. Ein häufiger Tumor im **höheren Lebensalter** ist das Prostata- oder das Kolonkarzinom.

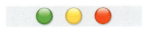

FRAGE
Was sind **Tumormarker** und zu welchem Zweck werden sie bestimmt? Welche Tumormarker kennen Sie?

Antwort Tumormarker sind Substanzen, die im Zusammenhang mit einem Tumorgeschehen auftreten. Sie werden von Tumorzellen produziert oder sezerniert und treten in erhöhter Konzentration im Blut bzw. anderen Körperflüssigkeiten oder im Tumorgewebe auf. Beispiele für **Tumormarker im Serum** sind β-HCG (Keimzelltumoren), α-Fetoprotein (Leberzellkarzinom), PSA (Prostatakarzinom) oder CEA (Karzinome des GIT), Beispiele für **Tumormarker im Gewebe** sind CA 19–9 (Pankreaskarzinom), CA 15–3 (Mammakarzinom), PSA oder CEA (➢ Tab. 6.4).

Tab. 6.4 Tumormarker

Tumormarker	Tumor
Onkofetale Antigene	
AFP (α-Fetoprotein)	Leberzellkarzinome, Keimzellkarzinome
CEA (karzinoembryonales Antigen)	Kolon-, Magen-, Pankreas-, Lungenkarzinome u. a.
Organspezifisch	
PSA (prostataspezifisches Antigen)	Prostatakarzinom
CA 125	Ovarialkarzinome
CA 15–3	Mammakarzinome
Blutgruppenassoziiert	
CA 19–9	Pankreas- und Kolonkarzinom
Hormone	
β-HCG (humanes Choriongonadotropin)	Keimzelltumoren
Kalzitonin	medulläres Schilddrüsenkarzinom
Enzyme	
PAP (prostataspezifische saure Phosphatase)	Prostatakarzinom
Intermediärfilamente	
Keratin	Karzinome
Desmine	Muskeltumoren
Vimentine	Sarkome
Neurofilamente	Neuroblastom

Die wichtigsten Anwendungsgebiete für Tumormarker sind die **Therapie-** und **Verlaufskontrolle.** Wegen mangelnder Sensitivität und Spezifität sind sie für **Screeningzwecke** nur in wenigen Ausnahmen (z. B. PSA) geeignet. Auch für die **Diagnostik** bzw. Differenzialdiagnostik (z. B. Kalzitonin, HCG), die **Tumorlokalisation** (z. B. PSA, PAP) oder **Stadieneinteilung** (z. B. CEA bei kolorektalen Tumoren) kann die Bestimmung der Marker in wenigen Fällen sehr hilfreich sein. **Prognostische Aussagen** erlauben nur wenige Tumormarker (z. B. CA 125, CEA).

FRAGE
Welche **Vorsorgeuntersuchungen** zur Krebsfrüherkennung sind Ihnen bekannt?

Antwort Da das Darmkrebsrisiko ab der 5. Lebensdekade steigt, sollte ab dem 50. Lebensjahr eine jährliche Stuhluntersuchung auf okkultes Blut durch den **Hämoccult®-Test** und regelmäßig eine **digital-rektale Untersuchung** durchgeführt werden. Darüber hinaus werden **Darmspiegelungen** zur Früherkennung ca. ab dem 55. Lebensjahr empfohlen.

Zur Früherkennung des Mammakarzinoms sollte bei jeder Frau regelmäßig eine **Palpation,** am besten auch eine regelmäßige Selbstuntersuchung erfolgen; ab dem 50. Lebensjahr wird zusätzlich die **Mammografie** empfohlen.

Beim Mann beinhaltet die Krebsfrüherkennung eine regelmäßige Untersuchung des **äußeren Genitales** und der **Prostata;** sie sollte etwa ab dem 45. Lebensjahr erfolgen.

KAPITEL 7

Respirationstrakt

7.1 Obere Atemwege

FRAGE
Durch welche Erreger wird der gewöhnliche Schnupfen verursacht?

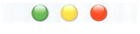

Antwort Die **akute Rhinitis** wird in 90 % der Fälle durch ein Virus ausgelöst. Häufigste Erreger sind Rhinoviren, eine Untergruppe der Picornaviren. Von diesen RNA-Viren sind über 60 verschiedene Typen bekannt. Eine Übertragung erfolgt durch Tröpfcheninfektion.

FRAGE
Die akute virale Rhinitis ist sicherlich eine der häufigsten Erkrankungen überhaupt. Welche anderen Rhinitiden sind Ihnen bekannt?

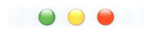

Antwort Zu den **akuten** Rhinitis-Formen lässt sich noch die **allergische Rhinitis**, der sog. Heuschnupfen, zählen, der durch eine immunologische Reaktion vom Typ 1 ausgelöst wird. In seiner Entstehung unterscheidet er sich nicht vom Asthma bronchiale. Eine weitere akute Rhinitis ist die **pseudomembranöse Rhinitis**, die eine Manifestationsform der Diphtherie bei Säuglingen darstellt.

Von den akuten Formen lassen sich noch **chronische** Formen abgrenzen, wie z. B. die **hyperplastische Rhinitis**. Diese ist durch Fibrose und Hyperplasie der Nasenschleimhaut gekennzeichnet, den sog. Polypen. Durch die chronische Inhalation exogener Noxen kann es zu einer **atrophischen Rhinitis** kommen.

FRAGE
Erläutern Sie mir bitte den Pathomechanismus einer chronischen Entzündung der Nasennebenhöhlen.

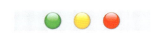

Antwort Eine **Sinusitis** entsteht meist aus einer akuten Rhinitis. Über die Ostien gelangen die Erreger aus dem Nasen-Rachen-Raum in die Nasennebenhöhlen. Durch die Schleimhautschwellung kommt es zu einer Verlegung der Ostien und damit zu einer Belüftungsstörung. Bei der chronisch-hypertrophischen Form können gestielte Polypen, sog. Choanalpolypen, aus den Nasennebenhöhlen bis zum Nasen-Rachen-Raum vordringen und die Belüftungsstörung weiter verstärken. Die fehlende Reinigung und Belüftung unterhält den Entzündungsprozess.

PLUS Sinusitiden sind komplikationsträchtig:
- Empyeme
- Osteomyelitiden
- Leptomeningitis
- Orbitalphlegmone
- Fistelbildung

7 Respirationstrakt

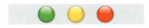

PLUS Häufige Auslöser eines Quincke-Ödems sind ACE-Hemmer.

FRAGE
Was versteht man unter einem **Quincke-Ödem?**

Antwort Das Quincke-Ödem ist ein akut auftretendes, selbstlimitierendes **Angioödem,** das sich in Regionen mit lockerem Bindegewebe subkutan oder submukosal entwickelt. Man unterscheidet zwei Formen. Einerseits die **histamininduzierte** Form, die z. B. durch physikalische Reize oder eine allergische Reaktion vom Typ 1 mit Degranulation von Mastzellen hervorgerufen wird. Andererseits kann ein Mangel oder Defekt des **C1-Esterase-Inhibitors** hierzu führen. Dieses Enzym verhindert unter normalen Umständen eine überschießende Reaktion des Komplementsystems. Das Quincke-Ödem tritt neben der Larynxschleimhaut auch an Augenlidern, Lippen und am Genitale auf. Der Verlauf kann sehr dramatisch sein und bis zur akuten Verlegung der Atemwege führen.

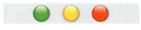

FRAGE
Nennen Sie mir eine Präkanzerose des **Larynxkarzinoms** und beschreiben Sie das histologische Bild.

Antwort Eine häufige Präkanzerose des Larynxkarzinoms ist die **Leukoplakie** der Stimmbänder. Sie zeigt sich makroskopisch als weißlicher Fleck und besteht morphologisch aus einer Verbreiterung der Stachelzellschicht, Akanthose genannt, und einer Verhornung des normalerweise unverhornten Plattenepithels. Zudem können zelluläre Atypien, vermehrte, teils atypische Mitosen und eine Schichtungsstörung des Epithels vorhanden sein. Das Larynxkarzinom ist wie die meisten Tumoren der Mundhöhle ein Plattenepithelkarzinom.

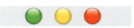

FRAGE
Das Larynxkarzinom kann nach seiner topografischen Entwicklung unterteilt werden. Geben Sie mir einen kurzen Überblick über die verschiedenen **Lokalisationsformen** und gehen Sie dabei auf die Beziehung zwischen Lokalisation und **Prognose** ein.

Antwort Folgende Lokalisations- und Metastasierungsformen des Larynxkarzinoms können unterschieden werden (➤ Tab. 7.1):
- Bei der **supraglottischen** Lage des Karzinoms sind in 50 % der Fälle bei Diagnosestellung bereits zervikale und prälaryngeale Lymphknotenmetastasen aufgrund der ausgedehnten lymphatischen Drainage vorhanden. Die Prognose ist sehr schlecht.
- Bei der **glottischen** Lage treten Lymphknotenmetastasen dagegen spät auf, dies ist bedingt durch eine geringe Lymphgefäßdichte, wodurch eine günstige Prognose resultiert.
- Die **subglottische** Lage des Karzinoms ist durch rasche Infiltration des Ringknorpels und prä- sowie paratracheale Lymphknotenmetastasen charakterisiert. Die Prognose ist schlecht.

Tab. 7.1 Lokalisation und Metastasierung des Larynxkarzinoms

Tumorlokalisation	Metastasierung	Klinik	Prognose
Supraglottis	50 % bei Diagnose zervikale und prälaryngeale Lymphknotenmetastasen	lange symptomlos	schlecht
Glottis	Fernmetastasen treten spät auf	häufigste Form, frühes Auftreten von Heiserkeit	gut (90 % Heilung durch Operation)
Subglottis	frühe Infiltration des Ringknorpels, prä- und paratracheale Lymphknotenmetastasen	Druckgefühl im Kehlkopf	schlecht

Die Hauptursache des Larynxkarzinoms besteht in Karzinogenen des Tabakrauchs.   **M E R K E**

F R A G E
Einen Krankheitswert kann die Hyperplasie der **Tonsilla pharyngea** darstellen. Erklären Sie mir bitte, warum und wie diese **adenoide Vegetation** therapiert wird.

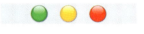

Antwort Durch die Hyperplasie der Rachenmandel kommt es zu einer behinderten Nasenatmung und Ventilation der Tuba eustachii. Dadurch werden Infektionen in oberen und unteren Atemwegen begünstigt. Im Kindesalter kann es zu Sprach-, Schluck- und Schlafstörungen kommen. Die Minderbelüftung der Tuba eustachii kann zu rezidivierenden Mittelohrentzündungen und im Folgenden zu Hörschäden führen. Die Therapie besteht in der operativen Entfernung der Rachenmandel (Adenotomie).

F R A G E
Definieren Sie den Begriff der **Angina** und gehen Sie auf die besondere Bedeutung dieser Erkrankung in Bezug auf sekundäre Organschäden ein.

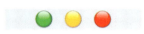

Antwort Als Angina werden die Symptome bezeichnet, die durch die Entzündung der lymphoepithelialen Organe im Rachenraum verursacht werden. Die **Tonsillitis pharyngea** kann lokal fortschreiten und zu Tonsillar- und Peritonsillarabszessen bis hin zu einer Pyämie durch eine eitrige Thrombophlebitis führen. Erreger sind meist β-hämolysierende Streptokokken der Gruppe A, seltener Staphylo- und Pneumokokken oder Viren. Eine besondere Bedeutung der Tonsillitis besteht als entzündlicher Herd für sekundäre Organschäden, insbesondere an Herz und Nieren (rheumatischer Formenkreis, ➤ Kap. 8, ➤ Kap. 11 und ➤ Kap. 18).

7.2 Lunge

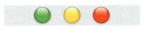

FRAGE
Definieren Sie „**Bronchiektasie**" und zählen Sie die Ursachen dieser Pathologie auf.

PLUS Bronchiektasen neigen gehäuft zu Komplikationen wie rezidivierenden Bronchopneumonien, Abszessen, Pneumothorax, Lungenblutungen, Amyloidose und pulmonaler Hypertonie mit nachfolgendem Cor pulmonale.

Antwort Eine Bronchiektasie ist eine **irreversible** Erweiterung der Bronchiallumina kleiner bis mittlerer Bronchialäste. Als Ursache kommen unter anderem infrage:
- angeborene Ursachen: zystische Fibrose, Ziliendyskinesien
- erworbene Ursachen: chronische Bronchitis, rezidivierende Infekte, Obstruktion der Luftwege, z. B. durch Tumoren oder inhalierte Fremdkörper

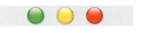

FRAGE
Sie haben einige der Ursachen aufgezählt. Nun können die Bronchiektasen verschiedene morphologische Kriterien aufweisen. Können Sie mir diese erläutern?

PLUS Ein typisches klinisches Zeichen der Bronchiektasien sind morgendliche faulig riechende Auswürfe in großer Menge („**maulvolle Expektoranzien**").

Antwort Die häufigste Manifestationsform sind die **zylindrischen Bronchiektasien**. Sie treten gehäuft im Unter- und Mittellappen auf und lassen sich bis zur Pleura verfolgen. Oft bilden Sie richtige Eiterstraßen. Sie können chronisch-atroph oder entzündlich-hyperplastisch imponieren. Eine weitere Form sind die **sackförmigen Bronchiektasien**. Sie zeigen eine Destruktion der Bronchialwände.

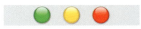

FRAGE
Eine sehr häufige Erkrankung des Respirationstrakts ist die **chronische Bronchitis**. Wie ist diese Erkrankung nach rein klinischen Aspekten durch die **WHO** definiert?

Antwort Von einer chronischen Bronchitis spricht man, wenn in 2 aufeinanderfolgenden Jahren während jeweils mindestens 3 Monaten ein Husten mit Auswurf besteht.

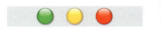

FRAGE
Welcher **exogene Faktor** spielt bei der Pathogenese der chronischen Bronchitis eine herausragende Bedeutung und wie kann man sich den Schädigungsmechanismus vorstellen?

Antwort Der Hauptfaktor der Entwicklung einer chronischen Bronchitis besteht in der **chronischen Tabakinhalation.** Durch das Rauchen werden die Zilien in ihrer Bewegung gehemmt und degenerieren schließlich. Die Selbstreinigung des Bronchialepithels wird dadurch aufgehoben. Schleim sammelt sich in den Bronchien an. Dies geschieht v. a. nachts, was das morgendliche Abhusten starker Raucher erklärt. Durch den **Sekretstau** kommt es zu Stenosierungen des Bronchialsystems, wodurch **Bronchiektasen, Atelektasen,** ein **Lungenemphysem** und v. a. rezidivierende **Bronchopneumonien** gefördert werden. Durch die stetigen Entzündungen kommt es zur **Plattenepithelmetaplasie**. Eine Widerstandserhöhung im kleinen Kreislauf führt zur chronischen Rechtsherzbelastung, einem **Cor pulmonale**.

7.2 Lunge

FRAGE
In der Abbildung sehen Sie einen histologischen Schnitt eines Bronchialepithelgewebes (➤ Abb. 7.1). Beschreiben Sie die pathologischen Veränderungen.

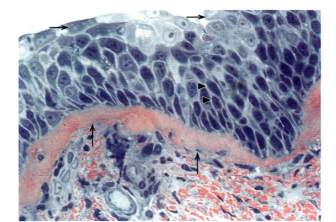

Abb. 7.1 [M617]

Antwort Die Abbildung zeigt das mikroskopische Bild eines Bronchialepithels, wobei folgende Veränderungen als pathologisch zu werten sind: Die Basalmembran ist bandartig verbreitert. Des Weiteren erkennt man eine Hyperplasie der Basalzellen und eine Plattenepithelmetaplasie. Das Präparat zeigt das typische Bild einer chronischen Bronchitis.

FRAGE
Durch welche pathogenetischen Mechanismen ist das **Asthma bronchiale** gekennzeichnet und welche Asthmaformen kennen Sie?

Antwort Das Asthma bronchiale ist eine chronisch-entzündliche Erkrankung der Atemwege, bei welcher es zu anfallsartiger Atemnot durch eine **reversible Verengung** der Atemwege in Form eines **Bronchospasmus, Schleimhautödem** und **Hypersekretion** von zähem Schleim kommt. Die Entzündung führt im Verlauf zu einer bronchialen Hyperreaktivität. Man unterscheidet ein extrinsisches (allergisches) und ein intrinsisches (nicht allergisches) Asthma.

FRAGE
Beschreiben Sie den Unterschied in der Pathogenese dieser beiden Formen.

Antwort Das **extrinsische** Asthma ist das Asthma des Kindes- und Jugendalters. Oft sind **Atopiker** betroffen. Es resultiert aus einer **Immunreaktion vom Typ I.** Allergene wie Pollen, Hausstaub, Tierhaare binden an IgE auf Mastzellen. Dadurch werden Mediatoren wie Histamin, Leukotriene und Prostaglandine freigesetzt, die bronchokonstriktorisch wirken.

Das **intrinsische** Asthma tritt häufiger im Erwachsenenalter auf. Hier neigen die Bronchien auf bestimmte Stimuli zur Überreaktion. Typische Auslö-

ser sind kalte Luft, Infekte, Medikamente, Stress und Angst sowie körperliche Belastung. Durch **vagale Reflexe** werden über Acetylcholin eine Bronchokonstriktion und eine Degranulation aus Mastzellen ausgelöst.
Es kommt bei beiden Formen zu einer **exspiratorischen Dyspnoe und Überblähung** der Lungen.

FRAGE
Beschreiben Sie das **histologische Bild** beim Asthma bronchiale.

Antwort Durch den Pathomechanismus sind die morphologischen Bilder leicht erklärbar. Die Lungen sind überbläht. Durch die Hypersekretion finden sich **Schleimpröpfe** in den Bronchiolen. Typischerweise sieht man sog. **Curschmann-Spiralen**, das sind Spiralen, die aus abgeschilfertem Epithel und Sekretanteilen bestehen. Die Bronchialmuskulatur ist hypertrophiert und die Schleimhaut ödematös verdickt. **Eosinophile Granulozyten** sind zu oktaedrischen Strukturen verschmolzen, den sog. **Charcot-Leyden-Kristallen**. Die Basalmembran ist verdickt.

FRAGE
Was ist eine **Atelektase** und wie kann es dazu kommen?

PLUS In nicht belüfteten Anteilen der Lunge nimmt der Gefäßwiderstand der Lungenstrombahn zu, da eine Abnahme des alveolären O_2-Partialdrucks automatisch zu einer Konstriktion der Arteriolen führt. Dieses Phänomen nennt man **Euler-Liljestrand-Mechanismus**. Es kommt zum Cor pulmonale.

Antwort Eine Atelektase bezeichnet einen Lungenabschnitt, in dessen Alveolarräumen vermindert oder gar keine Luft enthalten ist. Man unterscheidet primäre von sekundären Atelektasen.
Primäre Atelektasen treten bei Früh- und Neugeborenen auf. Sie entstehen z. B. durch eine zentrale Ateminsuffizienz bei Schädigung des Atemzentrums, durch eine Fruchtwasseraspiration oder bei Lungenunreife mit Surfactant-Mangel.
Sekundäre Atelektasen treten z. B. bei einem Pneumothorax auf. Man spricht auch von **Entspannungsatelektasen**, da sich die Lunge durch die eingedrungene Luft in den Pleuraraum „entspannt". Durch Kompression der Lungen bei einem Pleuraerguss, einem Tumor oder einer Deformität entstehen sog. **Kompressionsatelektasen**. Schließlich gibt es noch **Resorptionsatelektasen**. Dabei wird nach Verlegung eines Lungenabschnitts die distal der Stenose gefangene Luft resorbiert.

FRAGE
Geben Sie mir bitte eine Definition des **Lungenemphysems**.

Antwort Unter einem Lungenemphysem versteht man eine dauerhaft abnorme Erweiterung der respiratorischen Lungenanteile distal der terminalen Bronchioli, verursacht durch eine Zerstörung des alveolären Stützgerüsts.

FRAGE
Sie sehen in der Abbildung (➤ Abb. 7.2) einen Schnitt durch Lungengewebe. Beschreiben Sie den Befund und erklären Sie bitte, wie es zu derartigen Veränderungen kommen kann.

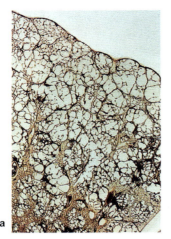 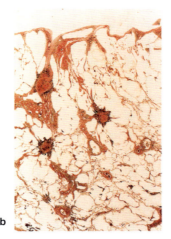

Abb. 7.2 [R235]

Antwort Man erkennt abnorm weite Alveolarräume. Es handelt sich hier um ein ausgeprägtes Lungenemphysem. Da alle Azinusanteile mehr oder weniger gleichmäßig betroffen sind, zeigt das Bild am ehesten ein **panazinäres Emphysem.** Diese Emphysemform entsteht bei einem α1-Antitrypsinmangel, einem genetischen Proteaseinhibitormangel. Dabei ist das Gleichgewicht zwischen den von Leukozyten freigesetzten Proteasen und entgegenwirkenden Proteaseinhibitoren zugunsten der Proteasen verschoben, wodurch es zu einer Zerstörung von Lungengewebe kommt.

FRAGE
Ist der α1-Antitrypsinmangel die einzige **Ursache** für die Entstehung eines Lungenemphysems?

Antwort Nein. Die Ätiologie ist komplex und es spielen meist mehrere Faktoren eine Rolle. So kommt es auch durch Einwirkung **exogener** Noxen wie z. B. chronischem Tabakkonsum oder toxischer Gase zu einer Aktivierung von Proteasen. Auch eine **chronische Überdehnung** mit verminderter Perfusion und Atrophie der Alveolen führt zum Emphysem. Das altersbedingte Emphysem entsteht durch **Degeneration** bindegewebiger und elastischer Fasern. Auch eine **maschinelle Überdruckbeatmung** kann zur Überdehnung mit folgendem interstitiellen Emphysem führen.

FRAGE
Versuchen Sie, das Lungenemphysem nach **morphologischen Gesichtspunkten** einzuteilen.

Antwort Das Lungenemphysem lässt sich wie folgt einteilen:
- Zentroazinäres Emphysem: Dilatation und Destruktion der proximalen Azinusanteile. Meist nach dem 60. Lebensjahr und beruhend auf chronischen Infekten, Staub und Nikotinabusus.

- Panazinäres Emphysem: Dilatation und Destruktion aller Azinusanteile. Die emphysematischen Abschnitte konfluieren zu großen Luftblasen (Bullae). Diese neigen zur Spontanruptur und einem daraus resultierenden Pneumothorax.
- Paraseptales Emphysem: Dilatation der Azinusanteile entlang interlobärer Septen und Pleura.
- Narbenemphysem: Ausbildung einer Narbe, z. B. durch Entzündung oder Staublunge, führt zur Verziehung angrenzender Lungenareale.

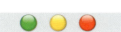

FRAGE
Was ist ein **Lungenödem** und welche Ursachen für dieses sind Ihnen bekannt?

Antwort Von einem Lungenödem spricht man, wenn Flüssigkeit aus dem Kapillarbett in das Interstitium bzw. den Alveolarraum der Lunge übertritt. Eine der häufigsten Ursachen dafür ist eine **Insuffizienz des linken Herzens,** z. B. durch Myokardinfarkt, Myokarditis oder eine hypertone Krise. Durch den Blutstau vor dem linken Herzen erhöht sich der Pulmonalvenendruck. Es resultiert eine Stauungslunge, in deren Folge Plasma aus den Gefäßen austritt. Nichtkardiale Ursachen sind:
- **Überwässerungsödem:** Durch Überinfusion wird der osmotische Druck gesenkt und es tritt Wasser aus dem Intravasalraum ins Interstitium bzw. die Alveolen ein.
- **Verminderter onkotischer Druck:** bei Hypoproteinämie.
- **Alveolarschäden:** Durch inhalative Noxe (Nitrogase, hyperbarer Sauerstoff, Phosgen usw.) oder hämatogene Noxe (Urämie, Medikamente) wird die Permeabilität kapillärer Membranen der Lunge erhöht.
- Behinderter Lymphabfluss.
- **Neurales Lungenödem:** durch gestörte Kreislaufregulation der Peripherie, z. B. nach Schädel-Hirn-Trauma.

FRAGE
So wie alle Organe beim Schock betroffen sein können, so ist auch die Lunge bei protrahiertem Schockgeschehen mit Störung der pulmonalen Mikrozirkulation vom akuten Funktionsausfall bedroht. Im Röntgenbild zeigen sich dann streifige, retikuläre oder diffuse Verschattungen, bis hin zu alveolär konfluierenden Verschattungen. Wie könnte das morphologische Bild einer solchen „Schocklunge" aussehen?

PLUS Synonym für „Schocklunge": **ARDS** = adult/acute respiratory distress syndrome

Antwort Die Lunge zeigt eine deutliche **Gewichtszunahme** und eine **dunkelrote** Farbe in der akuten Phase. Histologisch sind neben einem **intraalveolären Ödem** typischerweise auch **hyaline Membranen** zu finden. Sie überziehen die Alveolarwände komplett und bestehen aus Plasmabestandteilen, Fibrin und Zelldetritus. Diese sog. exsudative Phase geht nach etwa 5 bis 7 Tagen in eine proliferative Phase über (➤ Abb. 7.3). Die Lunge ist in diesem Stadium konsistenzvermehrt und zeigt eine gelb-graue, teils fibrosierte Schnittfläche. Die hyalinen Membranen werden von Makrophagen phagozytiert und durch Granulationsgewebe bzw. im weiteren Verlauf durch Kollagenfasern ersetzt. Zudem kommt es zu einer Hyperplasie v. a. der Typ-2-Pneumozyten.

7.2 Lunge

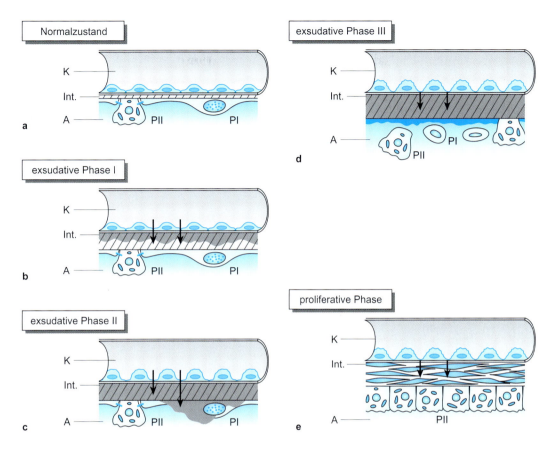

Abb. 7.3 Stadien des ARDS [L106], (K = Kapillare, Int. = Interstitium, A = Alveolarraum); zu b: Endothelschädigung, Permeabilitätsstörung mit interstitiellem Ödem; zu c: Epithelschädigung und beginnendes intraalveoläres Ödem; zu d: Ausbildung von hyalinen Membranen; zu e: Endothelzellregeneration, interstitielle Fibrose und epitheliale Hyperplasie

FALLBEISPIEL

Am Abend nach einer Operation steht ein Patient erstmals wieder auf, um die Toilette aufzusuchen. Plötzlich wird ihm übel, er ist kaltschweißig und hat starke Atemnot. Kurz darauf kollabiert er. Sie als Stationsarzt werden sofort hinzugezogen. Als Sie das Zimmer betreten, liegt der Patient auf dem Fußboden, bereits wieder bei Bewusstsein, und klagt über Thoraxschmerzen. Sie messen einen Puls von 110/min und einen Blutdruck von 70/30 mmHg. Die pulsoxymetrisch gemessene Sauerstoffsättigung beträgt 85 %.

FRAGE
An welches Geschehen denken Sie?

Antwort Das beschriebene Geschehen mit Immobilisation durch eine Operation, womöglich noch ein knochenchirurgischer Eingriff an der unteren Extremität, und die Symptomatik lassen mich primär an eine **Lungenembolie** denken. Differenzialdiagnostisch kommen als häufige Ursachen noch ein Myokardinfarkt, ein Angina-pectoris-Anfall oder eine akute Herzinsuffizienz infrage.

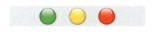

FRAGE
Richtig, Sie haben die naheliegendste Differenzialdiagnose genannt, und mit der Immobilisation einen Risikofaktor für die Entwicklung einer Lungenembolie erwähnt. Kennen Sie noch andere **Risikofaktoren der Lungenembolie?**

Antwort Neben der Immobilisation erhöhen folgende Situationen das Risiko der Entwicklung einer Lungenembolie:
- vorausgegangene Operationen
- Östrogentherapie
- Herzinsuffizienz
- forcierte diuretische Therapie
- Adipositas
- höheres Lebensalter
- Phlebitiden
- Tumorerkrankungen
- zentrale Venenkatheter
- tiefe Beinvenenthrombose

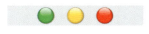

FRAGE
Was genau verlegt bei der Lungenembolie einen Pulmonalarterienast?

Antwort In 90 % der Fälle handelt es sich um losgelöste **venöse** Thromben der unteren Extremität. Seltener kommt es zur Gefäßverlegung durch **Fremdkörper** (z. B. abgescherte Katheterspitzen), **Luft-, Tumorthromben, Fettembolien** oder **Fruchtwasser.**

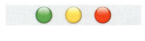

FRAGE
Die Lungenembolie wird in **vier Schweregrade** eingeteilt, wobei klinische, hämodynamische und morphologische Kriterien zugrunde liegen. Geben Sie für den jeweiligen Schweregrad das anatomisch-morphologische Kriterium wieder.

PLUS Zu einem **hämorrhagischen Lungeninfarkt** kommt es vor allem bei thrombembolischen Verschlüssen kleiner Segmentarterien, die distal der Anastomosen zum bronchialen Kreislauf liegen, wenn zusätzlich eine vorbestehende Druckerhöhung in der Lungenstrombahn vorliegt. Man sieht im Präparat eine keilförmige, hämorrhagische Nekrose.

Antwort
- Die Lungenembolie vom **Schweregrad I** kommt durch die Verlegung eines peripheren Pulmonalarterienasts zustande. Sie ist meist diskret und asymptomatisch und hinterlässt kein morphologisch fassbares Bild.
- Der **Schweregrad II** besteht bei einer Gefäßobliteration einer Segmentarterie. Auch hier muss es nicht zwangsläufig zu morphologischen Veränderungen kommen. Der Verschluss wird meist durch Anastomosen zwischen den Bronchialarterien ausgeglichen.
- Beim **Schweregrad III und IV** der Lungenembolie liegt ein Verschluss eines Pulmonalarterienasts oder sogar des kompletten Hauptstamms vor. Hier handelt es sich um eine fulminante Lungenembolie, die nur selten überlebt wird. Der Tod tritt durch akute Überlastung des rechten Herzens ein.

Die Gefäßobliterationen können nach Wochen bis Monaten wieder vollständig rekanalisiert sein. Zurück bleibt eine strickleiterförmige Endothelnarbe.

7.2 Lunge

FRAGE
Ihnen ist vielleicht schon einmal der Begriff der **„Wabenlunge"** begegnet. Welches morphologische Bild beschreibt dieser Begriff und bei welcher Pathologie sieht man so eine Lunge?

Antwort Beim Vorliegen einer **interstitiellen Lungenfibrose** zeigt sich das Bild der sog. „Wabenlunge". Dabei erscheint die Lunge verfestigt, die Schnittfläche ist graurot und im Spätstadium grau. Die Hohlräume in der Lunge, die durch ehemalige Lungenektasien entstanden sind, lassen die Lunge wie eine Honigwabe erscheinen. Im histologischen Präparat erkennt man **verbreiterte zellreiche Alveolarsepten**. Im Spätstadium dagegen sind die Septen zellarm und fibrotisch verdickt. Die Alveolarsepten werden von kubischen Pneumozyten bedeckt.

FRAGE
Die **interstitielle Lungenfibrose** ist eine Erscheinungsform, die durch viele verschiedene Ursachen zustande kommt. Man nimmt an, dass durch einen exogenen Epithelschaden eine Entzündungsreaktion abläuft, in deren Folge Fibroblasten aktiviert werden. Nennen Sie mir einige Ursachen für eine interstitielle Lungenfibrose.

Antwort Bei der Mehrheit interstitieller Lungenerkrankungen lässt sich die Ursache nicht feststellen. Bekannte Ursachen einer Lungenfibrose sind:
- inhalative Noxen (Pneumokoniosen, extrinsisch-allergische Alveolitis)
- nicht inhalative Noxen (Medikamente, Radiotherapie)
- Infektionen
- kreislaufbedingte Lungenschäden (bei Linksherzinsuffizienz, ARDS)
- Systemerkrankungen (v. a. rheumatische Erkrankungen)

FRAGE
Sie nannten Pneumokoniosen. Eine der häufigsten Pneumokoniosen ist die **Silikose**, die durch chronische Quarzstaubinhalation verursacht wird und als Berufskrankheit anerkannt ist. Was unterscheidet die Silikose morphologisch von der **Asbestose**?

Antwort Bei der **Silikose** handelt es sich um inhalierten Quarzstaub, der eine makrophagenzerstörende Eigenschaft hat, wodurch Fibroblasten stimuliert werden. Es resultiert eine **knötchenförmige Fibrose**.
Die **Asbestose** entsteht durch Einatmung von Asbestfasern. Diese werden von Alveolarmakrophagen phagozytiert. Dadurch werden Proteasen und Zytokine freigesetzt, die einen lokalen Entzündungsprozess unterhalten. Dies geschieht hauptsächlich in den unteren und mittleren Lungenabschnitten. Es resultiert im Gegensatz zur Silikose eine **diffuse Lungenfibrose**. Zudem sind Asbestfasern kanzerogen. Asbestosen sind prädisponierende Faktoren für Bronchialkarzinome und Pleuramesotheliome.

PLUS Durch die Schädigung der Alveolarmakrophagen sind Patienten mit Silikose anfälliger gegenüber Infekten und Tuberkulose.

FRAGE
Die **Sarkoidose** oder **Morbus Boeck** ist eine systemische Erkrankung, die in 90 % der Fälle auch die Lunge befällt. Wie sieht das histopathologische Präparat einer Sarkoidose der Lunge aus?

Antwort Das mikroskopische Bild der Sarkoidose ist das **epitheloidzellige Granulom mit Riesenzellen vom Langhans-Typ** und eventuell Fremdkörperriesenzellen. Sie sind im alveolären Lungenparenchym, in der Bronchialschleimhaut, peribronchial und pleural zu finden. Das Granulom ist von Lymphozyten umgeben und die Granulome bilden zentral **keine verkäsenden** Nekrosen. In etwas mehr als der Hälfte der Fälle findet sich eine Gefäßbeteiligung.

FRAGE

Kommen wir nun auf die **Pneumonien** zu sprechen. Unter diesem Begriff werden alle entzündlichen Lungenerkrankungen zusammengefasst, wobei infektiöse, immunologische, physikalische oder chemische Ursachen infrage kommen. Versuchen Sie, eine grobe **Einteilung** der Pneumonien zu geben. Verwenden Sie dabei eine klinisch und eine morphologisch bedingte Unterteilung.

PLUS In der angloamerikanischen Literatur werden unter Pneumonie alle mikrobiell ausgelösten Lungenentzündungen subsumiert, während physikalisch-chemische Auslöser unter dem Begriff Pneumonitis zusammengefasst werden. Allergisch-toxisch bedingte Lungenentzündungen werden hingegen als Alveolitis bezeichnet.

Antwort Unter **klinischer** Sichtweise lässt sich eine typische von einer atypischen Pneumonie unterscheiden. Die **typische** Pneumonie ist die klassische, durch Bakterien ausgelöste Pneumonie des meist hospitalisierten, älteren oder immungeschwächten Patienten. Sie verläuft mit einer ausgeprägten Symptomatik wie hohem Fieber, Tachypnoe, Tachykardie. Man findet einen ausgeprägten pathologischen Auskultationsbefund, eine Leukozytose und im Röntgenbild segmentale oder lobäre Verschattungen.

Im Gegensatz dazu ist die **atypische** Pneumonie in ihrer Ausprägung wesentlich symptomärmer und betrifft eher jüngere Patienten, die sich mit Viren oder Mykoplasmen infiziert haben und zeigt eine diffuse, interstitielle Ausbreitung.

Eine Unterteilung der Pneumonie nach **morphologischen** Gesichtspunkten erfolgt nach der Lokalisation der Entzündungsreaktion in **alveoläre** und **interstitielle** Pneumonie. Die alveoläre Pneumonie lässt sich noch in die **Lobärpneumonie** und die **Bronchopneumonie** unterteilen.

Eine andere morphologische Unterteilung richtet sich nach der Zusammensetzung des entzündlichen Exsudats und unterscheidet eine akut exsudative von einer chronisch-proliferativen Pneumonie.

FRAGE

Die **alveoläre Pneumonie** stellt auch heute noch ein großes Problem bei hospitalisierten Patienten dar und hat abhängig vom Erreger eine hohe Letalität. Welche **Erreger** kommen bei der alveolären Pneumonie in erster Linie in Betracht?

Antwort Hier sollte man die spontan oder ambulant erworbenen und die nosokomial erworbenen Pneumonien unterscheiden, da diese unterschiedliche Erreger und Antibiotikaresistenzen zeigen.

Der häufigste Erreger bei den **ambulant erworbenen** Lungenentzündungen ist *Streptococcus pneumoniae* (Pneumokokken), gefolgt von *Haemophilus influenzae* und Chlamydien. Daneben spielen Legionellen und Mykoplasmen eine Rolle.

Bei den **nosokomial erworbenen** Pneumonien kommen in erster Linie gramnegative Keime, darunter v. a. *Pseudomonas aeruginosa* und in fast gleicher Häufigkeit Staphylokokken vor.

MERKE

Eine primäre Pneumonie liegt vor, wenn keine Vorschädigung der Lunge besteht. Eine sekundäre Pneumonie besteht bei vorgeschädigter Lunge (z. B. vorbestehende virale Lungenentzündung oder Lungenstauung).

FRAGE

Die **Lobärpneumonie** befällt typischerweise einen Lappen und verläuft in charakteristischen Phasen. Erläutern Sie die einzelnen Stadien und gehen Sie dabei auf den zeitlichen Ablauf und das makro- bzw. mikroskopische Bild ein.

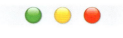

Antwort Folgende Phasen findet man bei der Lobärpneumonie (➤ Tab. 7.2):

Tab. 7.2 Stadien der Lobärpneumonie

Stadium	Zeitraum	Makro-Bild	Mikro-Bild
Anschoppung	1.–2. Tag	blutreiche, dunkelrote, schwere Lunge, Konsistenzzunahme, Schnittfläche mit trüber, zähflüssiger, roter, schaumiger Flüssigkeit	seröses, eiweißreiches, intraalveoläres Exsudat, erweiterte Kapillaren, Erythrozyten, abgelöstes Alveolarepithel
Rote Hepatisation	3. Tag	leberartig feste, dunkelrote Lunge mit brüchiger Konsistenz, Schnittfläche: gekörnt und trocken	alveoläre Fibrin-Erythrozyten-Pfröpfe, Netz aus Fibrinfäden, abgelöste Pneumozyten
Graue Hepatisation	4.–6. Tag	sehr schwere Lunge, Schnittfläche: grau, körnig und trocken	fibrinöses Exsudat, viele Granulozyten, enge Kapillaren, zerfallene Erythrozyten
Gelbe Hepatisation	7.–8. Tag	Schnittfläche: gelblich, feucht, eitriger Abfluss	sehr viele Leukozyten, aufgelöstes Fibrin
Lyse/Restitutio ad integrum	9. bis zu 28. Tag	Schnittfläche: feucht, gelblich grauer Abfluss	Fibrinolyse, frei entfaltetes Lungengewebe

FRAGE

Wie ist das Ausbreitungsmuster der **Bronchopneumonie** und läuft sie auch in den fünf Stadien der Lobärpneumonie ab?

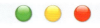

Antwort Die Bronchopneumonie zeigt eine herdförmige Ausbreitung und deszendiert von den Bronchioli auf den Intraalveolarraum. Der Ablauf der Entzündung durchläuft ebenfalls die Stadien der Lobärpneumonie, jedoch zeigen die einzelnen Herde unterschiedliche Stadien nebeneinander.

FRAGE

Eine Sonderform der Bronchopneumonie ist die Friedländer-Pneumonie. Welcher Erreger verursacht diese und wie ist das morphologische Bild charakterisiert?

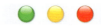

Antwort Die Friedländer-Pneumonie wird durch *Klebsiella pneumoniae* verursacht. Die Schnittfläche zeigt bei dieser Pneumonieform ein schleimigfadenziehendes Bild. Die Lunge neigt zur Abszedierung, d. h. Ausbildung von Abszessen und Karnifizierung.

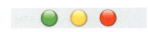

FRAGE
Nennen Sie bitte **weitere Formen der Bronchopneumonie** und charakterisieren Sie diese mit jeweils einem kurzen Satz.

PLUS Von Karnifizierung spricht man bei einer fleischartigen Konsistenz der Lunge, die infolge einer chronischen Pneumonie durch fibrinöse Entzündung und darauffolgender Resorption und Organisation entsteht. Während der Organisation wandeln die Fibroblasten das ehemals belüftete Gewebe in eine faserreiche Narbe um.

Antwort Weitere Formen der Bronchopneumonie sind:
- **Hämorrhagische Pneumonie:** Durch Bakterientoxine werden Alveolarkapillaren zerstört, wodurch Blut in den Alveolarraum übertritt. Meist handelt es sich um Influenzavirus-Infektionen, auf die sich sekundär eine Staphylokokken-Infektion aufpropft.
- **Aspirationspneumonie:** Durch Aspiration von Mageninhalt verursachte Herdpneumonie, die hauptsächlich in den Unterlappen lokalisiert ist. Der saure Magensaft verursacht eine peptische Nekrose (Mendelson-Syndrom), oder es resultiert eine Mischinfektion aus aeroben und anaeroben Keimen.
- **Staphylokokken-Pneumonie:** Wie bereits oben erwähnt, handelt es sich bei der Staphylokokken-Pneumonie meist um eine Sekundärinfektion. Bei der ausgeprägten Form lassen sich Parenchymnekrosen, Abszesse und Pleurabeteiligung beobachten.
- **Legionellenpneumonie:** Diese Form betrifft immunsupprimierte oder ältere Menschen. Man sieht konfluierende Herde und Mikroabszesse.

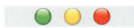

FRAGE
Pneumonien sind mit einer Reihe ernsthafter **Komplikationen** vergesellschaftet. Kennen Sie welche?

Antwort Komplikationen von Pneumonien können sein:
- **Lungenabszess:** Bei abwehrgeschwächten Menschen, wie z. B. Diabetikern oder Patienten mit chronischem Alkoholabusus, kann es zur nekrotisierenden Einschmelzung des Lungengewebes kommen. Superinfektionen dieser Abszesse verursachen ein schmierig-graugrünliches Lungengangrän.
- **Pleuritis:** Gerade bei der Lobärpneumonie ist eine Pleurabeteiligung mit Erguss und serofibrinöser Pleuritis häufig anzutreffen. In der Folge können Verwachsungen oder Verschwartungen der Pleurablätter zurückbleiben. Manchmal geht die Pleuritis in ein chronisches Stadium über oder es entwickelt sich ein Pleuraempyem.
- **Chronisch-karnifizierende Pneumonie:** Ebenfalls bei Immunschwäche geht die Pneumonie nicht in das Lysestadium über, sondern es kommt zur bindegewebigen Organisation des Granulationsgewebes. Die Lunge erscheint grauweiß und besitzt eine fleischartige, feste Konsistenz.
- **Perikarditis:** Entsteht durch eine lymphogene Fortleitung der Entzündung.
- **Sepsis:** Entsteht durch eine hämatogene Fortleitung der Entzündung.

FRAGE
Sie teilten die Pneumonien nach der Lokalisation der Entzündungsreaktion ein. Neben der besprochenen alveolären nannten Sie die **interstitielle Pneumonie**. Welche Ursachen liegen ihr unter Berücksichtigung der akuten und der chronisch verlaufenden interstitiellen Pneumonie zugrunde?

Antwort   Die **akuten** Formen der interstitiellen Pneumonie werden überwiegend durch Viren verursacht. Darunter fallen RS-Viren bei kindlichen Pneumonien sowie Adeno- und Parainfluenza- und Influanza-A-Viren sowie Mykoplasmen. Von den akuten interstitiellen Pneumonien sind in erster Linie Patienten mit Immundefiziten betroffen.

Die **chronisch**-interstitiellen Pneumonien umfassen eine sehr unterschiedliche Krankheitsgruppe mit über 100 Entitäten. Sie münden meist im Endstadium in Form interstitieller Lungenfibrosen.

PLUS   Da sich der Entzündungsprozess bei den interstitiellen Pneumonien im extraalveolären Interstitium abspielt und das **alveoläre Exsudat,** wie es für die alveoläre Pneumonie typisch ist, fehlt, spricht man auch von **atypischen Pneumonien.**

FRAGE
An AIDS erkrankte Personen sind besonders anfällig für bestimmte Lungenentzündungen. Dabei handelt es sich um Erreger, die normalerweise kaum eine manifeste Infektionserkrankung auslösen, aber bei AIDS-Erkrankten eine interstitielle Pneumonie verursachen. An welche Pneumonien denke ich?

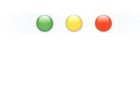

Antwort   Die durch *Pneumocystis jirovecii* verursachte interstitielle Pneumonie ist die häufigste opportunistische Infektion bei HIV-Infizierten. Der Erreger zeigt sich in Form intraalveolären schaumigen Materials und führt zu einer starken Infiltration der Alveolarsepten durch Plasmazellen und Lymphozyten. Die lymphozytäre Komponente kann bei AIDS-Erkrankten jedoch auch völlig fehlen. Durch die Immunschwäche können diese Pneumonien fatale Folgen haben und zum Tod führen.

Ein weiterer Erreger ist das **Zytomegalievirus**. Hier lassen sich mononukleäre Riesenzellen mit Einschlusskörpern im Kern finden, die sog. „Eulenaugenzellen".

FRAGE
Zählen Sie einige **Viren** auf, die Pneumonien verursachen können.

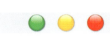

Antwort   Zu den häufigsten viralen Erregern von Pneumonien zählen Influenzaviren, respiratorische Synzytialviren, Parainfluenzaviren und Adenoviren.

FRAGE
Wie erfolgt der Infektionsvorgang bei **Tuberkulose?**

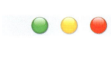

Antwort   In gut 90 % der Fälle erfolgt eine Infektion mit *Mycobacterium tuberculosis, Mycobacterium bovis* oder *Mycobacterium africanum* über **Aerosole** von Infizierten mit aktiver Lungen-Tbc. Möglich ist auch eine Infektion über Staub, da die Bakterien über Wochen außerhalb des Organismus überlebensfähig sind. Früher war eine Infektion über verseuchte Nahrungsmittel häufiger, v. a. über Kuhmilch, was primär zu einer intestinalen Tbc führte.

FRAGE
In dem vorliegenden Präparat sehen Sie eine typische Histologie bei Tuberkulose (➤ Abb. 7.4 und ➤ Abb. 7.5). Beschreiben Sie die Strukturen auf dem Schnittbild.

7 Respirationstrakt

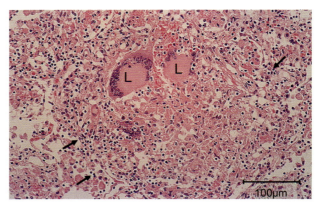

Abb. 7.4 [R285]

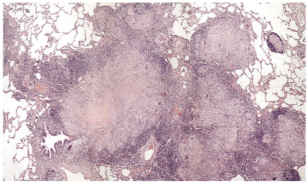

Abb. 7.5 [M618]

Antwort In der Mitte von ➤ Abb. 7.4 sieht man Langhans-Riesenzellen (L). Locker verteilt erkennt man Epitheloidzellen und im Randbereich zahlreiche Lymphozyten (Pfeile). Es handelt sich hier um ein **tuberkulöses Granulom**. Im Zentrum des Granuloms findet sich eine käsige Nekrose. Diese besteht aus Überresten von Makrophagen und abgetöteten Tuberkelbakterien.

FRAGE
Wie kommt es im Organismus durch die Tuberkelbakterien zur Entwicklung der tuberkulösen Granulome?

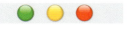

PLUS Durch das Zusammenfließen mehrerer Granulome kann ein größerer isolierter Rundherd entstehen, ein sog. **Tuberkulom**. Bricht ein Tuberkulom in einen Hohlraum ein, so entleert sich der Inhalt und es resultiert eine **tuberkulöse Kaverne**. Diese sind in der Lunge und in der Niere zu finden.

Antwort Nach dem Eindringen der Tuberkelbakterien kommt es zunächst zu einer unspezifischen leukozytär-histiozytären Entzündung. Im weiteren Verlauf überwiegen Makrophagen. Diese phagozytieren die Tuberkelbakterien. Da die Erreger durch eine Wachshülle vor dem lysosomalem Abbau geschützt sind, können die Tuberkelbakterien zunächst nicht zerstört werden. Erst eine Aktivierung der Makrophagen durch spezifische Lymphozyten mittels Makrophagen-Aktivierungs-Faktor (MAF) führt dazu, dass die intrazellulären Tuberkelbakterien eliminiert werden können. Diese aktivierten Makrophagen werden zu Epitheloidzellen. Im Zentrum des Entzündungsprozesses resultiert eine **käsige Nekrose** aus abgetöteten Tuberkelbakterien und Makrophagenresten. Diese entsteht aufgrund einer Ischämie und des Tumornekrosefaktors α. Am Rand der käsigen Nekrose sammeln sich zahlreiche Lymphozyten, die zur Aktivierung der Makrophagen nötig sind.

FRAGE
Was versteht man unter einem **Primärherd** und wo ist dieser meist lokalisiert?

Antwort Nachdem die Tbc-Erreger inhaliert wurden, erreichen sie die Alveolenbezirke und lösen dort eine zuerst exsudative, dann granulomatöse Entzündung aus. Dieser Entzündungsherd ist meist **subpleural** in der **mittleren bis oberen Lungenetage** zu finden. Dieser erste Herd wird auch **Ghon-Herd** genannt. Die von den Makrophagen aufgenommenen Mykobakterien überleben intrazellulär und werden über die Lymphe in die zentralen Lymphknotenareale paratracheal und am Lungenhilus transportiert. Der Ghon-Herd wird zusammen mit dem Lymphknotenherd als **Primärkomplex** bezeichnet.

FRAGE
Vom Primärkomplex ausgehend sind nun verschiedene Abläufe einer Tuberkulose je nach Immunsituation möglich. Skizzieren Sie die möglichen weiteren **Verläufe** einer Tuberkulose-Erkrankung.

Antwort Liegt eine gute Abwehrlage vor, findet im Primärkomplex eine verkäsende Nekrose statt und die Erkrankung heilt aus. Hat man dagegen eine schlechte Immunabwehr, kann sich die Infektion von hier aus weiter ausbreiten. Findet die Ausbreitung zeitlich direkt anschließend an den Primärkomplex statt, spricht man von einer **progressiven Primärtuberkulose.** Kommt es zur Ausheilung, ist eine Wiedererkrankung jederzeit möglich. Diese erfolgt entweder durch Reaktivierung alter Herde bei Immunschwäche oder durch eine nochmalige Infektion. Man spricht dann vom **Postprimärstadium.** Folgende Verläufe sind möglich:
- Die Erkrankung bleibt primär in der Lunge lokalisiert, schreitet aber weiter bronchokanalikulär und lymphogen fort. Es resultiert eine **progrediente Lungentuberkulose** mit azinös-nodöser und verkäsender Bronchopneumonie, eine tuberkulöse Pleuritis und eine progressive Lymphknotentuberkulose.
- Es kommt zu einer **hämatogenen** Streuung der Erreger: Dies kann zu einer blanden hämatogenen Streuung führen, die aus einer Ansiedlung in parenchymatösen Organen resultiert und unter Zurückbleiben narbiger Areale ausheilt.
Eine Sonderform der hämatogenen Aussaat stellt die **Miliartuberkulose** dar. Hier kommt es als Ausdruck der immunologischen Abwehrreaktion zu zahlreichen hirsekorngroßen Knoten in allen möglichen Organen (Leber, Uterus, Knochen, Gehirn, Niere etc.) (➤ Abb. 7.6). Diese bestehen aus epitheloidzelligen Granulomen, teilweise mit Verkäsung. Charakteristisch sind Absiedelungen in der Lunge selbst, die in der Lungenspitze lokalisiert sind und **Simon-Spitzenherde** genannt werden. Eine schwerwiegende Komplikation der hämatogenen Streuung stellt die **tuberkulöse Leptomeningitis** dar.

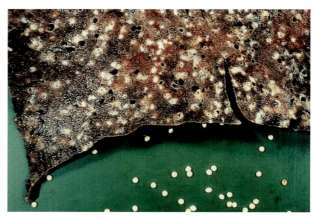

Abb. 7.6 [R285]

- Den schwerwiegendsten und meist zum Tode führende Verlauf einer Tuberkulose stellt die **Tbc-Sepsis** dar. Die sog. **Landouzi-Sepsis** entsteht auf dem Boden einer schweren Immuninsuffizienz und führt zu nekrotisierenden Entzündungen im gesamten Körper.

FRAGE
Welche **Nachweismöglichkeiten** der Mykobakterien stehen zur Verfügung?

Antwort Aus erregerhaltigen Körperflüssigkeiten wie Sputum, Lavageflüssigkeit, Liquor oder Magensaft werden Ausstrichpräparate mithilfe der **Ziehl-Neelsen-Färbung** angefertigt. Nach einer Anfärbung mit Karbolfuchsin, der anschließenden Behandlung mit Salzsäurealkohol und Gegenfärbung mit Methylenblau erscheinen die Mykobakterien als dünne rote Stäbchen vor blauem Hintergrund. Das Aufbringen der Erreger auf **Flüssigkulturen** lässt einen Nachweis nach ca. 2 Wochen zu. Mittels **PCR** lässt sich die spezifische bakterielle DNA aus den Proben nachweisen.

FRAGE
Bei einem 65-jährigen Patienten wurde bei einer Röntgenthoraxaufnahme als Zufallsbefund ein solitärer Lungenrundherd festgestellt. Was sind Ihre differenzialdiagnostischen Überlegungen?

Antwort Ein Lungenrundherd in dieser Altersgruppe ist bis zum Beweis des Gegenteils als maligne zu erachten. Maligne Tumoren machen etwa die Hälfte bei einer solchen klinischen Konstellation aus, den Großteil hiervon die **Bronchialkarzinome,** gefolgt von **Metastasen** z. B. von Mamma- oder Kolonkarzinomen. Auf der Seite der nicht malignen Veränderungen stehen das **Tuberkulom** sowie seltene benigne primäre Lungentumoren wie Hamartome oder Fibrome.

7.2 Lunge

FRAGE
Bösartige Tumoren der Lunge sind die häufigsten zum Tode führenden Neubildungen beim Mann. Der Anteil der Frauen nimmt jedoch kontinuierlich zu. Können Sie mir etwas zu Inzidenz und Hauptursache des Bronchialkarzinoms sagen?

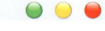

Antwort Das Bronchialkarzinom ist weltweit das häufigste Tumorleiden. In Deutschland steht es momentan an dritter Stelle mit einer Inzidenz von 60 Erkrankten pro 100.000 Menschen, es stellt aber die häufigste krebsassoziierte Todesursache dar. Das chronische **Rauchen** von Zigaretten wird in 90 % der Fälle für die Entwicklung eines Bronchialkarzinoms verantwortlich gemacht. Im Tabakrauch sind bis zu 100 kanzerogene Substanzen enthalten. Eine besondere Rolle spielen dabei Benzopyrene, die dafür verantwortlich gemacht werden, eine Mutation im wichtigen Tumorsupressorgen **p53** auszulösen und somit ein ungehindertes Wachstum von Tumorzellen zu ermöglichen. Eine vergleichsweise geringe Bedeutung spielen andere Karzinogene wie Asbestfasern, Strahlung, verschiedene Stäube und Schwermetalle.

FRAGE
Welche histologische Einteilung von Bronchialkarzinomen kennen Sie?

Antwort Man unterteilt Bronchialkarzinome in:
- kleinzelliges Karzinom (15 %)
- nicht kleinzelliges Karzinom (85 %):
  - Plattenepithelkarzinom (ca. 25 %)
  - Adenokarzinom (ca. 40 %)
  - großzelliges Karzinom (ca. 10 %)

FRAGE
Beschreiben Sie die **histologischen Charakteristika** des Plattenepithelkarzinoms.

Antwort Die Entwicklung des **Plattenepithelkarzinoms** erfolgt über Schleimhautdysplasien durch chronische Schleimhautreizung. Ein Charakteristikum von Plattenepithelkarzinomen sind Verhornungstendenzen, oft in Form von zwiebelschalenartigen Hornperlen (Stern). Diese findet man v. a. bei gut differenzierten Tumoren und seltener bei gering differenzierten Plattenepithelkarzinomen. Zwischen den Tumorzellen kann man sog. Interzellularbrücken (> Abb. 7.7, Pfeil) sehen, diese entsprechen feinen Verbindungskomplexen zwischen den einzelnen Tumorzellen.

Der fortgeschrittene Tumor zeigt ausgedehnte Nekrosen und bildet Hohlräume (Kavernen). Das Plattenepithelkarzinom weist ein langsames Wachstum auf, metastasiert jedoch früh in die regionären Lymphknoten.

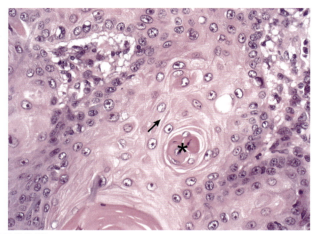

Abb. 7.7 [M619]

FRAGE

Das **kleinzellige Bronchialkarzinom** besitzt die schlechteste Prognose aller Lungentumoren. Warum?

PLUS Da das kleinzellige Bronchialkarzinom meist bei Diagnosestellung bereits metastasiert ist, benutzt man zur Stadieneinteilung neben der TNM-Klassifikation ein vereinfachtes Schema.
Limited disease: Der Tumor ist auf eine Thoraxhälfte begrenzt; Befall des Mediastinums bzw. der mediastinalen Lymphknoten ipsi- und kontralateral und der gleichseitigen supraklavikulären Lymphknoten möglich; mit und ohne ipsilateralen Pleuraerguss.
Extensive disease: Jede Ausbreitung über limited disease hinaus.

Antwort Das kleinzellige Bronchialkarzinom besitzt eine **kurze Tumorverdoppelungszeit** und metastasiert früh lymphogen und hämatogen, sodass bei Diagnosestellung meist schon eine hämatogene Streuung in Leber, Knochen oder Gehirn vorliegt. Seinen Namen hat der Tumor aufgrund der relativ kleinen Tumorzellen (➤ Abb. 7.8). Makroskopisch zeigt der Tumor ein infiltratives Wachstum in das Lungengewebe und nekrotische Tumorareale. Oft tritt wegen ektoper Hormonproduktion ein paraneoplastisches Syndrom auf.

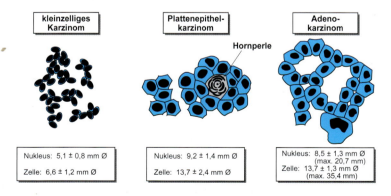

Abb. 7.8 Schematische Darstellung bronchialer Tumorzellen [L112]

FRAGE

Aus welchen Zellen geht das sog. **Bronchuskarzinoid** hervor und wie ist seine Wachstumstendenz?

Antwort Es existiert die Theorie, dass das Bronchuskarzinoid von den **neuroendokrinen Zellen** der Lunge ausgeht. In der Regel wächst es sehr langsam und zeigt eine gute Prognose nach operativer Entfernung. Es gibt jedoch auch Formen mit höherer proliferativer Aktivität und Nachweis von Nekroseherden, die mit einer schlechteren Prognose assoziiert sind.

Der **Pancoast-Tumor** bezeichnet einen Lungentumor, der an der Lungenspitze lokalisiert ist und Weichteile, Gefäße und Nerven an der oberen Thoraxwand infiltriert. So macht sich dieser Tumor manchmal durch ein **Horner-Syndrom** bemerkbar (Enophthalmus, Ptosis, Miosis), bedingt durch Zerstörung sympathischer Nervenfasern.

MERKE

FRAGE
Wohin **metastasieren** die Bronchialkarzinome am häufigsten?

Antwort Die ersten Stationen der Metastasierung sind fast immer die **mediastinalen Lymphknotenareale.** Die Fernmetastasen sind bevorzugt in der **Leber,** in den **Knochen,** in den **Nebennieren** und im **Gehirn** zu finden.

FRAGE
Wie manifestieren sich Bronchialtumoren klinisch?

Antwort Durch Verschluss der Bronchuslichtung entstehen **Atelektasen** und **Retentionspneumonien.** Oft ist das Tumorwachstum bereits so fortgeschritten, dass Tumornekrosen und Gefäßarrosionen vorliegen, die zu rezidivierenden **Blutungen** führen. Ist die Pleura infiltriert, resultieren eine **Pleuritis** und **Pleuraergüsse.** Bei großen Lymphknotenmetastasen im Mediastinum kann es zu einer oberen Einflussstauung kommen. Manchmal macht der Lungentumor erst durch seine Fernmetastasen auf sich aufmerksam, z. B. durch eine neurologische Klinik bei Gehirnmetastasen. Speziell bei den kleinzelligen Karzinomen, die enge Verwandtschaft zu neuroendokrinen Tumoren zeigen, können **paraneoplastische Syndrome** auftreten wie z. B ein Cushing-Syndrom durch ektope ACTH-Produktion.

FRAGE
Welche Primärtumoren metastasieren bevorzugt in die Lunge?

Antwort Vor allem Karzinome aus den abdominal lokalisierten Organen metastasieren gerne in die Lunge, wie z. B. kolorektale Karzinome, Nierenzell-, Magen- und Pankreaskarzinome. Aber auch Mammakarzinome, Melanome, Sarkome und Keimzelltumoren siedeln sich in der Lunge ab.

10 % aller Lungentumoren sind Metastasen.

MERKE

7.3 Pleura

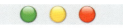

FRAGE
Ein **Pleuraerguss** ist eine häufige Begleiterscheinung bei verschiedenen Erkrankungen. Welche Arten des Pleuraergusses unterscheidet man? Zählen Sie bitte einige Ursachen eines Pleuraergusses auf.

Antwort Je nach Zusammensetzung des Ergusses werden unterschieden:
- **Transsudat:** Gesamteiweiß < 30 g/l, z. B. bei Herzinsuffizienz, Leberzirrhose, nephrotischem Syndrom
- **Exsudat:** Gesamteiweiß > 30 g/l, z. B. bei Entzündungen, malignem Pleuraerguss
- **Hämatothorax**
- **Chylothorax:** Läsionen des Ductus thoracicus

Als Ursachen eines Pleuraergusses kommen in Betracht:
- **maligne Erkrankungen:** Bronchialkarzinom, Metastasen, Lymphome
- **infektiöse Ursachen:** Tuberkulose, Pneumonie, iatrogen nach Pleurapunktion
- **kardial bedingt:** Linksherzinsuffizienz
- **verminderter kolloidosmotischer Druck:** Leberzirrhose, nephrotisches Syndrom
- **rheumatische Erkrankungen:** systemischer Lupus erythematosus, rheumatoide Arthritis

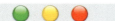

FRAGE
Der maligne Tumor der Pleura ist das Pleuramesotheliom. Welche Ursache wird für die Entwicklung des Tumors verantwortlich gemacht und welches Bild zeigt der Tumor makroskopisch?

Antwort Die jahrelange Exposition mit Asbestfasern verursacht das Pleuramesotheliom, das bei beruflich exponierten Personen als Berufserkrankung anerkannt wird. Der Tumor wächst diffus oder multifokal an der Pleura entlang um die ganze Lunge, zeigt weißliche Verdickungen und kann benachbarte Strukturen wie Perikard und Zwerchfell infiltrieren. Histologisch sieht man Zellnester oder parallele Reihen von dichtem Bindegewebe. Die Prognose des Pleuramesothelioms ist sehr schlecht. Die mittlere Überlebenszeit beträgt lediglich 9 Monate.

KAPITEL 8

Kardiovaskuläres System

8.1 Herz

FRAGE
Bei einem von 100 Neugeborenen tritt ein angeborener Herzfehler auf. Nennen Sie mir bitte die häufigsten angeborenen Herzfehler. Teilen Sie diese nach klinisch-pathophysiologischen Gesichtspunkten ein.

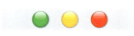

Antwort Die acht häufigsten angeborenen Herzfehler machen ca. 85 % der auftretenden Herzfehler aus. Es lassen sich nach klinischen Gesichtspunkten zwei Gruppen unterscheiden:
- Bei den **zyanotischen** Vitien (lat. vitium = Fehler) kommt es aufgrund eines Flusses des venösen sauerstoffarmen Blutes in den großen Kreislauf zu einer von Beginn an bestehenden zentralen Zyanose.
- Im Gegensatz dazu treten bei den **azyanotischen** Vitien erst unter Belastungsbedingungen Dyspnoe und eine periphere Zyanose auf.

Die angeborenen Herzfehler lassen sich wie folgt unterteilen (➤ Tab. 8.1):

PLUS Die häufigsten **Ursachen für angeborene Herzfehler** sind chromosomale Aberrationen (z. B. Trisomie 21), Pharmaka, Alkohol, Infektionen (z. B. Röteln) oder Diabetes mellitus der Mutter.

Tab. 8.1 Angeborene Herzfehler

Azyanotische Vitien		Zyanotische Vitien
Obstruktive Fehlbildungen	Primärer Links-rechts-Shunt	Rechts-links-Shunt
Pulmonalstenose (13 %)	Ventrikelseptumdefekt (20 %)	Fallot-Tetralogie (14 %)
Aortenisthmusstenose (7 %)	Vorhofseptumdefekt (10 %)	Transposition der großen Gefäße (5 %)
Aortenstenose (6 %)	Persistierender Ductus arteriosus Botalli (10 %)	

FRAGE
Die obstruktiven Vitien gehen primär mit einer Widerstandsbelastung einher. Gehen wir näher auf die Aortenisthmusstenose ein. Erläutern Sie den Begriff und gehen Sie dabei auch auf die klinischen Folgen ein.

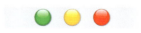

Antwort Der Aortenisthmus ist die physiologische Enge zwischen dem Abgang der linken **A. subclavia** und der Mündung des **Ductus Botalli.** Eine Stenose dieser Region entsteht durch postnatal schrumpfendes Ductusgewebe im Bereich der Aortenwand und wird als Aortenisthmusstenose oder Coarctatio aortae bezeichnet. In 75 % der Fälle befindet sich die Stenose **postduktal,** etwas distal des Abgangs der linken A. subclavia (➤ Abb. 8.1). Diese

PLUS Bei den **Rechts-links-Shunts** kommt es zu einem Blutfluss von der venösen Seite in die arterielle Seite des Kreislaufs. Daraus resultiert eine große Minderversorgung des Körpers mit Sauerstoff. Bei den **Links-rechts-Shunts** fließt ein Teil des arteriellen sauerstoffaufgesättigten Blutes zur venösen Seite.

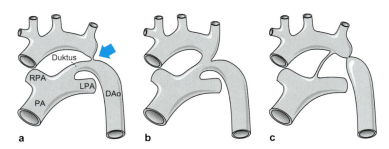

Abb. 8.1 Präduktale (a), juxtaduktale (b) und postduktale (c) Isthmusstenose [L106]

Form ist häufig mit einer bikuspiden Aortenklappe assoziiert. Es bilden sich Kollateralkreisläufe via Interkostalarterien aus, die zu **Rippenusuren** führen und im Röntgenbild sichtbar sind. Wegen des erhöhten Widerstands durch die Stenose muss die linke Kammer einen höheren Druck aufbauen, was zu einer konzentrischen Hypertrophie führt.

Klinisch zeigt sich eine **Blutdruckdifferenz** zwischen oberer und unterer Körperhälfte. Durch die großen Blutdruckschwankungen in der oberen Körperhälfte kommt es zu Kopfschmerzen, Nasenbluten und Schwindel. Der niedrige Blutdruck in der unteren Körperhälfte führt zu Claudicatio intermittens mit kalten Füßen.

In 25 % befindet sich die Stenose **präduktal.** Diese Form ist häufig mit einem persistierenden Ductus Botalli und Ventrikelseptumdefekten assoziiert und manifestiert sich meist im 1. Lebensjahr mit gravierenden Symptomen wie Rechtsherzversagen und Schock. Durch den verminderten Blutfluss über die Aorta ascendens kommt es zur Hypoplasie des Aortenbogens. Die obere Körperhälfte wird durch das linke Herz, und die untere Körperhälfte über den noch geöffneten Ductus Botalli versorgt. Durch diesen Rechts-links-Shunt erhält die untere Körperhälfte sauerstoffarmes Blut, da der Ductus Botalli Blut aus dem rechten Herzen führt. Die untere Körperhälfte ist zyanotisch und entwicklungsverzögert.

FRAGE
Kommen wir zu den **Links-rechts-Shunt-Vitien.** Was versteht man unter der **Eisenmenger-Reaktion?**

Antwort Bei einem Links-rechts-Shunt besteht primär eine Volumenbelastung des rechten Herzens. Es entsteht eine **pulmonale Hypertonie** mit druckabhängiger pulmonaler Vaskulopathie. Der Lungengefäßwiderstand steigt dadurch noch stärker an. Dieser Anstieg ist irreversibel. Übersteigt der Druck im rechten Ventrikel den Druck im linken Ventrikel, kommt es zu einer **Shuntumkehr.** Dadurch fließt ungesättigtes Blut unter Umgehung des Lungenkreislaufs über den Septumdefekt in den großen Kreislauf. Aus dem primär azyanotischen Herzfehler wird ein zyanotischer Herzfehler. Man nennt diesen Vorgang Eisenmenger-Reaktion. Die **morphologischen Veränderungen** der Lunge lassen sich dabei nach Heath und Edwards in **sechs Grade** einteilen:

- Grad 1: Media-Hypertrophie der Pulmonalarterien (reversibel)
- Grad 2: + Intima-Proliferation (reversibel)
- Grad 3: + erste Gefäßverschlüsse (partiell reversibel)
- Grad 4: + angiomatöse Veränderungen und Dilatationen (irreversibel)
- Grad 5: Gefäßwandatrophie (irreversibel)
- Grad 6: + nekrotisierende Arteriitis (irreversibel)

FRAGE
Der **Vorhofseptumdefekt** (Atriumseptumdefekt, **ASD**) ist einer der häufigsten Vitien. Man geht davon aus, dass 10 % aller Erwachsenen ein offenes **Foramen ovale** besitzen. Dieses wirkt sich funktionell in den meisten Fällen nicht aus, kann jedoch im Rahmen einer **paradoxen Embolie** von Bedeutung sein. Man unterscheidet den **ASD II** und den **ASD I.** Erläutern Sie den Unterschied.

Antwort Je nach Lokalisation und betroffenem Septum unterscheidet man zwei Arten des Vorhofseptumdefekts (➤ Abb. 8.2). Der ASD I oder **Ostium-primum-Defekt** ist seltener als der ASD II und befindet sich tiefliegend am Septum unmittelbar über dem Ansatz der AV-Klappen. Er ist oft kombiniert mit einem kompletten **Endokardkissendefekt** (partieller oder kompletter AV-Kanal) und deshalb hämodynamisch meist gravierender. Der ASD II oder **Ostium-secundum-Defekt** ist der weitaus häufigere Fehler und befindet sich im Bereich des zentralen Vorhofseptums. Hierzu gehört auch das bereits von Ihnen erwähnte offene Foramen ovale. Aufgrund des kleinen Druckgradienten zwischen linkem und rechtem Vorhof ist das Shuntvolumen meist gering und klinisch kaum relevant.

FRAGE
Der häufigste Herzfehler ist der **Ventrikelseptumdefekt (VSD)**. Welche Partie des Ventrikelseptums ist meistens betroffen?

Antwort In 80 % der Fälle liegt der Defekt im Bereich des **Septum membranaceum.** Dieses ist im Ausflusstrakt des linken Ventrikels direkt unterhalb der Aortenklappe lokalisiert. Dieser VSD wird auch als perimembranöser Defekt bezeichnet. Viel seltener sind VSD im muskulären Bereich des Ventrikelseptums.

FRAGE
Wie gestaltet sich der Verlauf bzw. die Therapie eines VSD?

Antwort 25–40 % der kleinen VSD verschließen sich spontan. Bei mittelgroßen bis großen VSD wird ein operativer Verschluss angestrebt. Ist jedoch eine Shuntumkehr eingetreten, bleibt nur noch eine Herz-Lungen-Transplantation, da die Lungenstrombahn irreversibel geschädigt ist.

FRAGE
Welches Vitium verursacht auskultatorisch ein **„Maschinengeräusch"** mit Punctum maximum im 2. ICR links?

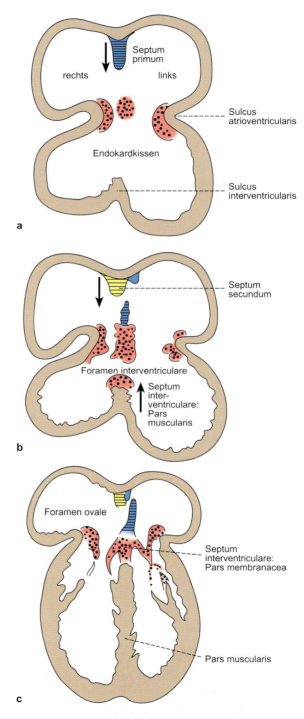

Abb. 8.2 Bildung der intramyokardialen Septen [L106]

Antwort Der **persistierende Ductus arteriosus Botalli** (PDA) verursacht dieses systolisch-diastolische Geräusch. Es handelt sich um einen Kurzschluss zwischen der Pulmonalis und der Aorta, der sich normalerweise binnen 24 Stunden postpartal verschließt. Es resultiert ein Links-rechts-Shunt.

PLUS Verschließt sich der Ductus Botalli nicht spontan, kann pharmakologisch (Prostaglandinsynthesehemmer), interventionell (Katheterverfahren) oder operativ vorgegangen werden.

FRAGE
Lassen Sie uns nun auf die zyanotischen Herzfehler zu sprechen kommen. Welche anatomisch-pathologischen Veränderungen umfasst die **Fallot-Tetralogie?**

Antwort Bei einer Fallot-Tetralogie liegen folgende vier Veränderungen vor:
- Ventrikelseptumdefekt
- Pulmonalstenose
- über dem VSD **reitende Aorta** (Dextroposition der Aorta)
- Rechtsherzhypertrophie

Die Fallot-Tetralogie ist der häufigste zyanotische Herzfehler. Klinisch auffällig ist eine anfängliche **Belastungszyanose**, die später zu einer Ruhezyanose wird. Es können **hypoxämische Anfälle** mit Synkopen auftreten. Klassisch ist die Einnahme einer **Hockstellung** durch den Patienten, um durch eine systemische Widerstandserhöhung die Lungenperfusion zu erhöhen. Dadurch steigt die Sauerstoffsättigung.

FRAGE
Welche Veränderung muss bei einer kompletten **Transposition der großen Arterien** zusätzlich vorliegen, damit dieser schwere Herzfehler überlebt werden kann?

Antwort Bei der Transposition der großen Arterien (TGA) entspringt die A. pulmonalis aus dem linken Ventrikel und die Aorta aus dem rechten Ventrikel. Die beiden Kreisläufe sind folglich parallel geschaltet. Das Blut strömt mit Sauerstoff aufgesättigt von der Lunge via linken Vorhof in die linke Kammer und von dort über die Pulmonalarterie wieder in die Lunge. Genauso zirkuliert das Blut aus dem großen Kreislauf, ohne mit Sauerstoff aufgesättigt zu werden. Ein solcher Herzfehler kann nur überlebt werden, wenn gleichzeitig eine Verbindung zwischen Lungen- und Körperkreislauf besteht, um einen Austausch von oxygeniertem Blut zu ermöglichen. Dies kann ein **VSD,** ein **ASD** oder ein **offener Ductus Botalli** sein.

FRAGE
Welche Formen der **Endokarditis** kennen Sie?

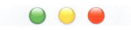

Antwort Entzündungen des Endokards können aufgrund nicht infektiöser und infektiöser Ursachen entstehen.
Zu den **nicht infektiösen** Endokarditiden zählen:
- Endocarditis verrucosa rheumatica
- Endocarditis thrombotica (warzenförmige Ablagerungen, Auftreten bei malignen Neoplasien, Marasmus, Schock)

- Endokarditis Libman-Sacks (kardiale Manifestation des systemischen Lupus erythematodes)
- Endocarditis parietalis fibroplastica Löffler

Zu den **infektiösen** (bakteriellen) Endokarditiden zählen:
- akute Endokarditis
- subakute Endokarditis oder Endocarditis lenta

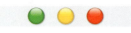

FRAGE
Die **Endocarditis verrucosa rheumatica** wird durch A-Streptokokken verursacht. Warum zählt sie trotzdem nicht zu den infektiösen Endokarditiden?

Antwort Beim **rheumatischen Fieber** handelt es sich nicht um eine direkte Entzündung durch Streptokokken, sondern um eine infektinduzierte Autoimmunerkrankung, die sich an Herz, Gelenken, Haut, ZNS und Subkutangewebe manifestieren kann. Sie wird dadurch verursacht, dass das M-**Protein** der β-**hämolysierenden A-Streptokokken** eine **Kreuzreaktivität** mit sarkolemmalen Antigenen aufweist. Es finden sich **Antikörper** u. a. an Myokard und Endokard. Histologisch erkennt man Aschoff-Knötchen, eine fibrinoide Nekrose umgeben von Lymphozyten, großen basophilen Histiozyten (sog. Anitschkow-Zellen) und mehrkernigen Riesenzellen (sog. Aschoff-Zellen).

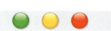

FRAGE
Bei den Endokarditiden sind primär meist die Herzklappen betroffen. Welche **Klappen** sind bei der Endocarditis verrucosa rheumatica besonders befallen? Beschreiben Sie deren Morphologie und welche Folgen sich daraus ergeben.

Antwort Zu 80 % liegt ein Befall der Mitralklappe vor, in 20 % der Fälle ist die Aortenklappe betroffen. In der **exsudativen** Frühphase kommt es zur Ulzeration des Endokards, v. a. am Klappenschließungsrand mit Ablagerung von Thromben. Das Bild entspricht einer verrukösen Endokarditis. In der **proliferativen** Phase bilden sich v. a. um Gefäße **Aschoff-Knötchen** im Myokard. Nach Abklingen der entzündichen Reaktion bildet sich Granulations- und Narbengewebe. Es kommt zu einer Verkürzung und/oder Verwachsung der Klappenanteile, die zur Stenose oder Insuffizienz der betroffenen Klappe führen.

FRAGE
Nicht bei allen Endokarditiden steht der Befall der Klappen im Vordergrund. Welche Endokarditis spielt sich v. a. im **parietalen Endokard** ab?

Antwort Die **Endocarditis fibroplastica Löffler** befällt bevorzugt das parietale Endokard im Spitzenbereich beider Ventrikel. Zusätzlich ist auch das Myokard betroffen. Da eine Infiltration der Wandschichten durch eosinophile Granulozyten zu finden ist, geht man von einer allergischen Genese aus. Die Erkrankung führt zu einer Fibrosierung des Endo- und Myokards mit restriktiver Kardiomyopathie.

FRAGE
Welche Erkrankung könnte die in ➤ Abb. 8.3 zu sehenden Veränderungen verursacht haben?

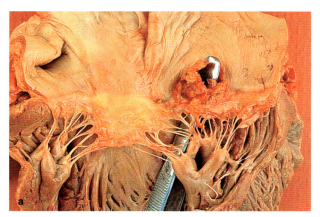

Abb. 8.3a [R285]

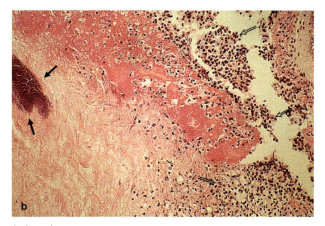

Abb. 8.3b [R285]

Antwort Im makroskopischen Bild erkennt man auf der eröffneten Mitralklappe thrombotische Auflagerungen, die zu einer Destruktion der Klappe geführt haben. Im zugehörigen Histo-Bild sieht man einen Bakterienrasen (Pfeile), Fibringerinnsel und viele neutrophile Granulozyten (Doppelpfeile) als Zeichen einer akuten Entzündung. Es handelt sich hier um eine Endocarditis ulceropolyposa, verursacht durch eine akute bakterielle Infizierung des Endokards.

FRAGE
Erklären Sie den **Pathomechanismus** der Entwicklung einer **akuten bakteriellen Endokarditis**.

Antwort Prädisponierender Faktor für die Entwicklung einer akuten Endokarditis ist eine **Vorschädigung der Herzklappe,** sei es durch rheumatisches Fieber, angeborene Vitien, altersbedingte Klappenschäden, künstlichen Klappenersatz oder Läsionen durch Katheter. Durch eine **transitorische Bakteriämie** siedeln sich Bakterien, die unter normalen Bedingungen schnell aus dem Blut eliminiert werden, an der geschädigten Klappe ab. Das Eindringen von Bakterien in die Blutbahn kann durch alle invasiven klinischen Maßnahmen (z. B. Venenkatheter, Schrittmacher), eine Zahnbehandlung, Eingriffe am Respirations-, Gastrointestinal- und Urogenitaltrakt oder eine bakterielle Organinfektion auftreten. Ein besonders **erhöhtes Risiko** besteht neben dem vorbestehenden Klappenschaden bei Diabetes mellitus, Verbrennung, Immundefizit, Leberzirrhose, Alkoholabusus und „Fixern". Bei Letzteren kommt es durch verunreinigte Nadeln gehäuft zu Schädigung der Klappen des rechten Herzens.

Die Bakterienvegetationen an den Klappen führen zu einer weiteren Destruktion mit **Ulzerationen** und **gelb-braunen Vegetationen,** was sich in der Bezeichnung „ulceropolyposa" widerspiegelt. Diese Bakterienansiedlungen können als **Streuherd** für bakterielle Emboli im gesamten Körper fungieren. Mögliche Folgen sind septischer Schock, embolische Herdenzephalitis, Nieren- und Milzinfarkte, Mikroembolien an der Haut mit Petechien, subungualen Blutungen und **Osler-Knötchen.** Osler-Knötchen sind purpurrote, leicht erhabene Hauteffloreszenzen an Finger- und Zehenkuppen.

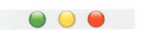

FRAGE
Im Gegensatz zur akuten Endokarditis, die eine bedrohliche Erkrankung darstellt, verläuft die **subakute Endokarditis** milder und weniger fulminant. Welcher Erreger ist in den meisten Fällen der Verursacher der Endocarditis lenta?

Antwort In 60 % der Fälle können **Streptokokken** wie *Streptococcus viridans* als Verursacher der subakuten Endokarditis ausgemacht werden. Weitaus seltener sind Infektionen mit Staphylokokken oder Enterokokken.

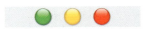

FRAGE
Beschreiben Sie die kausale Pathogenese bei der **kardialen Überlastungshypertrophie.**

Antwort Kommt es bei angeborenen Herzfehlbildungen, erworbenen Herzklappenerkrankungen oder einer arteriellen Hypertonie zu einer Druck- und/oder Volumenbelastung des Herzens, so muss der Herzmuskel einen erhöhten Widerstand, bzw. ein erhöhtes Volumen bewältigen. Die Kardiomyozyten reagieren auf die erhöhte Herzleistung mit einer Anpassungsreaktion, die in einer Herzhypertrophie resultiert.

MERKE Die Herzhypertrophie erreicht bei einem Gewicht von **500 g** eine kritische Größe, bei der es zu einer Anpassungsreaktion mit Leistungsminderung bei klinisch manifester Herzinsuffizienz kommt.

8.1 Herz

FRAGE
Man kann formal eine konzentrische und eine exzentrische Myokardhypertrophie unterscheiden. Wie kommen diese Anpassungsreaktionen der Kardiomyozyten zustande?

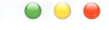

Antwort Eine chronische Druckbelastung führt zu einer anhaltend erhöhten systolischen Wandspannung. Das ist die Kraft, die pro einer bestimmten Myokardfläche wirkt. Diese Spannungszunahme bewirkt in den Myozyten die Bildung neuer Myofibrillen in paralleler Anordnung. Dies führt zu Wanddickenzunahme ohne Ventrikelvolumenzunahme und somit zu einer **konzentrischen Herzhypertrophie**.

Im Gegensatz dazu bewirkt eine chronische Volumenbelastung eine diastolische Wandspannungszunahme. Dies führt durch Synthese neuer Sarkomere zu einer Verlängerung des kontraktilen Apparats. Es resultiert eine Wanddickenzunahme mit Ventrikelvolumenzunahme und somit kommt es zu einer **exzentrischen Herzhypertrophie**.

FRAGE
Bei der koronaren Herzkrankheit liegt eine **relative** bzw. beim Myokardinfarkt eine **absolute Koronarinsuffizienz** vor. Definieren Sie den Begriff der Koronarinsuffizienz.

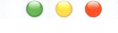

Antwort Eine Koronarinsuffizienz liegt vor, wenn die Herzkranzgefäße nicht mehr in der Lage sind, die Blut- bzw. Sauerstoffversorgung zu gewährleisten, die zur Versorgung des Herzmuskels nötig ist.

FRAGE
Was sind die Ursachen für eine **koronare Insuffizienz?**

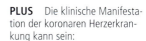

Antwort In den allermeisten Fällen (ca. **90 %**) ist die Ursache für eine Koronarinsuffizienz die **Atherosklerose** der großen extramuralen Koronararterien. Seltene Ursachen können **Koronarspasmen** (= Prinzmetal-Angina), **Vaskulitiden, Dissektion** von Arterienwänden oder verschleppte **Endokarditiden** sein.

Weitere Ursachen für eine Koronarinsuffizienz können sein: **Aortenklappeninsuffizienz** bzw. -stenose, ein starker **Blutdruckabfall, verminderter O_2-Gehalt** des Blutes (z. B. bei einer Anämie oder einer Ventilationsstörung), **vermehrter O_2-Bedarf** des Herzens (z. B. bei körperlicher Anstrengung, Tachykardie, Hypertrophie des Herzens) und eine arterielle **Hypertonie** (vermehrte Druckarbeit). Diese Faktoren verstärken auch eine Koronarinsuffizienz, die durch Atherosklerose bedingt ist.

PLUS Die klinische Manifestation der koronaren Herzerkrankung kann sein:
- Angina pectoris
- Herzinfarkt
- Linksherzinsuffizienz
- Herzrhythmusstörungen
- plötzlicher Herztod infolge Kammerflimmerns

FRAGE
Die koronare Herzkrankheit ist die Manifestation der Atherosklerose in den Herzkranzarterien. Zählen Sie die **Risikofaktoren der Arteriosklerose** nach der Framingham-Studie auf.

PLUS Die Risikofaktoren Fettstoffwechselstörung, Stammfettsucht, Bluthochdruck und Diabetes mellitus (Insulinresistenz und Hyperinsulinismus) werden als **metabolisches Syndrom** bezeichnet.

PLUS Bei einigen Patienten wurden in den atherosklerotischen Plaques entzündliche Infiltrate, v. a. aus T-Lymphozyten gefunden. In diesen Läsionen ließen sich molekularbiologisch Viren (Epstein-Barr-, Herpes-simplex-, Zytomegalievirus) und Chlamydien nachweisen. Ob eine infektiöse Komponente bei der Entstehung von atherosklerotischen Plaques eine Rolle spielt, wird derzeit intensiv untersucht.

Antwort Die Risikofaktoren der Arteriosklerose lassen sich unterteilen in:
Unbeeinflussbare Risikofaktoren:
- familiäre Disposition
- Lebensalter
- männliches Geschlecht

Beeinflussbare Risikofaktoren:
- **1. Ordnung** (sehr wichtig)
  – Fettstoffwechselstörungen: LDL-Cholesterin erhöht, HDL-Cholesterin erniedrigt, Triglyzeride erhöht
  – arterielle Hypertonie
  – Diabetes mellitus
  – Nikotinabusus
- **2. Ordnung**
  – Lipoprotein (a) erhöht
  – Hyperfibrinogenämie
  – Hyperhomocysteinämie
  – Antiphospholipid-AK
  – genetisch bedingte t-PA-Defekte
  – Bewegungsmangel
  – psychosoziale Risikofaktoren: negativer Stress, niedriger sozialer Status

FRAGE
Zur Abschätzung des Schweregrads ist es von Bedeutung, die Zahl der Koronargefäße mit kritisch stenosierenden Läsionen und deren Lumeneinengung zu definieren. Nennen Sie mir die **vier wichtigsten Koronargefäße** und deren **Versorgungsgebiete** beim Normalversorgertyp (80 %).

Antwort Aus dem Aortenabgang entspringen die rechte und die linke Koronararterie. Die **rechte Koronararterie** (RCA) versorgt den rechten Ventrikel und die diaphragmale Hinterwand. Die **linke Koronararterie** (LCA) versorgt die Vorderwand des linken Ventrikels und den größten Teil des Kammerseptums. Die LCA zweigt sich in **Ramus interventricularis anterior** (RIVA) und **Ramus circumflexus** (RCX) auf. Betrachtet man RCA, RIVA und RCX, so unterteilt man die koronare Herzkrankheit in **1-, 2- und 3-Gefäßerkrankung.** Prädilektionsstellen für einen Verschluss eines Herzkranzgefäßes sind die Hauptstämme und deren Abgänge, da es dort am häufigsten zur Plaque-Ruptur eines durch Makroangiopathie entstandenen Atheroms kommt.

FRAGE
Können Sie mir etwas über die Schweregradeinteilung nach Stenosierungsausmaß des Koronargefäßes erzählen?

Antwort Man unterteilt in vier Schweregrade:
- **Grad I:** 25–49 %
- **Grad II:** 50–74 % (signifikante Stenose)
- **Grad III:** 75–99 % (kritische Stenose)
- **Grad IV:** 100 % (kompletter Verschluss)

FRAGE
Wie imponiert ein **Myokard morphologisch** bei Vorliegen einer koronaren Herzerkrankung?

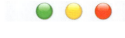

Antwort Man sieht auf dem Myokard eine gelbe Streifung, hauptsächlich im Bereich der Papillarmuskeln. Diese Erscheinung wird auch als **„Tigerherz"** bezeichnet. Verursacht wird diese Streifung durch eine intrazelluläre Verfettung der Herzmuskelfasern. Bei einer rezidivierenden Koronarinsuffizienz entwickeln sich disseminierte kleine Nekrosen, die von Makrophagen abgetragen und durch Bindegewebe ersetzt werden. Diese Myokardfibrosierung kann bis zur dilatativen Kardiomyopathie führen. Zusätzlich bilden sich zahlreiche kleine Kollateralgefäße aus.

FRAGE
Was beschreibt der Begriff der **„letzten Wiese"**?

Antwort Die Blutversorgung des Herzens erfolgt von außen nach innen. Kommt es zu rezidivierenden Koronarinsuffizienzen mit Ischämie und Untergang von Myokardiozyten, so findet man diese zuerst subendokardial, zumeist in der linken Kammer und den Papillarmuskeln. Man spricht dann von einem Innenschichtinfarkt.

FRAGE
Kann man bei einem **plötzlichen Herztod** die **morphologischen Zeichen** eines frischen Herzinfarkts sehen?

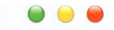

Antwort Der plötzliche Herztod ist meist die Folge einer durch Ischämie verursachten Herzrhythmusstörung und nicht primär eines Herzinfarkts. So findet man meist organisierte Thromben und zahlreiche Mikroembolien. Zeichen eines Herzinfarkts lassen sich nicht erkennen. Zudem erfolgen die sichtbaren **Umbaumaßnahmen** nach einem Infarkt **nur am lebenden Herz.**

FRAGE
Nun ist ein **akuter Myokardinfarkt** eingetreten. Dieser durchläuft unterschiedliche morphologische Stadien. Beschreiben Sie den zeitlichen Ablauf der Herzinfarktstadien und deren morphologisches Bild.

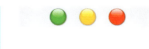

Antwort Die Stadien des Myokardinfarkts lassen sich in fünf Phasen unterteilen (➢ Tab. 8.2).

FRAGE
Das klassische Erscheinungsbild des Herzinfarkts ist der **transmurale Myokardinfarkt,** bei dem alle drei Wandschichten betroffen sind, in 90 % der Fälle aufgrund einer Plaqueruptur mit aufgesetztem verschließendem Koronarthrombus. Der pathogenetische **Schädigungsmechanismus** ist komplex. Versuchen Sie ihn zu skizzieren und

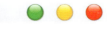

Tab. 8.2 Die morphologischen Stadien des Herzinfarkts

Zeit	Makroskopisch	Mikroskopisch
frühe Phase	Gefäßverschluss, Herzdilatation	Zellödem des Sarkoplasmas, Querstreifung des Myokards vergröbert (sog. Kontraktionsbänder)
nach 6 h	Abblassung des Infarktgebietes	intensive Eosinfärbung des Zytoplasmas der Kardiomyozyten
nach 12 h	lehmfarbene Nekrose, hyperämischer Randsaum	eingewanderte Entzündungszellen, Koagulationsnekrosen
ab 4. Tag	lehmgelbe Nekrose, rotes Granulationsgewebe	Granulationsgewebe
nach 6 Wochen	weiße Schwiele	Fibrose

gehen Sie dabei insbesondere auf biochemische Mechanismen bei der primären Schädigung sowie beim sekundär auftretenden Reperfusionsschaden ein.

Antwort Durch den verminderten Blutfluss im Koronargefäß wird der Energiestoffwechsel von der aeroben auf die anaerobe Glykolyse umgestellt. Der mangelhafte Spüleffekt verhindert den Abtransport der sich dabei bildenden Stoffwechselprodukte, was als „trübe Schwellung" morphologisch imponiert. Durch den enstehenden ATP-Mangel funktionieren die Ionenpumpen nicht mehr, es kommt zur Ionenverschiebung mit Kalziumeinstrom und Kaliumausstrom und damit zur Beinträchtigung der Kardiomyozytenfunktion, also zum Stillstand der Herzarbeit. Die Membranophospholipase wird aktiviert und bewirkt eine Durchlöcherung der Zellmembran mit Austritt intrazytoplasmatischer Enzyme wie CK, LDH und Troponin I und T. Zusätzlich aktiviert die Membranophospholipase Entzündungsmediatoren, die bei der Entstehung des Reperfusionsschadens eine zusätzliche Rolle spielen.

In der **Frühphase** des Myokardinfarkts kommt es durch Apoptose zu Schäden in den perinekrotischen Zonen, sodass das Infarktareal nicht scharf begrenzt erscheint.

Der **Reperfusionsschaden** tritt bei Wiederdurchblutung betroffener Infarktareale auf. Dieser ist durch Mitbeschädigung der Gefäßendothelien erklärbar. Diese können nur noch wenig Stickstoffmonoxid und Prostazyklin bilden, toxische Sauerstoffmetabolite werden gebildet und aus all dem resultiert eine Behinderung der Mikrozirkulation, die zu weiterer Schädigung führt.

Zudem kann durch den reduzierten Blutfluss ein stromaufwärts gelegener Stagnationsthrombus entstehen, was zu einem **„Appositionsinfarkt"** führt. Oder es entsteht durch die allgemeine arterielle Hypotonie, die in bereits stenosierten anderen Gefäßabschnitten zu vermindertem Perfusionsdruck geführt hat, ein Infarktrezidiv.

FRAGE

Welche **Seite** des Herzens ist in den meisten Fällen von einem Infarkt betroffen?

Antwort Meist ist die **linke Kammer** von einem Infarkt betroffen. Isolierte Rechtsherzinfarkte sind extrem selten (➤ Abb. 8.4).

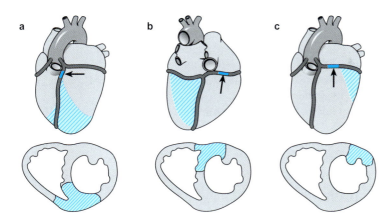

Abb. 8.4 Lokalisation des Myokardinfarkts [L112]
a) Vorderwandinfarkt bei Verschluss des Ramus interventricularis anterior (RIVA)
b) Hinterwandinfarkt bei Verschluss der A. coronaria dextra
c) Seitenwand- oder Kanteninfarkt bei Verschluss des Ramus circumflexus (RCX) der A. coronaria sinistra

> **FRAGE**
> Oft entscheidend für die Prognose und die Therapie sind die bei einem Herzinfarkt auftretenden Komplikationen. Zählen Sie die möglichen Komplikationen auf, die infolge eines Myokardinfarkts auftreten können.

Antwort Die auftretenden Komplikationen bei einem Herzinfarkt sind:
- **Linksherzinsuffizienz** und **kardiogener Schock**: Bei Infarzierung von über 40 % Muskelgewebe der linken Kammer kommt es zum kardiogenen Schock, der mit einer hohen Letalität von 90 % verbunden ist.
- **Rhythmusstörungen:** Treten bei fast 90 % der Infarktpatienten auf. Oft in einer frühen Phase.
- **Pericarditis epistenocardica:** In 30 % der Infarkte liegt eine entzündliche Beteiligung des Herzbeutels vor. Auskultatorisch ist ein Reibegeräusch hörbar. Die Organisation der fibrinösen Perikarditis kann zu Verwachsungen von Epi- und Perikard führen und somit zu einer Obliteration des Herzbeutels.
- **Herzwandruptur:** Kritische Phase ist der 3.–10. Tag nach Infarktbeginn. Zur Ruptur kommt es aufgrund der Nekroseabräumung. Die Herzwandruptur führt durch Herzbeuteltamponade zum Tod des Patienten.
- **Endokardthrombose:** Abscheidungsthromben können zu arteriellen Thrombembolien führen.
- **Herzwandaneurysma:** Im Narbengewebe entstehen Aussackungen des Myokards. Diese begünstigen die Entstehung von Thromben und werden deshalb meist operativ versorgt.
- **Papillarmuskelabriss:** Folge ist eine akute Mitralinsuffizienz mit akuter Linksherzinsuffizienz.

FRAGE
Die WHO und die ISFC-Task-Force führten 1995 eine neue Klassifikation der **Kardiomyopathien** ein. Kennen Sie diese Klassifikation?

Antwort Allgemein werden alle Erkrankungen des Herzmuskels, die mit einer kardialen Funktionsstörung einhergehen, als Kardiomyopathie (CM) bezeichnet. Folgende Formen werden unterschieden:
- **dilatative Kardiomyopathie** (DCM): systolische Dysfunktion der linken oder beider Herzkammern
- **hypertrophische Kardiomyopathie** mit und ohne Obstruktion (HCM): diastolische Dysfunktion (mangelnde Dehnbarkeit) des Herzmuskels
- **restriktive Kardiomyopathie** (RCM): Endomyokardfibrose; ebenfalls diastolische Dysfunktion
- **arrhythmogene rechtsventrikuläre Kardiomyopathie** (ARVCM): Verdünnung des rechtsventrikulären Myokards mit ventrikulären Tachykardien
- **nicht klassifizierbare Kardiomyopathien** (NKCM)

PLUS Bei der **hypertrophen Kardiomyopathie** unterscheidet man eine **obstruktive** (HOCM) von einer **nicht obstruktiven** (HNCM) Form. Bei der HOCM kommt es zu einer Einengung der ventrikulären Ausflussbahn. Meist ist das Septum oder die subvalvuläre Region unterhalb der Aortenklappe betroffen. Histologisch sieht man eine Störung in der regulären Anordnung der Myofibrillen. Die Ursache ist meist genetisch bedingt (autosomal-dominanter Erbgang)

FRAGE
Welche Ursachen für die Entwicklung einer **dilatativen Kardiomyopathie** sind Ihnen bekannt?

Antwort Ursachen für eine DCM sind zu **50 %** der Fälle unbekannt (**idiopathische** DCM), in **20 %** tritt eine **familiäre Häufung** auf, wobei unterschiedlichste Vererbungmuster und Gendefekte bekannt sind. Weitere Ursachen der DCM sind Myokarditis, die meist viral bedingt ist, ischämische Herzerkrankung, arterielle Hypertonie, Alkoholabusus, medikamentöse Nebenwirkungen, entzündliche, neuromuskuläre Erkrankungen oder Stoffwechsel- bzw. endokrine Erkrankungen.

FRAGE
Eine Entzündung des Herzmuskels kann vielfältige Ursachen haben. Erzählen Sie mir etwas zur Ätiologie der **Myokarditis.**

PLUS Eine häufige Form der durch Protozoen verursachten Myokarditis ist die **Chagas-Krankheit.** Sie kommt häufig in Lateinamerika vor und ist dort der Hauptverursacher einer dilatativen Kardiomyopathie. Es finden sich disseminierte Muskelnekrosen und eine fibrotische Zerstörung von Nervenzellen, woraus schwere Herzrhythmusstörungen resultieren.

Antwort Man kann infektiöse von nicht infektiösen Ursachen unterscheiden:
- Zu den Verursachern einer **infektiösen** Myokarditis zählen **Viren,** die für 50 % der Myokarditisfälle verantwortlich sind. Häufige Erreger sind Coxsackie-B-Viren. Natürlich kann eine Myokarditis auch **bakteriell** verursacht werden. Beispielsweise können im Rahmen einer septischen Erkrankung Staphylokokken, Enterokokken, Streptokokken u. a. in das Myokard eingeschwemmt werden und eine Entzündung verursachen. Bakterielle Myokarditiden verlaufen oft sehr schwer und haben eine hohe Letalität. Außerdem werden infektiöse Myokarditiden durch Pilze, Protozoen und Parasiten verursacht.

- Zu den **nicht infektiösen** Myokarditiden gehören die Myokarditiden bei der rheumatoiden Arthritis, bei Kollagenosen, bei Vaskulitiden, medikamentös verursachte, allergisch-hyperergische Myokarditiden und die idiopathische Myokarditis (z. B. Fiedler-Myokarditis).

FRAGE
Eine Klassifikation der Myokarditis erfolgt nach histologischen und immunhistologischen Kriterien, die 1987 in den sog. **Dallas-Kriterien** und 1998 in der **ISFC-Klassifikation** festgelegt wurden. Können Sie diese Klassifikationen kurz skizzieren?

Antwort Die Myokarditis klassifiziert sich wie folgt (➤ Tab. 8.3):

Tab. 8.3 Klassifikation der Myokarditis nach histologischen und immunhistologischen Kriterien

Diagnose	Konventionelle Histologie (Dallas-Kriterien 1987)	Immunhistologische Kriterien (ISFC-Klassifikation 1998)
1. Aktive/akute Myokarditis	fokale oder diffuse mononukleäre Entzündungsinfiltrate, Myozytolyse, interstitielles Ödem	Infiltrat mit monoklonalen Antikörpern, Immunglobulin- und Komplementfixation; liegt bei Fehlen einer zellulären Infiltration eine vermehrte Expression von HLA-Antigenen der Klasse I und II auf Myozyten und Endothel vor, so spricht dies für eine Entzündung
2. Fortbestehende Myokarditis	wie 1., jedoch in Folgebiopsie	
3. Abheilende Myokarditis	lymphozytäres Infiltrat mit/ohne Myozytolyse, kleine Narben	
4. Borderline Myokarditis	vereinzelt Lymphozyten ohne Myozytolyse	Grenzbefund bei 1–13 Lymphozyten/mm^2
5. Chronische Myokarditis, dilatative Kardiomyopathie mit Inflammation	kein einheitliches Bild	≥ 14 Lymphozyten und Makrophagen/mm^2, fakultativ: Nachweis von viraler RNA/DNA

FRAGE
Normalerweise enthält das Perikard bis zu 30 ml einer serösen Flüssigkeit, um den Reibungswiderstand bei der myokardialen Kontraktion zu vermindern. Dieser Flüssigkeitsgehalt kann jedoch pathologisch erhöht sein. Erklären Sie mir bitte, wie es zu einem Herzbeutelerguss kommen kann.

Antwort Je nach Art der Flüssigkeitsansammlung im Perikard unterscheidet man ein Hydroperikard von einem Hämatoperikard. Ein **Hydroperikard** entsteht durch nicht entzündliche Flüssigkeitsansammlung. Diese ist bernsteinfarben und weist einen geringen Eiweißgehalt auf. Ein Hydroperikard kann bei einer chronischen Herzinsuffizienz oder einer Hypalbuminämie auftreten.

Bei einem **Hämatoperikard** sammelt sich Blut im Herzbeutel. Ursachen dafür können die Ruptur eines Aortenaneurysmas, die Ruptur des Myokards im Rahmen eines transmuralen Herzinfarkts, Einrisse von Gefäßen und Myokard im Rahmen eines Thoraxtraumas, Blutbeimengungen bei Perikardkarzinose oder eine Perikarditis sein.

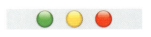

FRAGE
Welche klinisch-hämodynamischen Folgen können aus einem **Perikarderguss** resultieren?

Antwort Die hämodynamischen Folgen sind abhängig vom Ausmaß des Ergusses und der Schnelligkeit des Auftretens. Bei einem sich schnell entwickelnden Perikarderguss kommt es zur **Herzbeuteltamponade**. Diese verursacht eine Druckerhöhung im Herzbeutel, die die enddiastolische Füllung der Ventrikel beeinträchtigt. Die Auswurfleistung des Herzens reduziert sich und es resultiert schnell ein **kardialer Schock.** Nur die sofortige Perikardpunktion kann diesen Prozess rückgängig machen. Bei einem sich langsam ausbildenden Herzbeutelerguss hat das Perikard Zeit sich auszudehnen, sodass bis 1 l Flüssigkeit ohne hämodynamische Folgen toleriert werden kann.

FRAGE
Die **Ätiologie** der **Perikarditis** ist vielfältig. Geben Sie einige Beispiele.

PLUS Klinisch ist die Trennung zwischen Myokarditis und Perikarditis nicht immer möglich und sinnvoll. Deshalb spricht man bei Vorliegen der typischen Klinik meist von einer **Perimyokarditis.**

Antwort Wie bei fast allen Entzündungen lassen sich auch hier erregerbedingte von nicht erregerbedingten Perikarditiden unterscheiden. Zu den Erregern einer Perikarditis gehören **Viren,** v. a. Coxsackie-, Echo- und Adeno-Viren. Darüber hinaus können natürlich auch **Bakterien** wie Staphylokokken, Mykobakterien, Streptokokken, *E. coli, Haemophilus influenzae* und Pilze das Perikard infizieren.

Zu den nicht infektiösen Ursachen einer Perikarditis gehören **Stoffwechselerkrankungen** wie Urämie, Bindegewebserkrankungen wie rheumatoide Arthritis, oder systemischer Lupus erythematodes. Ebenso zu einer Entzündung des Herzbeutels führen kann ein **Myokardinfarkt,** eine **Myokarditis** oder **operative Eingriffe** mit Perikardiotomie.

FRAGE
Erzählen Sie mir etwas über die **Morphologie** der Perikarditis.

Antwort Die Morphologie der Perikarditis ist abhängig von der Ätiologie. Bei viraler, rheumatoider, tuberkulöser und durch Bindegewebserkrankungen verursachter Perikarditis liegt eine **seröse** oder **serofibrinöse Perikarditis** vor. Makroskopisch sieht man zottenartige Auflagerungen, bestehend aus gelblich weißen Fibrinfäden **(Cor villosum).** Histologisch ist diese Entzündung durch ein lymphozytäres, fibrinöses Exsudat gekennzeichnet.

Die Perikarditis infolge eines Herzinfarkts ist durch eine fibrinöse Perikarditis gekennzeichnet.

Die eitrige Perikarditis wird durch eine bakterielle Infektion verursacht und man erkennt ein gelblich grünliches rahmiges Exsudat mit vielen Granulozyten und Kapillareinsprossungen. Infolge der Organisation der Entzündung kann es zur fibrösen Verwachsung der Herzbeutelblätter kommen, was bis zu einer panzerartigen narbigen Verschwielung mit Verkalkung führen kann. Ein derartiges „Panzerherz" beeinträchtigt dann die hämodynamische Funktion des Herzens.

FRAGE
Äußerst selten treten **Herztumoren** auf. Sekundäre Herztumoren, d. h. Tumoren infolge Metastasierung sind häufiger als primäre Herztumoren. Kennen Sie den häufigsten primären Herztumor?

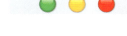

Antwort   Der häufigste primäre Herztumor ist das **Vorhofmyxom**. Frauen sind etwas häufiger betroffen als Männer. Es tritt meist zwischen dem 30. und 60. Lebensjahr auf. Im Ultraschall erscheint der Tumor wie ein organisierter Thrombus. Er sitzt gestielt auf dem Endokard des meist linken Vorhofs und setzt sich aus endokardialen Mesenchymzellen zusammen. Der Tumor muss in der Regel chirurgisch entfernt werden.

8.2 Arterien

FRAGE
Die **Atherosklerose** spielt eine herausragende Rolle in der medizinischen Praxis. Definieren Sie bitte Atherosklerose.

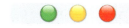

Antwort   Nach der Definition der WHO handelt es sich bei der Atherosklerose um eine variable Kombination von Veränderungen der Intima, bestehend aus einer herdförmigen Ansammlung von Fettsubstanzen, komplexen Kohlenhydraten, Blut und Blutbestandteilen, Bindegewebe und Kalziumablagerungen, verbunden mit Veränderungen der Arterienmedia.

FRAGE
Für die Pathogenese der Arteriosklerose existieren viele Theorien. Eine der am weitesten verbreiteten ist die der **„response-to-injury-hypothesis"**. Ihr liegt als zentraler Punkt eine primäre Endothelläsion zugrunde. Wissen Sie etwas über diese Hypothese?

Antwort   Wie Sie bereits erwähnten, beginnt der ganze Schädigungsprozess mit einer **Endothelläsion.** Wie es zu dieser kommt ist nicht eindeutig geklärt. Diskutiert werden Faktoren wie Hyperlipidämie, Hypertonie, Toxine, Viren und Immunreaktionen. Die Schädigung führt zu einer erhöhten Endothelpermeabilität. Dadurch können Lipoproteine, v. a. LDL, aus dem Blut in die Intima gelangen und werden dort oxidiert. Die Endothelzellen sezernieren Chemokine und steigern die Expression von Adhäsionsmolekülen auf ihrer Oberfläche, wodurch es zur Migration von Monozyten und T-Lymphozyten kommt. Durch Phagozytose der Lipoproteine entstehen **Schaumzellen.** Im Verlauf kommt es zum Untergang von Schaumzellen mit Freisetzung der hochoxidierten Lipide und Ansammlung von Debris in der Intima. Durch die Interaktion zwischen Makrophagen und T-Lymphozyten kommt es zur Ausschüttung von Interferon-γ, Wachstumsfaktoren und Interleukinen, was die entzündliche Reaktion weiterhin unterhält und zum anderen zur Einwanderung und Proliferation **glatter Muskelzellen** führt. Diese produzieren extrazelluläre Matrix, es resultieren **fibröse Plaques.** In dieser Phase ist die Atherosklerose bereits in einem irreversiblen Stadium.

Zu einer vulnerablen Plaque mit dünner fibröser Kappe kommt es durch Aktivierung von **Proteinasen,** die die extrazelluläre Matrix abbauen, wodurch die Gefahr der **Ulzeration** steigt. Lipidansammlung und Mediaproliferation schreiten weiter voran. Zusätzlich fallen Cholesterinkristalle aus und Kalksalze werden eingelagert. Bricht nun ein derartig geschädigtes Endothel ein, kommt es zum **akuten Gefäßverschluss.**

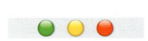

FRAGE
Aus Ihrer Erklärung gehen die verschiedenen Stadien der Entwicklung der Atherosklerose bereits hervor. Lassen Sie uns auf die **morphologischen Stadien** noch näher eingehen. Beschreiben Sie das Aussehen von Lipidflecken, fibrösen Plaques und komplexen Läsionen.

Antwort
- **Lipidflecken oder „fatty streaks":** In der Frühform der Atherosklerose entstehen sie durch die Ansammlung von Schaumzellen in der Intima. Diese Erscheinung ist prinzipiell reversibel und oft schon bei jungen Menschen zu sehen.
- **Fibröse Plaques:** Sie haben ihren Ursprung in der Proliferation glatter Muskelzellen und setzen sich zusammen aus Kollagen, Proteoglykanen und elastischen Fasern.
- **Komplexe Läsionen:** Atherome aus Zelldetritus, Lipiden, Cholesterinkristallen und Kalksalzen mit einer kollagenreichen fibrösen Kappe.

FRAGE
Zu welchen **klinischen Folgen** führt die Atherosklerose?

Antwort
Das Aufbrechen der fibrösen Plaques kann durch Ablösung und Verschleppung thrombotischen Materials zu akuten **Organinfarkten** wie z. B. einem Mesenterialinfarkt oder einem Nieren- und Milzinfarkt führen.

Die geschädigte Media neigt zur Wandschwäche mit der Ausbildung von **Aortenaneurysmen.**

Durch die Atherosklerose kleiner und mittelgroßer Arterien resultieren Lumeneinengungen mit ischämischen Folgen für Organe. So führt dies am

Herzen zur **Angina pectoris**, am Gehirn zur **transitorisch-ischämischen Attacke** (TIA), an der Niere zum **renalen Hypertonus,** an den Extremitäten zur **peripheren arteriellen Verschlusskrankheit** mit Nekrose und Gangrän, welche klinisch als **Claudicatio intermittens** imponiert.

Plaqueruptur oder Einblutung in das Atherom führen zu plötzlichem Verschluss des Gefäßes mit der Folge eines akuten Infarkts des betroffenen Organs (Herz, Gehirn, Niere etc.).

(Zu den Risikofaktoren der Atherosklerose ➤ Kap. 8.1)

FRAGE
Wie Sie erwähnten, ist eine Folge der Atherosklerose die Ausbildung von **Aneurysmen.** Versuchen Sie, eine Einteilung der verschiedenen Formen des Aneurysmas zu geben.

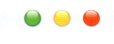

Antwort   Man kann bei den Aneurysmen ein echtes Aneurysma, das **Aneurysma verum,** bei dem eine Dehnung der gesamten Gefäßwand vorliegt, von einem falschen Aneurysma, dem **Aneurysma spurium** unterscheiden, bei dem ein Hämatom mit Defekt in der Gefäßwand vorliegt. Eine dritte Form ist das **Aneurysma dissecans,** bei dem es durch einen Intima- und Mediaeinriss zu einer Einblutung zwischen äußeren und inneren Anteilen der Media kommt (➤ Abb. 8.5).

PLUS   Die klinische Einteilung der Aortenaneurysmen erfolgt nach **Stanford.** Diese orientiert sich nach der Ausdehnung der Aortendissektion. Stanford **A** bezeichnet Aortenaneurysmen in der Aorta ascendens. Bei Stanford **B** liegt die Dissektion distal des Aortenbogens im Bereich der Aorta descendens.

FRAGE
Was können Sie mir zur **Ätiologie** des Aneurysmas sagen?

Antwort   Die Voraussetzung für die Entstehung eines Aneurysmas ist die Gefäßwandschwäche. Diese kann angeboren oder erworben sein.

Zu den erworbenen Ursachen zählt die **Atherosklerose.** Sie ist für 80 % der Aneurysmen verantwortlich. Weitere erworbene Ursachen eines Aneurysmas sind die Erdheim-Gsell-Medianekrose, Trauma oder Infektionen (mykotisches Aneurysma, Lues).

PLUS   Nach der Form des Aneurysmas lassen sich das spindelförmige Aneurysma **(fusiform)** und das sackförmige Aneurysma **(sacciform)** unterscheiden.

FRAGE
Je nach Ätiologie des Aneurysmas lassen sich typische **Lokalisationen** beobachten. Wo tritt das atherosklerotische, das syphilitische und das kongenitale Aneurysma typischerweise auf?

Antwort   Das atherosklerotische Aneurysma, das als Aneurysma verum auftritt, ist zumeist an der Aorta abdominalis, unterhalb des Abgangs der Nierenarterien lokalisiert. Das Aneurysma dissecans, verursacht durch Atherosklerose, ist dagegen meist an der Aorta ascendens lokalisiert. Ebenso ist das syphilitische Aneurysma an der Aorta ascendens zu finden. Kongenitale Aneurysmen sind häufig an den Hirnbasisgefäßen lokalisiert.

8 Kardiovaskuläres System

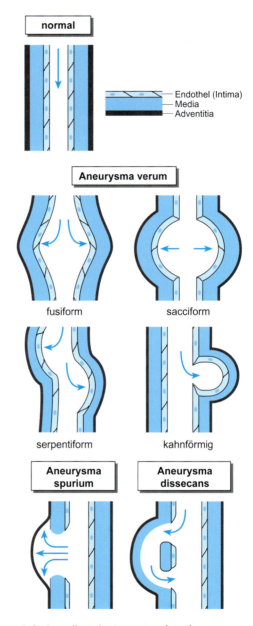

Abb. 8.5 Schematische Darstellung der Aneurysmen [L112]

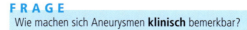

FRAGE
Wie machen sich Aneurysmen **klinisch** bemerkbar?

Antwort Durch die Größenzunahme des Aneurysmas können Druckschäden auf benachbarte Strukturen, wie die Wirbelsäule auftreten, was zu Rückenschmerzen führen kann. Des Weiteren können durch komprimierte benachbarte Gefäße Durchblutungsstörungen auftreten. Lebensbedrohlich ist die

Ruptur eines Aneurysmas, was sich durch starke Schmerzen im Thorax, Rücken und Hals bemerkbar macht und je nach Lokalisation zu retroperitonealen, abdominalen oder mediastinalen Blutungen mit Blutungsschock führt.

8.3 Venen

FRAGE
Erklären Sie die Begriffe **Thrombophlebitis** und **Phlebothrombose**.

Antwort Eine **Phlebitis** ist eine Entzündung der Venen. Diese Entzündung geht meist mit einer Thrombose einher, begünstigt durch Faktoren, die in der **Virchow-Trias** beschrieben werden: Gefäßwandläsion, reduzierte Strömungsgeschwindigkeit (z. B. durch Varikosis) und Hyperkoagulabilität. Von **Thrombophlebitis** spricht man bei Beteiligung der oberflächlichen Venen. Diese ist meist ungefährlich. Bei der **Phlebothrombose** sind die tiefen Beinvenen betroffen; hier findet man kaum entzündliche Wandveränderungen. Das Risiko für Thrombembolien ist stark erhöht.

FRAGE
Wie entstehen **Beinvenen-Varizen?**

Antwort Die oberflächlichen Venen werden durch Vv. perforantes in die tiefen Beinvenen drainiert. Im Mittelpunkt der Pathogenese steht der hohe hydrostatische Druck, dem die Beinvenen ausgesetzt sind. Diese Druckeinwirkung führt zur **Venenklappeninsuffizienz,** mit Rezirkulation des Blutes aus den tiefen Beinvenen, mit höheren Druckverhältnissen, in die oberflächlichen Beinvenen. Folgende Faktoren prädisponieren zur Entwicklung von Varizen:
- genetische Disposition
- stehender Beruf
- Schwangerschaft, Pilleneinnahme
- Adipositas
- Beinvenenthrombose
- weibliches Geschlecht
- Abflussbehinderung tiefer Beinvenen (z. B. durch Tumor)

8.4 Kreislaufpathologie

FRAGE
Der arterielle Blutdruck ist das Produkt aus kardialem Blutauswurfvolumen und peripherem Gefäßwiderstand. Man kann die Hypertonie des großen Kreislaufs von der des kleinen Kreislaufs, der pulmonalen Hypertonie, unterscheiden. Unterteilen Sie bitte die arterielle Hypertonie des großen Kreislaufs nach ätiologischen Gesichtspunkten.

Antwort Nach ätiologischen Kriterien lässt sich die Hypertonie in die primäre (essenzielle) Hypertonie und die sekundäre Hypertonie unterteilen.

Die **primäre Hypertonie** ist dadurch gekennzeichnet, dass die auslösende Ursache nicht geklärt ist. Sie macht 90 % der Hypertonien aus. Die Ätiologie der primären Hypertonie muss als multifaktorielle Kombination aus genetischen Faktoren und Umweltfaktoren gesehen werden. Im Einzelnen diskutiert werden:
- renale Komponente: NaCl- und H_2O-Elimination nur bei erhöhten Blutdruckwerten ausreichend
- Kochsalzkonsum
- erhöhter peripherer Gefäßwiderstand: sensitive Reaktion auf vasopressorische Substanzen
- gesteigerte sympathische Aktivität
- Renin-Angiotensin-Aldosteron-System
- Umweltfaktoren: Stress, Rauchen, Essgewohnheiten
- Adipositas: erhöhtes Herzzeitvolumen

Bei den sekundären Hypertonieformen sind die Ursachen bekannt. Man unterscheidet folgende Formen:
- Renale Hypertonie: Bei einer Nierenarterienstenose oder infolge einer Nierenparenchymschrumpfung wird vermehrt Renin ausgeschüttet, was über das Renin-Angiotensin-Aldosteron-System zur gesteigerten Wasserretention und infolgedessen zur hypervolämischen Hypertonie führt. Zusätzlich kommt es über Angiotensin II zu einer direkten Vasokonstriktion mit gesteigertem peripheren Widerstand.
- Endokrine Hypertonie: Die verstärkte Ausschüttung von bestimmten Hormonen führt zur Widerstandserhöhung und/oder gesteigerten Wasserretention. Beispiele hierfür sind Katecholamine beim Phäochromozytom, Kortison und Aldosteron beim Conn- und Cushing-Syndrom sowie beim adrenogenitalen Syndrom und Schilddrüsenhormone bei Hyperthyreose.
- Schlafapnoe-Syndrom mit nächtlicher Hypertonie
- Aortenisthmusstenose

FRAGE
Geben Sie eine Definition der **pulmonalen Hypertonie**.

Antwort Unter einer pulmonalen Hypertonie versteht man eine andauernde Erhöhung des pulmonalarteriellen Mitteldrucks > 20 mmHg in Ruhe und > 30 mmHg unter Belastung.

MERKE Die durch strukturelle Erkrankungen der Lunge hervorgerufene Hypertrophie des rechten Ventrikels nennt man **Cor pulmonale**.

FRAGE
Auch bei der pulmonalen Hypertonie wird eine primäre von einer sekundären Hypertonie unterschieden. Die primäre pulmonale Hypertonie ist eine äußerst selten auftretende Krankheit, während die **sekundäre pulmonale Hypertonie** häufiger vorkommt und durch drei pathogenetische **Mechanismen** hervorgerufen wird. Erläutern Sie diese.

Antwort Die **vasorestriktive** Form kommt durch eine ausgedehnte Zerstörung des Lungenparenchyms aufgrund einer Entzündung, proteolytischer Destruktion, Fibrose und Vernarbung oder Pneumektomie zustande. Durch die Reduktion des Gesamtquerschnitts der Lungenstrombahn und reflektorischer Konstriktion der kleinen Lungenarterien infolge alveolärer Hypoxie wird der Strömungswiderstand der Lungenstrombahn erhöht.

Bei der **vasoobstruktiven** Form kommt es durch eine Verstopfung der Lungengefäße zu einer pulmonalen Widerstandserhöhung. Der Verschluss kann durch rezidivierende Lungenembolien, Entzündungen mit konsekutivem thrombotischem Verschluss sowie Stenosierung des Gefäßbetts erfolgen.

Die dritte Form ist die vasokonstriktive Hypertonie. Hier kommt die pulmonale Hypertonie durch eine an sich physiologische Reaktion der kleinen Lungenarterien zustande, die darin besteht, auf eine Sauerstoffpartialdruckabnahme mit einer reflektorischen Konstriktion zu reagieren. Aus dieser Reaktion können bei chronischen Zuständen von erniedrigtem Sauerstoffpartialdruck wie z. B. obstruktiver Bronchiolitis oder Lungenfibrose Umbaumaßnahmen des Gefäßbetts mit der Folge einer pumonalen Hypertonie resultieren.

FRAGE
Die jahrelange arterielle Hypertonie führt zu einer Vielzahl von morphologischen Veränderungen und **Komplikationen.** Welche kennen Sie?

Antwort Zu den Folgeerscheinungen und Komplikationen der arteriellen Hypertonie gehören:
- **Kardiale Schäden:** Durch die vermehrte Druckarbeit des linken Ventrikels resultiert eine konzentrische Herzmuskelhypertrophie. Nach Überschreitung eines kritischen Wertes (ca. 500 g) kommt es zu Durchblutungsstörungen des Myokards, in deren Folge eine Linksherzdilatation mit Herzinsuffizienz entsteht (exzentrische Hypertrophie).
- **Arteriosklerose:** Die arterielle Hypertonie ist ein Risikofaktor 1. Ordnung für die Entstehung der Arteriosklerose. Die Pathogenese erfolgt vermutlich über druckbedingte Endothelschäden.
- **Zerebralarteriensklerose:** Fast alle Patienten mit Apoplex oder Hirnblutungen haben eine jahrelange arterielle Hypertonie.
- **Koronararteriensklerose:** mit den Folgen Angina pectoris, Myokardinfarkt und plötzlicher Herztod.
- **Renale Schäden:** Die als Nephrosklerose bezeichnete Schädigung der Nierengefäße führt zur Fixierung der arteriellen Hypertonie und kann bis zur Niereninsuffizienz führen.
- **Retinopathie:** Typische Veränderungen der retinalen Gefäße mit Gunn-Zeichen (sanduhrartige Verengung der Venen an Kreuzungsstellen mit Arterien), Salus-Zeichen (bogenförmiges Ausweichen der Venen) und Cotton-wool-Flecken (weiche Exsudate).

FRAGE
Geben Sie bitte eine Definition der **Herzinsuffizienz.**

Antwort Eine Herzinsuffizienz ist ein klinisches Syndrom. Bei der Herzinsuffizienz handelt es sich aufgrund einer unzureichenden systolischen Auswurfleistung oder einer mangelhaften ventrikulären Füllung um ein Missverhältnis zwischen dem Blutbedarf des Körpers und der geförderten Blutmenge.

MERKE Das pathologisch-anatomische Bild der Herzinsuffizienz ist die Herzdilatation.

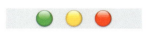

FRAGE
Welche **Ursachen** gibt es für eine Herzinsuffizienz?

Antwort Für die Entwicklung einer Herzinsuffizienz kommt eine Vielzahl von Ursachen in Betracht:
- myokardiale Erkrankungen: Myokardinfarkt, Myokarditis, Kardiomyopathie
- Druck- und Volumenbelastung des Herzens: arterielle Hypertonie, Klappeninsuffizienz/stenose, chronische Lungenerkrankung, Lungenembolie, Septumdefekt, Überinfusion
- diastolische Behinderung der Ventrikelfüllung: Perikarderkrankungen, Herzbeuteltamponade, Endokardfibrose, Mitralstenose
- biochemische Ursachen: Elektrolytstörungen, Medikamente
- Stoffwechselstörungen: Hyperthyreose, Siderosen, Amyloidose, Hypoxie, Hyperkapnie, Beri-Beri
- primäre Alteration des Zytoskeletts
- Herzrhythmusstörungen
- genetische Faktoren

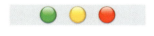

FRAGE
Skizzieren Sie kurz den **Pathomechanismus** bei der Entwicklung der **Herzinsuffizienz** und gehen Sie dabei auf den **Frank-Starling-Mechanismus** ein.

TIPP Man kann das nur so klar darstellen, wenn man es wirklich verstanden hat.

Antwort Kommt es zu einer reduzierten systolischen Auswurfleistung, so erhöht sich das enddiastolische ventrikuläre Füllungsvolumen. Bei erhöhter enddiastolischer Ventrikelfüllung (Vorlast) steigen die Ventrikelspannung und die diastolische Vordehnung. Dies führt zu einer erhöhten Empfindlichkeit der kontraktilen Elemente für Kalzium. Reflektorisch nimmt dadurch das Schlagvolumen zu. Dieser Mechanismus wird als **Frank-Starling-Mechanismus** bezeichnet. Er wird durch eine **Sympathikusaktivierung** unterstützt, die zu einer Erhöhung der Herzfrequenz und der Kontraktionsgeschwindigkeit und somit zu einer Kontraktion der venösen Kapazitätsgefäße führt. Durch Letzteres wird die Vorlast weiter erhöht. Diese Mechanismen sind beim Gesunden zur Anpassung der Herzleistung an die Bedürfnisse der Körpergewebe wichtig.

Bei einer **reduzierten Auswurfleistung** des Herzens kann das erhöhte enddiastolische Volumen nicht mehr ausgeworfen werden, die Vorlast nimmt weiter zu und in der unterversorgten Peripherie werden weitere Regulationsmechanismen aktiviert, die zu einer Aggravierung der Situation führen. Zu diesen

Regulationsmechanismen gehört eine Sympathikusaktivierung, die, wie bereits erwähnt, zu einer weiteren **Zunahme der Vorlast** führt und darüber hinaus den peripheren Gefäßwiderstand erhöht. Des Weiteren wird das **Renin-Angiotensin-Aldosteron-System** aktiviert, was zu einer Wasserretention und ebenfalls zu einer Widerstandserhöhung im arteriellen System führt (**Nachlasterhöhung**). Die Vorlast- und Nachlasterhöhung führen zur weiteren Reduktion der Auswurfleistung, zur Herzdilatation und Myokardfibrose, die wiederum die Herzleistung reduziert. Ein Circulus vitiosus ist in Gang gesetzt.

FRAGE
Gehen Sie kurz auf die **pathophysiologischen Vorgänge** bei der **Linksherzinsuffizienz** sowie der **Rechtsherzinsuffizienz** ein und leiten Sie davon die klinische Symptomatik ab.

Antwort Bei der **Linksherzinsuffizienz** wird das Blut aus dem kleinen Kreislauf vom linken Herz unzureichend weitertransportiert und staut sich über die Lungenvenen in die Lungenkapillaren zurück. Daraus kann sich ein intraalveoläres Ödem mit der Folge einer lebensbedrohlichen Atemnot entwickeln. Bei chronischer Überladung der Lungenstrombahn kommt es zu einer pulmonalen Hypertonie und zu einer alveolären Kollagenfaservermehrung, die zu einer Lungenfibrose führt. In den Bronchien wird durch den Blutstau ein interstitielles Ödem der Bronchialschleimhaut verursacht, mit der Folge vermehrter Schleimproduktion. Dies äußert sich in Form des sog. Asthma cardiale, worunter ein herzbedingter Husten und Auswurf verstanden wird. Andererseits führt das Vorwärtsversagen des linken Herzens durch die Aktivierung des Renin-Angiotensin-Aldosteron-Systems zur renalen Minderperfusion mit der Folge vermehrter Wasser- und Natriumretention. Dies äußert sich klinisch in Ödemen der abhängenden Körperpartien. Des Weiteren führt die Minderperfusion zu Leistungsminderung, Schwächegefühl und zerebralen Funktionsströrungen.

Die klinische Symptomatik bei der **Rechtsherzinsuffizienz** lässt sich aus dem unzureichenden Weitertransport des Blutes aus dem großen Kreislauf ableiten. Das gestaute Blut in den Lebersinus führt zur Fibrose des Leberparenchyms, zu stauungsbedingten Ergüssen wie Aszites sowie generalisierten Ödemen, dem sog. kardialen Anasarka.

FRAGE
Welche **morphologischen Veränderungen** finden sich bei der Linksherzinsuffizienz, und welche bei der Rechtsherzinsuffizienz?

Antwort Bei der **Linksherzinsuffizienz** finden sich folgende morphologische Veränderungen:
- Hypertrophiertes und dilatiertes linkes Herz (= exzentrische Hypertrophie), der Spitzenbereich des aufgeschnittenen linken Ventrikels ist von einer normalerweise spitz gotischen Bogenform zu einer eher abgeflachten romanischen Bogenform umgebaut.

- Lungenödem, Siderose und Lungenfibrose, die Lunge ist schwer und blutgefüllt, Herzfehlerzellen (durch Alveolarmakrophagen phagozytiertes Blut) im Sputum

Bei der **Rechtsherzinsuffizienz** finden sich:
- rechtes Herz massiv ausgeweitet
- Stauung von Blut bis in Leber, Milz und Nieren
- Organe blutreich und geschwollen
- fibrotischer Umbau der gestauten Organe, Muskatnussleber
- Aszites
- periphere Ödeme

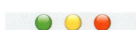

FRAGE
Was versteht man unter einem **Schock?**

Antwort Ein Schock ist eine kritische Verminderung der Mikrozirkulation mit Hypoxie der Gewebe und metabolischen Störungen.

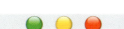

FRAGE
Nennen Sie mir bitte einige Schockformen und beschreiben Sie mit einem Satz die jeweilige Pathogenese.

Antwort Man unterscheidet sechs Schockformen:
- **hypovolämischer Schock:** absoluter Volumenmangel durch Blut- oder Volumenverlust durch z. B. Polyurie oder Cholera
- **kardiogener Schock:** bei verminderter Herzleistung
- **septisch-toxischer Schock:** infektiös bedingte generalisierte systemische Reaktion mit arterieller Hypotonie
- **anaphylaktischer Schock:** Freisetzung vasoaktiver Substanzen wie Histamin und Bradykinin verursacht eine Gefäßdilatation mit relativem Volumenmangel
- **neurogener Schock:** seltenes Geschehen, bei dem durch neurogene Fehlregulation der Gefäßtonus der Peripherie gestört ist.
- **endokriner Schock:** durch die Fehlregulation bestimmter Hormone kommt es zu Störungen des Zellstoffwechsels und der Flüssigkeitsverteilung

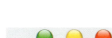

FRAGE
Das Schockgeschehen mündet in einen Circulus vitiosus, wodurch es immer weiter voranschreitet. Dabei spielt die jeweilige Schockform eine untergeordnete Rolle. Beschreiben Sie diese **„Schockspirale".**

Antwort Durch die Minderversorgung der Peripherie werden reflektorisch Katecholamine ausgeschüttet. Dies führt zu Herzfrequenzanstieg und Engstellung der arteriellen und venösen Gefäße. Durch die Verteilung der α- und β-Rezeptoren erfolgt eine **Zentralisation,** um die Durchblutung von Herz und Gehirn aufrechtzuhalten. Mit zunehmender Minderversorgung und dadurch bedingter **Hypoxie** der Gewebe werden saure Metabolite angereichert. Diese führen zu einer **Azidose,** worauf die präkapillaren Gefäßabschnitte mit einer Atonie reagieren, während die postkapillären Abschnitte weniger empfindlich auf Azidose reagieren und ihren Gefäßtonus weiter aufrechterhalten. Dadurch kommt es zum Austritt intravasaler Flüssigkeit in den Extravasalraum. Die Hypovolämie wird dadurch verstärkt. Zusätzlich entwickeln sich in diesen Abschnitten **Mikrothromben,** die im Extremfall zu einer **Verbrauchskoagulopathie** führen können.

KAPITEL 9

Gastrointestinaltrakt

9.1 Mundhöhle und Speicheldrüsen

FRAGE
Erklären Sie den Begriff **Epulis**. Was ist der Unterschied zwischen Epulis und **Enulis**?

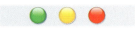

Antwort Bei der **Epulis** kommt es zu einer **überschießenden Bildung von Zahnfleisch** an den Zahnfleischpapillen, die auf den Bereich eines oder mehrerer benachbarter Zähne beschränkt ist. Makroskopisch erscheinen die Zahnfleischpapillen als rundliche rote bis blaurote, weiche Vorwölbungen am Zahnfleischrand, die von Mundschleimhaut überzogen sind. Je nach histologischem Aufbau der Gingivawucherung unterscheidet man verschiedene Typen.

Die häufigste Form ist die **Epulis granulomatosa** und besteht, wie der Name schon andeutet, aus einem gefäßreichen Granulationsgewebe. Betroffen sind meist Frauen, oft auch in der Schwangerschaft. Am zweithäufigsten ist die **Epulis fibromatosa,** die durch faserreiches kollagenes Bindegewebe charakterisiert ist. Die **Riesenzellepulis,** auch peripheres Riesenzellgranulom genannt, besteht neben Fibroblasten und Gefäßen aus zahlreichen mehrkernigen Riesenzellen.

PLUS
- Es handelt sich nicht um Neoplasien, sondern um eine **reaktive** Veränderung.
- Das zentrale Riesenzellgranulom (früher: Enulis) liegt intraossär.

FALLBEISPIEL
In Ihre Praxis kommt eine Frau so um die 50 mit einer **Schwellung im Kieferwinkelbereich.**

FRAGE
Welche Differenzialdiagnosen fallen Ihnen spontan zu diesem Symptom ein?

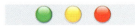

Antwort Ursachen einer Schwellung im Kieferwinkel können sein: akute oder chronische Entzündungen, z. B. der Speicheldrüsen, oder direkter Tumorbefall in diesem Bereich wie z. B. Tumoren der Speicheldrüsen, Lymphome, Tumormetastasen.

FRAGE
Bleiben wir zunächst bei den Tumoren der Speicheldrüsen. Zählen Sie die jeweils **zwei wichtigsten Speicheldrüsentumoren** auf – sowohl benigne als auch maligne – mit den typischen klinischen und pathologischen Merkmalen.

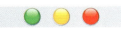

TIPP kribriform = siebartig

PLUS Ca. 70 % aller Speicheldrüsentumoren sind gutartig; Hauptlokalisation der benignen Tumoren ist die Parotis.

Antwort Die zwei wichtigsten **gutartigen** Speicheldrüsentumoren sind das pleomorphe Adenom und das Zystadenolymphom:
- Das **pleomorphe Adenom** ist ein Mischtumor und besteht histologisch aus epithelialen (drüsig, solide, tubulär) und mesenchymalen (mukoid, hyalin, chondroid) Anteilen. Er kommt bevorzugt im 5. Lebensjahrzehnt vor und befällt meist die Parotis. Nach unvollständiger Exzision des Tumors treten häufig Rezidive auf, eine maligne Entartung sieht man dagegen eher selten (5 % der Fälle).
- Das **Zystadenolymphom**, auch **Warthin-Tumor** genannt, ist der zweithäufigste gutartige Speicheldrüsentumor und kommt fast nur in der Parotis vor. Betroffen sind meist Männer über dem 50. Lebensjahr. Histologisch sieht man zystische Strukturen mit einem doppelreihigen, hochprismatischen, **onkozytären Epithel** und mit **lymphatischem Gewebe** im Stroma. Entartung und Rezidive sind hier eher selten.

Zu den wichtigsten **bösartigen** Speicheldrüsentumoren zählen das Mukoepidermoidkarzinom und das adenoidzystische Karzinom:
- Das **Mukoepidermoidkarzinom** ist der häufigste maligne Speicheldrüsentumor und tritt etwa gleichhäufig in der Parotis und in den kleinen Speicheldrüsen auf. Histologisch zeigt er ein buntes Bild aus Plattenepithelzellen und drüsig-schleimbildenden Zellen. Je nach Malignitätsgrad unterscheidet man einen gut differenzierten Typ (zystisch) und einen schlecht differenzierten Typ (solide).
- Das **adenoidzystische Karzinom** wächst diffus infiltrierend und typischerweise entlang von Nervenscheiden (perineurale Karzinose), weswegen man häufig eine Fazialisparese sieht. Histologisch findet man epitheliale Zellnester, die siebartig durchlöchert erscheinen. Der Tumor metastasiert typischerweise vorwiegend hämatogen in Lunge, Leber und Knochen, Lymphknotenmetastasen treten seltener und eher spät auf.

MERKE Das **pleomorphe Adenom** ist der häufigste gutartige und das **Mukoepidermoidkarzinom** der häufigste bösartige Speicheldrüsentumor.

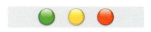

FRAGE
Welchen Speicheldrüsentumor vermuten Sie auf diesem histologischen Bild (➤ Abb. 9.1)?

TIPP Der Warthin-Tumor wird gerne in Prüfungen gezeigt.

Antwort Auf der Übersicht (➤ Abb. 9.1a) erkennt man auf der linken Seite Anteile einer Speicheldrüse. Auf der rechten Seite der Abbildung sind unregelmäßig konfigurierte zystische Strukturen mit zentral eingedicktem Sekret und einzelnen Cholesterinkristallen erkennbar. Das Stroma weist ein dichtes lymphozytäres Infiltrat auf, wobei auch einige Lymphfollikel erkennbar sind. Auf der vergrößerten Aufnahme (➤ Abb. 9.1b) sieht man deutlich ein zweireihiges onkozytäres, hochprismatisches Epithel, das typisch für den **Warthin-Tumor** ist.

9.1 Mundhöhle und Speicheldrüsen

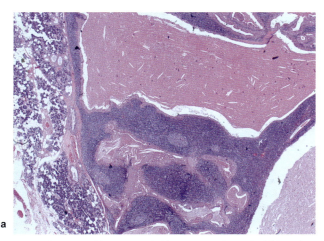

Abb. 9.1a Histologisches Bild eines Speicheldrüsentumors [M620]. a) Übersicht

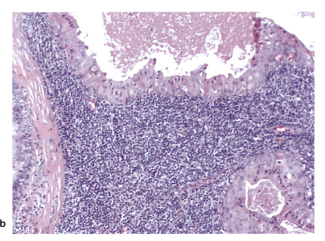

Abb. 9.1b Histologisches Bild eines Speicheldrüsentumors [M620]. b) vergrößerter Ausschnitt

FRAGE
Was fällt Ihnen zu **Autoimmunerkrankungen** in Verbindung mit **Speicheldrüsen** ein?

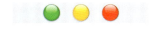

Antwort Speicheldrüsenentzündungen (Sialadenitiden) können autoimmuner Genese sein. Sie können entweder als isolierte Erkrankung oder aber in Verbindung mit dem **Sjögren-Syndrom** auftreten. Hierbei handelt es sich um eine chronische Entzündung von Tränen- und Speicheldrüsen aus dem rheumatischen Formenkreis, deren Leitsymptome eine Keratoconjunctivitis sicca mit Xerophthalmie (= Augenaustrocknung) und eine verminderte Speichelsekretion mit Xerostomie (= Mundaustrocknung) sind.

PLUS Das Risiko, an einem Non-Hodgkin-Lymphom zu erkranken, ist beim Sjögren-Syndrom erhöht.

9.2 Ösophagus

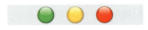

FRAGE
Was verstehen Sie unter dem Begriff **„Ösophagitis"** und welche Ursachen können diese Erkrankung auslösen?

Antwort Eine Ösophagitis ist eine Entzündung der Speiseröhre, die auf verschiedene Ursachen zurückgeführt werden kann (➤ Tab. 9.1):

Tab. 9.1 Ätiologie der Ösophagitis	
Refluxösophagitis	gesteigerter Reflux von saurem Mageninhalt
Chemische Ösophagitiden	tritt insbesondere bei Kindern oder bei Selbstmordversuchen nach Herunterschlucken von Haushaltsreinigern, Säuren oder Laugen auf
Infektiöse Ösophagitiden	*Candida albicans* (Soor-Ösophagitis, Abwehrschwäche des Patienten), Herpes-simplex-Virus (Herpes-Ösophagitis), Zytomegalie (Zytomegalie-Ösophagitis)
Traumatische oder physikalisch bedingte Ösophagitiden	Druckulzera bei langer Bewusstlosigkeit (Larynx drückt den Ösophagus auf die Wirbelsäule), lang liegende Magensonden, Strahlentherapie

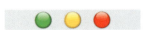

FRAGE
Die von Ihnen genannte **Refluxösophagitis** ist die häufigste Form der Ösophagitiden in den westlichen Ländern. Durch welche Faktoren wird der gastroösophageale Reflux begünstigt und mit welchen Konsequenzen muss man rechnen?

PLUS Symptome bei Refluxösophagitis: Sodbrennen, restrosternales Druckgefühl, Luftaufstoßen, Übelkeit und Dysphagie.

Antwort Die Refluxösophagitis beruht häufig auf einer **Insuffizienz des unteren Ösophagussphinkters,** z. B. in Verbindung mit einer Hiatushernie. Der Übertritt von Magen- und Intestinalsekreten in den unteren Ösophagus hat eine Schädigung der Ösophaguswand zur Folge. Darüber hinaus kann auch ein erhöhter intraabdomineller Druck, z. B. bei Adipositas oder einer Schwangerschaft, oder eine Magenausgangsstenose den Reflux begünstigen. Je nach Schweregrad finden sich streifige Rötungen bzw. Erosionen **(Grad I)**, konfluierende longitudinale Erosionen **(Grad II)**, zirkulär konfluierende Erosionen **(Grad III)** oder letztendlich im **Komplikationsstadium** Ulzerationen, Stenosen oder ein Barrett-Ösophagus.

MERKE Eine **gastroösophageale Refluxkrankheit (GERD)** nennt man einen Reflux mit Beschwerden. Von einer **Refluxösophagitis** spricht man, wenn darüber hinaus makroskopische und/oder mikroskopische Veränderungen der Ösophagusschleimhaut erkennbar sind.

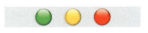

FRAGE
Was ist ein **Barrett-Ösophagus?**

9.2 Ösophagus

Antwort Beim Barrett-Ösophagus ist das Plattenepithel im distalen Ösophagus zirkulär durch **Zylinderepithel mit Becherzellen** ersetzt. Dies nennt man **intestinale Metaplasie**. Im makroskopischen bzw. endoskopischen Bild erscheint die ösophagogastrale Grenze nach oben verlagert und der Ösophagus dadurch verkürzt; man spricht daher auch von „Endobrachyösophagus". Da der Barrett-Ösophagus eine **Präkanzerose** ist und zu maligner Entartung neigt, sollten regelmäßig endoskopische Kontrollen mit Biopsien erfolgen.

PLUS Barrett-Ösophagus bei etwa 10–15 % der Patienten mit gastroösophagealer Refluxkrankheit.

FRAGE
Welche Art von Karzinom kann aus einem Barrett-Ösophagus entstehen?

Antwort Da es sich bei der Barrett-Muskosa um ein intestinal-metaplastisches Drüsenepithel handelt, kommt es bei einer malignen Entartung zur Bildung eines **Adenokarzinoms.**

FRAGE
Ist das Adenokarzinom ein häufiger Tumor des Ösophagus? Welche anderen Ösophaguskarzinome kennen Sie und in welchen Abschnitten treten sie bevorzugt auf?

Antwort Die Adenokarzinome machen zwar weltweit immer noch den geringeren Anteil aller Ösophaguskarzinome aus, haben aber in den westlichen Ländern drastisch zugenommen. Überwiegend handelt es sich bei Ösophaguskarzinomen aber um **Plattenepithelkarzinome** (ca. 80–85 %), daneben gibt es noch sehr seltene kleinzellige Karzinome.

Die Plattenepithelkarzinome treten entlang der gesamten Speiseröhre auf, bevorzugt aber im Bereich der drei **physiologischen Ösophagusengen,** besonders im mittleren und unteren Drittel. Adenokarzinome finden sich vorwiegend im distalen Ösophagus und am ösophagogastralen Übergang.

MERKE

Die Adenokarzinome des distalen Ösophagus und des ösophagogastralen Übergangs **(AEG = adenocarcinomas of the esophago-gastric junction),** die im Areal von (+) 5 cm oral bis (−) 5 cm aboral der anatomischen Kardia liegen, werden nach Siewert in drei Typen eingeteilt:
- **AEG Typ I:** Adenokarzinom des distalen Ösophagus
(Bereich +5 cm → +1 cm)
- **AEG Typ II:** eigentliches Kardiakarzinom
(Bereich +1 cm → -2 cm)
- **AEG Typ III:** subkardiales Magenkarzinom
(Bereich -2 cm → -5 cm)

FRAGE
Welche Faktoren spielen bei der Entstehung eines Plattenepithelkarzinoms eine Rolle?

Antwort Prädisponierende Faktoren des Plattenepithelkarzinoms sind vorwiegend exogene Noxen wie **Alkohol, Nikotin** oder nitrosaminhaltige

Nahrungsmittel. Ein erhöhtes Risiko findet sich darüber hinaus bei Patienten mit Achalasie, Plummer-Vinson-Syndrom oder Verätzungsstrikturen.

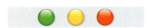

FRAGE
Welche Formen der **Metastasierung** kennen Sie beim Ösophaguskarzinom?

Antwort Der Tumor metastasiert frühzeitige **lymphogen** in die regionalen periösophagalen und perigastrischen Lymphknoten und **infiltriert** früh aufgrund der fehlenden Serosa die Nachbarorgane. Die **hämatogene** Metastasierung erfolgt erst spät und führt zu Fernmetastasen in der Leber bei tiefsitzenden Tumoren und in der Lunge bei hochsitzenden Tumoren.

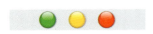

FRAGE
Zählen Sie die wichtigsten Ursachen einer **oberen gastrointestinalen Blutung** auf.

Antwort Es handelt sich um Blutungen im Gastrointestinaltrakt oberhalb des Treitz-Bandes. Die Blutungsquellen können daher im Ösophagus, im Magen oder im Duodenum liegen (➤ Tab. 9.2):

Tab. 9.2 Häufige Ursachen einer oberen gastrointestinalen Blutung

Ursachen	Häufigkeit
Ulzerationen: meist im Duodenum und Magen, im unteren Ösophagus, im Anastomosenbereich	50 %
Erosionen: meist im Magen, Bulbus duodeni, im unteren Ösophagus	35 %
Varizen: Ösophagus und Magenfundus	10 %
Mallory-Weiss-Sndrom: Schleimhautrisse im Ösophagus-Kardia-Bereich bei heftigem Erbrechen	5 %
Karzinome: z. B. Magenkarzinom	3 %
seltene Ursachen: Angiodysplasien, Hämobilie	

9.3 Magen und Duodenum

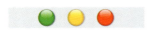

FRAGE
Was können Sie mir zum Krankheitsbild der **Gastritis** sagen? Welche ätiopathogenetischen Faktoren kennen Sie?

PLUS Zellen der Magenmukosa: Hauptzellen (→ Pepsinogen), Belegzellen (→ HCl, Intrinsic-Faktor), Nebenzellen (→Schleim).

Antwort Eine Gastritis ist eine Entzündung der Magenschleimhaut, die akut oder chronisch verlaufen kann.

Auslösende Faktoren für die **akute Gastritis** sind exogene Noxen, z. B. **Alkohol, Medikamente** wie NSAR oder ASS, **Bakterien** *(Helicobacter pylori)*, und auch **Stress** auslösende Ereignisse wie Traumata, Schock oder postoperative Zustände. Diese Faktoren führen zu einem Missverhältnis zwischen schleimhautaggressiven (HCl, Pepsin, Gallensäuren) und schleimhautprotek-

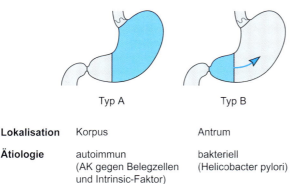

	Typ A	Typ B
Lokalisation	Korpus	Antrum
Ätiologie	autoimmun (AK gegen Belegzellen und Intrinsic-Faktor)	bakteriell (Helicobacter pylori)

Abb. 9.2 Gastritistypen und Lokalisation [L112]

tiven (Schleimbildung) Faktoren. Durch das Überwiegen der schleimhautaggressiven Faktoren wird eine akute Entzündung provoziert.

Die **chronische Gastritis** teilt man nach ihren Ursachen in drei verschiedene Typen ein (> Abb. 9.2):
- **Typ-A-Gastritis** (5 %): Ist eine **autoimmunologisch** bedingte Entzündung mit Bildung von Autoantikörpern gegen die Protonenpumpe der Belegzellen und gegen Intrinsic-Faktor.
- **Typ-B-Gastritis** (85 %): Entsteht durch eine **Infektion** der Magenschleimhaut mit *Helicobacter pylori*.
- **Typ-C-Gastritis** (10 %): Wird durch **chemisch-toxische** Irritationen induziert, z. B. durch Medikamente (Azetylsalizylsäure, nicht steroidale Antirheumatika) oder gastroduodenalen Reflux (Galle, Duodenalflüssigkeit).

MERKE

Ätiologie der chronischen Gastritis: **a**utoimmunologisch (Typ **A**), **b**akteriell (Typ **B**) und **c**hemisch-toxisch (Typ **C**).

FRAGE

Wie unterscheiden sich die akute und chronische Gastritis bezüglich des **entzündlichen Infiltrats**?

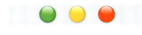

Antwort Bei der **akuten** Gastritis findet man eine Infiltration mit Granulozyten. Typisch für die **chronische** Gastritis ist ein lymphoplasmazelluläres Infiltrat. Bei der Typ-B-Gastritis liegt häufig neben dem chronischen lymphoplasmazellulären Infiltrat auch ein aktives granulozytäres Infiltrat vor, weshalb sie auch als chronisch-aktive Gastritis bezeichnet wird.

FRAGE

Wo genau sitzt *Helicobacter pylori* in der Magenschleimhaut und welche Komplikationen kann eine Typ-B-Gastritis nach sich ziehen?

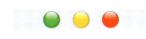

Antwort *Helicobacter pylori* ist ein nicht säurefestes Bakterium und liegt im Magen zwischen der schützenden Schleimschicht und der Epithelöberflä-

PLUS Eradikationstherapie: 1 Protonenpumpenhemmer (z. B. Omeprazol) + 2 Antibiotika (z. B. Clarithromycin + Amoxicillin) über 7 Tage.

che. Gelingt es nicht, das Bakterium mittels Eradikationstherapie wirksam zu unterdrücken, können sich folgende Komplikationen entwickeln:
- Gastroduodenalulzera
- Magenkarzinom
- Autoimmungastritis (25 %)
- MALT-Lymphome

FRAGE
Sie haben vorhin erwähnt, dass es bei der **Typ-A-Gastritis** zur Bildung von Autoantikörpern gegen Belegzellen und Intrinsic-Faktor kommt. Welche **Folgen** und **Komplikationen** ergeben sich daraus?

Antwort Die Zerstörung der Belegzellen, insbesondere deren Protonenpumpen, führt zu einer Atrophie der Schleimhaut mit **Achlorhydrie.** Der Mangel an Intrinsic-Faktor kann durch den Vitamin-B_{12}-Mangel eine **perniziöse Anämie** bewirken, da dieser Faktor die Vitamin-B_{12}-Resorption im unteren Ileum ermöglicht. Bei langem chronischem Verlauf kann es zu einem Ersatz des schleimbildenden Epithels durch Bürstensaumepithel mit Becherzellen kommen (= **intestinale Metaplasie**). Die Typ-A-Gastritis ist eine fakultative Präkanzerose mit einem Karzinomrisiko von ca. 10 % und sollte daher regelmäßig endoskopisch-bioptisch kontrolliert werden.

FRAGE
Auf dem Foto (➤ Abb. 9.3) sehen Sie – so viel kann ich Ihnen verraten – einen Ausschnitt aus der Magenwand. Bitte beschreiben Sie die Abbildung. Welche pathologischen Elemente sehen Sie?

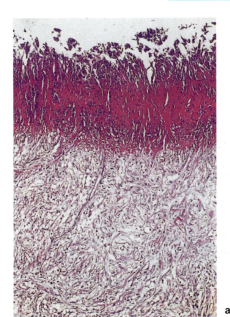
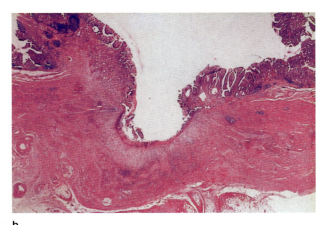

Abb. 9.3 [M621]

9.3 Magen und Duodenum

Antwort Auf dem Foto ist ein Schleimhautdefekt der Magenwand zu erkennen, der über die Muscularis mucosae hinausgeht. Es handelt sich um ein Magenulkus mit einer wallartigen Aufwerfung am Ulkusrand. Der Ulkusgrund zeigt einen typischen, schichtweisen Wandaufbau:
- oberflächlicher Detritus
- fibrinoide Kollagenfasernekrose
- kapillarreiches Granulationsgewebe (Fibroblasten, Lymphozyten, Kapillaren etc.)
- Ulkusgrund mit Narbengewebe

FRAGE
Wie unterscheiden sich **Erosion** und **Ulkus** histologisch?

Antwort Bei einer Erosion handelt es sich um einen Schleimhautschaden, der maximal bis zur Muscularis mucosae ausgedehnt ist. Ulzera dagegen sind Substanzdefekte der Schleimhaut, die die Muscularis mucosae überschreiten (➢ Abb. 9.4).

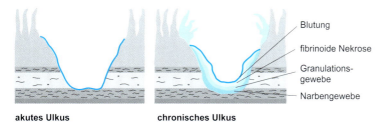

Abb. 9.4 Erosion und Ulkus [L242]

FRAGE
Welche **Faktoren** spielen bei der Entstehung eines Ulkus im Magen oder Duodenum eine Rolle?

Antwort Pathogenetisch entscheidend ist ein Missverhältnis zwischen den **schleimhautaggressiven** Faktoren, wie z. B. HCl, Pepsin oder Gallensäuren, und den **schleimhautprotektiven** Faktoren, wie z. B. intakter oberflächlicher Schleimhautfilm, eine ausreichende Durchblutung und Prostaglandine.

Die meisten Ulzera entstehen durch eine *Helicobacter-pylori (H. p.)*-**Infektion.** Bei ca. 99 % der Patienten mit Ulcus duodeni findet man eine Besiedelung der Schleimhaut mit H. p. (75 % bei Ulcus ventriculi). Auch genetische Faktoren scheinen eine Rolle zu spielen: So werden Duodenalgeschwüre häufig bei Patienten mit der **Blutgruppe 0** beobachtet. Bei den medikamentös verursachten Geschwüren stehen an erster Stelle **NSAR** und **ASS**, die die lokale Prostaglandinsynthese hemmen. **Schock-** oder **Stressulzera,** z. B. im Rahmen einer intensivmedizinischen Behandlung nach Polytraumen oder großen Operationen, entwickeln sich aufgrund von Mikrozirkulationsstörungen, die zu ischämischen Schleimhautschäden führen. Eine seltenere Ursache von Ulzera ist das **Zollinger-Ellison-Syndrom.** Es handelt sich um ein Syndrom, bei dem gastrinproduzierende Tumoren des GIT die Säureproduktion im Magen stark stimulieren.

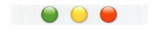

FRAGE
Die **Komplikationen** im Verlauf eines peptischen Ulkus können u. U. lebensbedrohlich verlaufen. Beschreiben Sie kurz die wichtigsten Komplikationen.

Antwort Die wichtigsten Komplikationen des peptischen Magenulkus sind:
- **Blutungen** (25 % der Fälle): Die Arrosion größerer Arterien kann zu lebensbedrohlichen Blutungen führen.
- **Perforation** in die freie Bauchhöhle mit nachfolgender Peritonitis.
- **Penetration** in Nachbarorgane wie z. B. in das Pankreas.
- **Narbige Stenosen,** z. B. Pylorusstenose, Sanduhrmagen.
- **Karzinomatöse Entartungen** sind eher selten (ca. 3 % der Fälle).

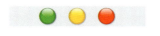

FRAGE
Sie sagten eben, dass das peptische Ulkus eher selten zur Entstehung eines Magenkarzinoms beiträgt – **welche Faktoren** begünstigen denn die **Karzinomentwicklung?**

PLUS Hohe Erkrankungsziffern u. a. in Japan, China, z. T. Südamerika.

Antwort Folgende Faktoren sind für die Entstehung eines Magenkarzinoms prädisponierend (➤ Tab. 9.3):

Tab. 9.3 Ätiologie des Magenkarzinoms

Genetische Faktoren	• familiäre Häufung • Mutation des E-Cadherin-/CDH1-Gens • Mutationen hereditärer Karzinomsyndrome (z. B. HNPCC = hereditäres kolorektales Karzinom ohne Polyposis)
Ernährungsfaktoren	• hoher Nitratgehalt in geräucherten und gesalzenen Speisen • Alkohol, Tabak
Erkrankungen/Zustände mit erhöhtem Karzinomrisiko	• H.-p.-Gastritis (wichtigster Risikofaktor!) • Autoimmungastritis • perniziöse Anämie • Adenome des Magens • Zustand nach Magenresektion
Weitere Risikofaktoren	• Alter (> 55 Jahren) • niedriger sozioökonomischer Status

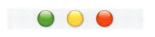

FRAGE
Wie lassen sich die Magenkarzinome **histologisch** grundsätzlich einteilen?

Antwort Bei den meisten Magenkarzinomen handelt es sich histologisch um **Adenokarzinome.** Diese können ein papilläres, tubuläres oder muzinöses Erscheinungsbild haben. Eine Sonderform stellt hier das **Siegelringzell-**

karzinom dar. Es ist gekennzeichnet durch eine diffuse Infiltration der Magenwand und eine intrazelluläre Schleimbildung der Tumorzellen. Da die Zellkerne durch den Schleim an den Rand der Zelle gedrängt werden, erhält die Tumorzelle das Aussehen eines Siegelrings (Siegelringzellen).

Eher selten findet man im Magen Plattenepithelkarzinome, adenosquamöse, kleinzellige oder undifferenzierte Karzinome.

FRAGE
Die Magenkarzinome lassen sich histologisch nach der sog. **Laurén-Klassifikation** einteilen. Beschreiben Sie diese Klassifikation. Wofür ist sie wichtig?

Antwort Die Laurén-Klassifikation teilt die Magenkarzinome nach dem Wachstumsmuster ein und ist entscheidend für die Festlegung des Resektionsausmaßes beim operativen Vorgehen.
- Der **intestinale Typ** wächst polypös, überwiegend drüsig in das Magenlumen und ist vorwiegend gut begrenzt. Die Zellen sind gut differenziert und kohärent. Die Prognose ist im Vergleich zum diffusen Typ günstiger.
- Der nicht intestinale bzw. **diffuse Typ** wächst infiltrativ in das Magenlumen mit z. T. weit verstreuten, nicht kohärenten Tumorzellen und ist überwiegend schlecht begrenzt. Häufig zeigen sich hier auch Siegelringzellen. Wegen der frühen Metastasenbildung ist die Prognose schlechter. Da die makroskopisch erkennbare Tumorgrenze meist nicht der mikroskopischen entspricht und Tumorzellen sich häufig mehrere Zentimeter jenseits der makroskopischen Grenze befinden, muss hier ein größerer Sicherheitsabstand bei der Resektion eingehalten werden.
- Darüber hinaus gibt es noch einen **Mischtyp,** bei dem das Karzinom gleichzeitig in Richtung Magenlumen und seitwärts in die Magenwand wächst und histologisch ein Nebeneinander von diffusem und intestinalem Wachstumsmuster zeigt.

PLUS Das diffuse Wachstum des nicht intestinalen Typs entsteht durch eine Mutation im Gen des Zelladhäsionsmoleküls E-Cadherin.

FRAGE
Haben Sie den Begriff **Linitis plastica** schon einmal gehört?

Antwort Es handelt sich um eine Form des diffusen Magenkarzinoms, bei der aufgrund einer transmuralen Tumorausbreitung die Magenwand verdickt und das Lumen eingeengt ist.

FRAGE
Beim Magenkarzinom wird das Frühkarzinom vom fortgeschrittenen Karzinom unterschieden. Was wissen Sie über das **Frühkarzinom** und wie grenzt es sich gegenüber dem Carcinoma in situ und einem fortgeschrittenen Karzinom ab?

Antwort Das **Magenfrühkarzinom** ist ein Tumor, der auf die Mukosa oder Submukosa beschränkt ist. Es handelt sich um ein invasives Karzinom, das bereits Lymphknotenmetastasen haben kann, da die Basalmembran überschritten ist. Der wesentliche Unterschied zum fortgeschrittenen Karzinom besteht in der günstigeren Prognose nach kurativer Operation. Das **Carcinoma in situ** dagegen ist ein intraepithelialer Tumor, der die Basalmembran nicht überschreitet. Das Carcinoma in situ, das Magenfrühkarzinom und das fortgeschrittene Karzinom unterscheiden sich also in der Invasionstiefe, was sich in der Prognose und auch in der TNM-Klassifikation widerspiegelt (➤ Tab. 9.4).

Tab. 9.4 TNM-Klassifikation des Magenkarzinoms

TX	Primärtumor nicht beurteilbar
T0	kein Anhalt für Primärtumor
Tis	intraepithelialer Tumor ohne Infiltration der Lamina propria mucosae **(Carcinoma in situ)**
T1	**T1a** Tumor infiltriert Lamina propria mucosae **T1b** Tumor infiltriert Submukosa **(Frühkarzinom)**
T2	Tumor infiltriert Muscularis propria
T3	Tumor infiltriert Subserosa
T4	**T4a** Tumor infiltriert Serosa **T4b** Tumor infiltriert Nachbarstrukturen

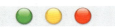

FRAGE
Wie lassen sich die fortgeschrittenen Magenkarzinome **makroskopisch** einteilen?

TIPP Magenwandaufbau gut einprägen, da er ab und zu als kleine Zusatzfrage gestellt wird.

Antwort Zur Einteilung der fortgeschrittenen Karzinome nach dem makroskopischen Aspekt verwendet man die **Borrmann-Klassifikation** (➤ Abb. 9.5):
- Typ I: polypös, scharf begrenzt
- Typ II: ulzerierend
- Typ III: infiltrierend-ulzerierend
- Typ IV: diffus-infiltrierend

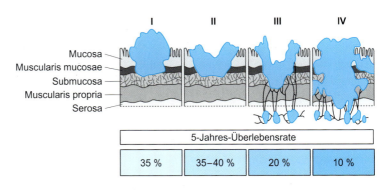

Abb. 9.5 Einteilung des Magenkarzinoms nach Borrmann [L141]

FRAGE
Welche **Metastasierungswege** gibt es beim Magenkarzinom?

Antwort Die Metastasierung erfolgt durch Ausbreitung in der Magenwand (intramural) und per continuitatem auf Nachbarorgane, lymphogen, hämatogen in Leber, Lunge und Knochen und über die Peritonealhöhle in Form von Abtropfmetastasen z. B. in die Ovarien (= Krukenberg-Tumor).

F R A G E
Welche **Lymphknotenstationen** sind bei der Metastasenausbreitung relevant?

Antwort Die lymphogene Metastasierung folgt je nach Tumorsitz den vier Lymphabflusszonen des Magens:
1. Lymphknoten der Kardiaregion und proximalen kleinen Kurvatur
2. Lymphknoten der distalen kleinen Kurvatur
3. Lymphknoten des Milzhilus und der proximalen großen Kurvatur
4. Lymphknoten der distalen großen Kurvatur und der Pylorusregion

F R A G E
Welche anderen **nicht epithelialen Magentumoren** sind Ihnen bekannt?

Antwort Es gibt Leiomyome, Neurinome, Lipome, MALT-Lymphome …

TIPP Die meisten Prüfer wollen bei dieser Fragestellung auf die MALT-Lymphome hinaus.

F R A G E
… **MALT-Lymphom?** Diesen Tumor müssen Sie mir etwas genauer erklären. Welche Zellen sind beteiligt? Kommt er ausschließlich im Magen vor?

Antwort MALT-Lymphome zählen zu den Non-Hodgkin-Lymphomen (NHL) und sind in der Regel niedrig maligne B-Zell-NHL des MALT-Systems. MALT bedeutet **„mucosa associated lymphoid tissue"** und stellt das primär in Schleimhäuten vorhandene lymphatische Gewebe dar. Die MALT-Lymphome finden sich am häufigsten im Magen und können durch chronische Entzündungsreize ausgelöst werden. Man vermutet, dass die Entstehung des MALT-Lymphoms in der Magenschleimhaut mit einer *Helicobacter-pylori*-Infektion assoziiert ist. Daher führte auch die Behandlung mit einer Eradikationstherapie in vielen Fällen zu einer Rückbildung des Lymphoms. Da die Tumorzellen lange in der Magenschleimhaut verbleiben („Homing") und erst spät absiedeln, ist die Prognose insgesamt gut.

F R A G E
Haben Sie den Begriff **„GIST"** schon einmal gehört?

Antwort Die Abkürzung GIST bedeutet **gastrointestinaler Stromatumor.** Es handelt sich um mesenchymale Tumoren, die am häufigsten im **Magen** lokalisiert sind, seltener in Dünndarm, Kolon, Ösophagus oder peritoneal. GIST werden unterschieden in eher spindelzellige (myoide), neurale/epitheloide oder gemischte Formen. Als Ursprungszellen der GIST werden heute

PLUS GIST machen ca. 3 % aller gastrointestinalen Neoplasien aus.

die interstitiellen **Cajal-Zellen** angesehen, die wichtige Schrittmacherfunktionen im Gastrointestinaltrakt ausüben und immunhistochemische Ähnlichkeit mit GIST-Zellen aufweisen.

FRAGE
Welches **immunhistochemische Merkmal** ist typisch für die GIST und welche Bedeutung hat dieses für die Klinik?

PLUS Durch Tyrosinkinaseinhibitoren (z. B. Imatinib) kann bei c-KIT-positiven GIST die Zellteilung unterdrückt werden.

Antwort Die Tumorzellen der GIST zeigen in den meisten Fällen Veränderungen bzw. **Mutationen** an dem Gen **c-KIT** (CD 117), die zu einer kontinuierlichen Aktivierung der **Tyrosinkinase** mit unkontrollierter Zellproliferation führen. Bei gesunden Menschen wird die Tyrosinkinase (sitzt an Zellen des Magen-Darm-Trakts) durch die Bindung von Wachstumsstoffen aktiviert und regt das Zellwachstum an. Lösen sich diese Wachstumsfaktoren wieder, wird das Enzym deaktiviert und die Zellteilung eingestellt. Bei einem Gendefekt entfällt diese Deaktivierung der Tyrosinkinase und löst ein unkontrolliertes Zellwachstum aus.

Durch den immunhistochemischen Nachweis dieser Veränderung lassen sich die GIST von anderen Weichgewebstumoren wie Leiomyosarkome oder Leiomyome unterscheiden, die ein ähnliches mikroskopisches Aussehen aufweisen. Auch sind sie der Angriffspunkt für eine gezielte medikamentöse Behandlung.

9.4 Dünndarm und Dickdarm

FRAGE
Was können Sie auf dem vorliegenden makroskopischen Präparat (➤ Abb. 9.6) erkennen?

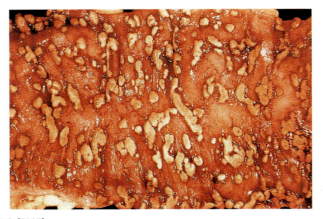

Abb. 9.6 [T407]

Antwort Auf dem makroskopischen Präparat ist ein aufgeschnittener Darmabschnitt erkennbar. Die Schleimhaut ist gerötet und von kleinen runden, gelbweißen Belägen bedeckt, die ein fibrinähnliches, schmieriges Aussehen haben. Es könnte sich um eine pseudomembranöse Kolitis handeln.

FRAGE
Es handelt sich in der Tat um eine **pseudomembranöse Kolitis.** Wie sieht die **Ätiologie** und **Pathogenese** dieser Erkrankung aus?

Antwort Pseudomembranöse Kolitiden treten typischerweise während oder nach **Antibiotikatherapien** auf und werden durch das Bakterium *Clostridium (C.) difficile* verursacht. Die Pathogenese läuft folgendermaßen ab: Etwa 3 % der Erwachsenen sind Träger von *C. difficile.* Die Störung der physiologischen Darmflora durch eine antibiotische Behandlung führt dazu, dass *C. difficile* die Darmflora überwuchern kann. Die Schädigungen der Darmschleimhaut werden durch die Enterotoxine des Bakteriums hervorgerufen und führen zu den auf der Abbildung erkennbaren **Pseudomembranen** aus Fibrin und Detritus. In leichten Fällen genügt das Absetzen des Antibiotikums als therapeutische Maßnahme. In schweren Fällen kann man das Bakterium mit Vancomycin oder Metronidazol wirkungsvoll bekämpfen.

FRAGE
Kennen Sie weitere infektiöse, mikrobielle Darmentzündungen, die sich im Kolon abspielen? Differenzieren Sie zwischen invasiven und nicht invasiven Erkrankungen.

Antwort Zu den **invasiv** verlaufenden mikrobiellen Entzündungen im Kolon zählen z. B. die Shigellen- und Amöbenruhr oder die Bilharziose, **nicht invasiv** ist z. B. die pseudomembranöse Kolitis (➤ Abb. 9.7).

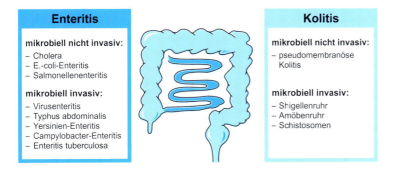

Abb. 9.7 Übersicht über mikrobielle, infektiöse Enteritiden und Kolitiden [M619, L141]

9 Gastrointestinaltrakt

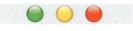

FRAGE
Sie sehen eine makroskopische und die dazugehörige mikroskopische Abbildung (> Abb. 9.8). Beschreiben Sie beide Abbildungen und stellen Sie anschließend eine Verdachtsdiagnose.

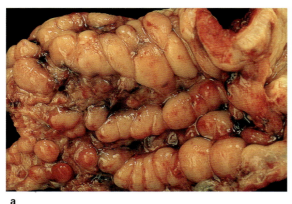

a

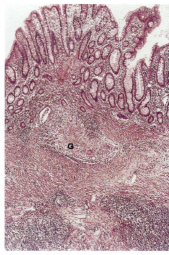

b

Abb. 9.8 [R285]

Antwort Auf der makroskopischen Abbildung ist ein Darmausschnitt erkennbar mit einem kopfsteinpflasterartigen Schleimhautrelief. Auf der mikroskopischen Abbildung sieht man entzündliche Infiltrate, die die gesamte Darmwand durchsetzen. In der Submukosa kann man darüber hinaus ein Granulom erkennen, das nicht verkäsend ist und von einem Lymphozytenwall umgeben wird. Diese pathologischen Befunde sind typisch für einen Morbus Crohn.

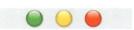

FRAGE
Um welche Erkrankung handelt es sich beim **Morbus Crohn?**

PLUS Mutationen des **NOD2-Gens** bei 50 % der Crohn-Patienten.

Antwort Der Morbus Crohn zählt zusammen mit der Colitis ulcerosa zu den **chronisch-entzündlichen Darmerkrankungen,** deren Ätiologie weitgehend unbekannt ist. Diskutiert wird eine **multifaktorielle Genese,** wobei neben genetischen Defekten und Infektionen v. a. immunologische Mechanismen eine große Rolle spielen.

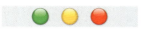

FRAGE
Beschreiben Sie die **Unterschiede** zwischen **Colitis ulcerosa** und **Morbus Crohn** hinsichtlich der Lokalisation, der Ausbreitung und der mikroskopischen und makroskopischen Merkmale.

Antwort Morbus Crohn und Colitis ulcerosa unterscheiden sich hinsichtlich folgender Merkmale (➤ Tab. 9.5):

TIPP Dies ist eine Standardfrage und sollte aus dem „FF" beherrscht werden! Sie wird auch regelmäßig in den Fächern Innere Medizin und Chirurgie gestellt.

Tab. 9.5 Differenzialdiagnose chronisch-entzündlicher-Darmerkrankungen

	Morbus Crohn	**Colitis ulcerosa**
Lokalisation	gesamter GIT	Kolon
Niveau	transmural	vorwiegend Mukosa und Submukosa
Ausbreitung	diskontinuierlich	kontinuierlich von aboral nach oral
Morphologie	**makroskopisch:** • Pflastersteinrelief: tiefe, fissurale Ulzerationen neben vorgewölbter Schleimhaut • Stenosen, Fisteln	**makroskopisch:** • Ulzerationen • Verlust der Haustrierung • Pseudopolypen • Abflachung der Schleimhaut
	mikroskopisch: • entzündliches Infiltrat • tief greifende Ulzerationen, Kryptenabszesse • Fissuren • Granulome • Kryptenarchitekturstörung	**mikroskopisch:** • entzündliches Infiltrat • Kryptenabszesse • flache Ulzerationen • Verlust von Becherzellen, Kryptenarchitekturstörung

FRAGE
Beschreiben Sie in groben Zügen die **Komplikationen** beider Erkrankungen.

Antwort Typische Komplikationen des **Morbus Crohn** sind Stenosen, Fisteln, Abszesse, das toxische Megakolon und selten auch eine maligne Entartung.

Bei der **Colitis ulcerosa** kann es zu Blutungen, einem toxischen Megakolon oder einer malignen Entartung, Strikturen, Fissuren, Fisteln oder Abszessen kommen.

Bei beiden Krankheitsbildern können im Verlauf verschiedene **extraintestinale Begleiterkrankungen** auftreten:
- Haut: Erythema nodosum
- Gelenke: Polyarthritis, Sakroileitis
- Augen: Episkleritis, Uveitis, Iridozyklitis

FALLBEISPIEL
Eine 55-jährige Frau kommt mit linksseitigen Unterbauchschmerzen zu Ihnen.

FRAGE
Welche Differenzialdiagnosen fallen Ihnen zu dieser Symptomatik ein?

Antwort Ein linksseitiger Unterbauchschmerz ist typisch für Divertikulitis bzw. Divertikulose, Darmulzera, Morbus Crohn, kolorektales Karzinom, Rektumkarzinom und auch für gynäkologische Erkrankungen.

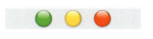

FRAGE
Was ist eine **Divertikulose** bzw. **Divertikulitis?** Wo kommen diese Erkrankungen bevorzugt vor und wie entstehen sie?

PLUS Das Sigma hat eine „Reservoirfunktion" im GIT, daher entstehen auch hier bevorzugt Divertikel.

Antwort Divertikel sind **Ausstülpungen der Darmwand.** Der Begriff **Divertikulose** beschreibt das Vorhandensein von Divertikeln im Darm. In der überwiegenden Zahl der Fälle hat der Patient keine Beschwerden. Erst, wenn sich Divertikel entzünden, können Beschwerden, wie Schmerzen im linken Unterbauch, Stuhlunregelmäßigkeiten oder Fieber auftreten.

Prinzipiell können Divertikel im gesamten Magen-Darm-Trakt entstehen, kommen aber bevorzugt im **Sigma** vor. Da die Symptome einer Appendizitis ähneln, jedoch im linken Unterbauch lokalisiert sind, spricht man auch von einer **„Linksappendizitis".** Bei der Entstehung von Divertikeln spielen eine ballaststoffarme Ernährung und Obstipation eine große Rolle, die durch einen erhöhten Druck im Darmlumen die Divertikelbildung provozieren. Prädilektionsstellen bei der Entstehung sind Schwachstellen in der Darmwand vorwiegend im Bereich von Muskellücken an Gefäßaustrittsstellen. Durch die Retention von Darminhalt in den Divertikeln kann es zu entzündlichen Veränderungen kommen und sich eine **Divertikulitis** ausbilden.

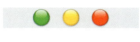

FRAGE
Um welche Art von Divertikel handelt es sich bei **Sigmadivertikeln?** Wie sieht der **Bruchsack** aus?

Antwort Grundsätzlich unterscheidet man echte und unechte Divertikel. Echte Divertikel sind Ausstülpungen der gesamten Darmwand und treten sehr selten auf, z. B. als Meckel-Divertikel. Bei unechten Divertikeln oder Pseudodivertikeln kommt es zur Ausstülpung lediglich der Schleimhaut durch Schwachstellen in der Darmwand. Bei Sigmadivertikeln handelt es sich meist um **Pseudodivertikel** (Graser-Divertikel), d. h. der Bruchsack besteht lediglich aus Darmschleimhaut.

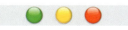

FRAGE
Welche **Komplikationen** können bei der Divertikulitis auftreten?

Antwort Mögliche Folgen einer Divertikulitis sind (➤ Abb. 9.9):
- Blutungen (rezidivierende Blutung, auch Massenblutung)
- Abszessbildung
- Fisteln in Blase, Scheide oder Dünndarm
- Darmstenosen, Ureterstrikturen
- Perforation (meist gedeckt, freie Perforationen mit Peritonitis sind selten)

9.4 Dünndarm und Dickdarm

1 Blutungen
2 Abszessbildung
3 Perisigmoiditis
4 Fisteln
5 Darmstenosen
6 Ureterstrikturen
7 Perforation

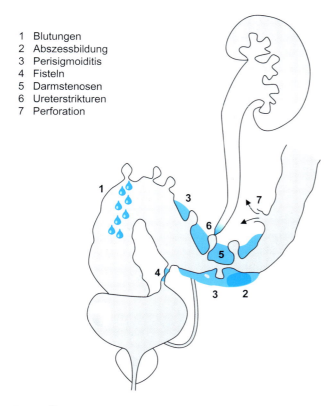

Abb. 9.9 Komplikationen einer Divertikulitis [L141]

FRAGE
Welche **Entzündungsformen** sind typisch für eine **akute Appendizitis**?

Antwort Die akute Appendizitis verläuft in Stadien, wobei sämtliche Formen der eitrigen Entzündung auftreten können:
- **Primäraffekt:** gerötete Serosa, Schleimhauterosionen und umschriebene granulozytäre Infiltrate
- **phlegmonöse Appendizitis:** Rötung und Verdickung, transmurale Ausbreitung des Granulozyteninfiltrats
- **ulzerophlegmonöse Appendizitis:** multiple Schleimhautulzerationen, Fibrinbeläge auf der Serosa
- **abszedierende Appendizitis:** Fibrinbeläge, multiple Abszesse in der Mukosa
- **gangränöse Appendizitis:** schwarz-rötliches, nekrotisches Gewebe

FRAGE
Was wissen Sie über die **Pathogenese** der akuten Appendizitis?

Antwort Die Pathogenese der akuten Appendizitis ist multifaktoriell. Wahrscheinlich führt eine **Obstruktion des Lumens** mit folgender Entleerungsstörung des Wurmfortsatzes, z. B. durch Kotsteine, Fremdkörper, Parasiten oder Tumoren, zu einer Entzündung der Appendixwand. Darüber hinaus kann es auch im Rahmen von **Entzündungen des Darms,** z. B. durch *Escherichia (E.) coli* oder Enterokokken, zu einer Mitbeteiligung der Appendix kommen. Auch Überempfindlichkeitsreaktionen v. a. bei Kindern werden diskutiert.

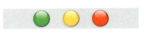

FRAGE
Sie haben eben **Tumoren der Appendix** erwähnt. Welche typischen Appendixtumoren kennen Sie?

Antwort Tumoren der Appendix sind insgesamt selten. Zu den häufigsten zählen die **neuroendokrinen Tumoren** (frühere Bezeichnung: Karzinoide). Weitaus seltener findet man in der Appendix epitheliale Tumoren, wie Adenome oder Karzinome, und nicht epitheliale Tumoren, wie Fibrome, Neurinome oder Lipome.

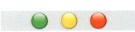

FRAGE
Was ist ein **Pseudomyxoma peritonei**?

TIPP Kurze Frage, kurze Antwort.

Antwort Beim Pseudomyxoma peritonei oder Gallertbauch handelt es sich um eine Ansammlung gallertiger Massen in der Bauchhöhle, die durch die Ruptur einer Mukozele des Wurmfortsatzes oder eines Zystadenoms im Ovar entstehen kann.

FALLBEISPIEL
Ein Patient kommt zu Ihnen und klagt über **Blut im Stuhl.**

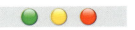

FRAGE
Welche Differenzialdiagnosen fallen Ihnen spontan dazu ein?

Antwort Differenzialdiagnosen für Blut im Stuhl sind: Hämorrhoiden, sämtliche Karzinome des Gastrointestinaltrakts, Polypen, Ulzera, Divertikel, Morbus Crohn, Colitis ulcerosa oder infektiöse Kolitis.

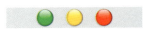

FRAGE
Im Rahmen einer Koloskopie entdecken Sie einen **Polypen.** Wie ist das weitere Vorgehen?

Antwort Je nach Größe des Polypen sollte er mit der Zange bzw. mit der Schlinge abgetragen und histologisch untersucht werden. Da Polypen häufig multipel vorkommen, sollten weitere Polypen endoskopisch ausgeschlossen werden.

9.4 Dünndarm und Dickdarm

FRAGE
Definieren Sie den Begriff **Polyp**! Welche **Dickdarmpolypen** kennen Sie?

Antwort Polypen sind makroskopisch erkennbare Gewebevermehrungen, die über das Schleimhautniveau hinausgehen. Im Kolon unterscheidet man nicht neoplastische Polypen von neoplastischen Polypen (➤ Tab. 9.6, ➤ Abb. 9.10).

Tab. 9.6 Nicht neoplastische und neoplastische Dickdarmpolypen

Nicht neoplastische Polypen	Neoplastische Polypen
Tumorartige Läsionen:	**Epitheliale Tumoren (Adenome):**
• hyperplastische Polypen	• tubulär
• entzündliche Polypen (Colitis ulcerosa)	• tubulär-villös
• lymphoide Polypen	• villös
• Hamartome (Peutz-Jeghers-Syndrom)	• serratiert

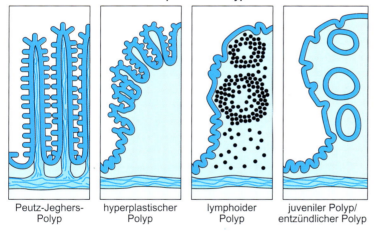

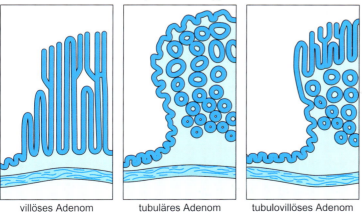

Abb. 9.10 Histologie nicht neoplastischer und neoplastischer Polypen [L141]

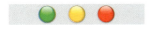

FRAGE

Gehen wir nun einmal davon aus, der Polyp wurde endoskopisch entfernt und landet bei Ihnen in der Pathologie. Nach welchen Kriterien müssen Sie das Gewebe histologisch begutachten?

Antwort Bei der histologischen Begutachtung muss nach der **WHO-Klassifikation** (➤ Tab. 9.7) befundet werden und es müssen Angaben über den **Dysplasiegrad,** über die **Entfernung im Gesunden** und bei Karzinomen Angaben über den **Differenzierungsgrad** gemacht werden. Nach der kompletten Abtragung neoplastischer Polypen (Adenome) sollte unabhängig vom Dysplasiegrad eine Kontrollendoskopie nach 3 Jahren erfolgen. Nach Abtragung nicht neoplastischer Polypen ist keine endoskopische Nachsorge nötig.

Tab. 9.7 WHO-Klassifikation der Kolontumoren

WHO-Klassifikation der Kolontumoren
1. epitheliale Tumoren
1.1 gutartig 1.1.1 Adenome: tubulär, villös, tubulovillös, serratiert 1.1.2 Adenomatose (familiäre adenomatöse Polypose)
1.2. bösartig 1.2.1–3 Adenokarzinome (muzinös, Siegelringzelltyp) 1.2.4 Plattenepithelkarzinom 1.2.5 adenosquamöses Karzinom 1.2.6 kleinzelliges Karzinom 1.2.7 undifferenziertes Karzinom
2. endokrine Tumoren: Karzinoid, Kombinationen
3. mesenchymale Tumoren

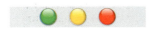

FRAGE

Mit welcher Häufigkeit entarten **kolorektale Adenome?**

Antwort Das **Entartungsrisiko** der kolorektalen Adenome ist abhängig von dem jeweiligen Adenomtyp: **Villöse** Adenome haben das höchste Entartungsrisiko (20–40 %), treten aber eher selten auf (ca. 11 %). Kleine **tubuläre** Adenome entartet selten (1–10 %) und sind der häufigste Adenomtyp (ca. 62 %). Die **tubulovillösen** Adenome liegen mit einem Entartungsrisiko von ca. 20 % und einer Häufigkeit von 26 % zwischen den tubulären und den villösen Adenomen. Darüber hinaus steigt das Entartungsrisiko mit der Größe des Adenoms: bei > 2 cm bis 50 %. Ebenso entarten breitbasige Adenome häufiger als gestielte. Letztendlich spielt auch der Dysplasiegrad (Grad und Ausmaß zellulärer Atypien) eine entscheidende Rolle.

MERKE Entartungsrisiko kolorektaler Adenome: villös > tubulovillös > tubulär.

FRAGE
Auf der makroskopischen Abbildung (➤ Abb. 9.11) sehen Sie Dickdarmschleimhaut. Für welche Erkrankung ist dieses Bild typisch?

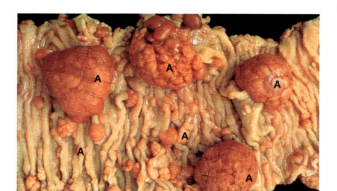

Abb. 9.11 [R285]

Antwort Auf der Abbildung sind zahlreiche, unterschiedlich große Polypen der Schleimhaut zu erkennen. Da die Anzahl der Adenome sehr hoch ist, handelt es sich wahrscheinlich um eine **familiäre adenomatöse Polyposis** (FAP).

FRAGE
Richtig erkannt. Erzählen Sie mehr zu diesem Erkrankungsbild.

Antwort Die familiäre adenomatöse Polyposis (FAP) ist gekennzeichnet durch **multiple Adenome** (> 100) der kolorektalen Schleimhaut und tritt gehäuft familiär auf. Bereits im jugendlichen Alter bilden sich teils mehr als 100 Darmpolypen, die zwar zunächst gutartige Gewebewucherungen sind, im Laufe der Zeit aber mit einem fast 100-prozentigen Risiko zum Karzinom entarten. Deshalb sollte schon in jungen Jahren gezielt mit Vorsorgeuntersuchungen begonnen werden.

PLUS Die FAP wird durch genetische Veränderungen im **APC-Tumorsuppressorgen** auf Chromosom 5 autosomal-dominant vererbt.

FRAGE
Welche anderen Präkanzerosen bzw. welche Risikofaktoren des **kolorektalen Karzinoms** kennen Sie?

Antwort Typische **Präkanzerosen** des kolorektalen Karzinoms sind:
- **Adenome,** v. a. **villöse** Adenome > 2 cm
- familiäre adenomatöse Polyposis **(FAP)**
- andere Adenomatosen mit extrakolischer Manifestation:
  - Peutz-Jeghers-Syndrom (+ Ovarialkarzinom, Melaninflecken an Lippen und Mundschleimhaut)
  - Gardner-Syndrom (+ Desmoide, Osteom, Fibrome, Epidermoidzysten)
  - Turcot-Syndrom (+ Glio-/Medulloblastome)
- Colitis ulcerosa

Ein erhöhtes Risiko besteht weiterhin in Familien mit **HNPCC** (hereditäres kolorektales Karzinom ohne Polyposis; Lynch-Syndrom). Darüber hinaus werden **ernährungsbedingte** Risikofaktoren wie ballaststoffarme, fett- und fleischreiche Kost und langjähriger **Alkohol- und Zigarettenkonsum** diskutiert.

Mehr als **90 %** aller kolorektalen Karzinome entwickeln sich aus bestehenden **Adenomen (Adenom-Karzinom-Sequenz).** Die Aktivierung von Onkogenen (z. B. durch Mutationen des K-ras-Gens) und die Inaktivierung von Tumorsuppressorgenen (z. B. durch Mutationen/Deletionen des APC-, p53- und DCC-Gens) führen über einen mehr- bzw. vielstufigen Prozess zur malignen Entartung.

MERKE Kolorektale Karzinome entstehen am häufigsten aus Adenomen (Adenom-Karzinom-Sequenz).

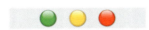

FRAGE
Welche **histologischen Typen** des kolorektalen Karzinoms gibt es?

Antwort Es werden folgende histologische Typen unterschieden:
- **Adenokarzinome:** mit tubulären, papillären und papillo-tubulären Subtypen. Sie entsprechen ca. 90 % aller kolorektalen Karzinome.
- **Muzinöse Adenokarzinome:** Charakteristisch ist hier eine ausgedehnte extrazelluläre Verschleimung, die mehr als 50 % des Tumors einnimmt.
- **Siegelringzellkarzinome:** Sie bestehen zu mehr als 50 % aus Siegelringzellen mit intrazellulärer Schleimbildung.
- Eher seltene Tumortypen sind adenosquamöse, kleinzellige und und medulläre Karzinome.

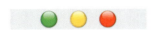

FRAGE
In welchen Bereichen des Dickdarms sind kolorektale Karzinome bevorzugt **lokalisiert?**

Antwort Etwa 60 % aller kolorektalen Karzinome finden sich im **Rektum,** 20 % im Sigma, 10 % im Zökum/Colon ascendens und die restlichen Tumoren im übrigen Kolon.

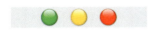

FRAGE
Aufgrund unterschiedlicher chirurgischer Verfahren bei der Entfernung von Kolon- und Rektumkarzinomen sollte präoperativ eine genaue Lokalisation des Karzinoms erfolgen. Woher weiß der Arzt in der **Endoskopie,** ob es sich nun um ein Karzinom des Rektums oder des Colon sigmoideum handelt?

PLUS Wichtig ist der gemessene **untere** Tumorrand. Selbst wenn die Haupttumormasse im Sigmoid lokalisiert ist, der untere Tumorrand aber ins Rektum reicht, zählt dieser Tumor zu den Rektumkarzinomen.

Antwort Eine makroskopisch erkennbare Grenze zwischen Rektum und Sigmoid gibt es in diesem Sinne nicht. Als Rektumkarzinom werden alle Tumoren bezeichnet, die endoskopisch gemessen ab der Linea dentata bis zu einer Höhe von 12 cm bzw. ab der Anokutanlinie bis zu einer Höhe von 16 cm lokalisiert sind.

FRAGE
Sagt Ihnen die **Dukes-Klassifikation** bezüglich kolorektaler Karzinome etwas? Wie lautet sie?

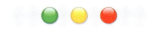

Antwort Die Einteilung der kolorektalen Karzinome erfolgt nach Dukes A, B, C und D (➤ Tab. 9.8):

TIPP TNM-Klassifikationen werden bei Prüfungen in der Regel nicht gefragt und müssen daher nicht auswendig gelernt werden.

Tab. 9.8 Dukes-Klassifikation und Stadieneinteilung des kolorektalen Karzinoms (LKM = Lymphknotenmetastasen, FM = Fernmetastasen)

Dukes	Definition	TNM	UICC-Stadium
	Carcinoma in situ	Tis	0
A	Infiltration bis max. Muscularis propria, Ø LKM, Ø FM	T1, T2, N0, M0	I
B	Infiltration aller Wandschichten, Überschreiten der Darmwand Ø LKM, Ø FM	T3, T4, N0, M0	II
C	Tumorausbreitung wie A oder B, **LMK**	Tx, N 1–3, M0	III
D	Tumorausbreitung wie C, **FM**	Tx, Nx, M1	IV

FRAGE
Welche Formen und Wege der **Metastasierung** sind Ihnen beim kolorektalen Karzinom bekannt?

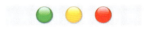

Antwort Das kolorektale Karzinom metastasiert zunächst **lymphogen.** Je nach Sitz des Karzinoms bilden sich die Metastasen entsprechend der arteriellen Versorgung. Das Kolonkarzinom im **Colon ascendens und transversum** metastasiert entlang der A. mesenterica superior, bei Sitz im **Colon descendens** entlang der A. mesenterica inferior oder auch entlang beider Arterien, wenn das Karzinom im mittleren Colon transversum im Bereich der Riolan-Arkade liegt. Das **Rektumkarzinom** metastasiert entlang der A. mesenterica inferior bei hohem Sitz, zusätzlich entlang der A. iliaca bei mittlerem Sitz oder zusätzlich entlang der A. inguinalis bei tiefsitzendem Tumor.

Die **hämatogene** Ausbreitung erfolgt entsprechend dem venösen Abfluss über das **Pfortadersystem.** Daher metastasiert das kolorektale Karzinom zunächst in **Leber** und **Lunge** und erst anschließend in andere Organsysteme wie Gehirn, Nebenniere und Skelettsystem. Bei fortgeschrittenem Karzinom kann es auch zu einer Peritonealkarzinose kommen. Bei Vorliegen eines distalen Rektumkarzinoms kann die Metastasierung via V. cava direkt in die Lunge gehen.

FRAGE
Welche anderen Tumoren können eine **Peritonealkarzinose** verursachen?

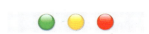

Antwort Die Peritonealkarzinose kommt vorwiegend bei malignen Tumoren des Bauchraums vor, z. B. bei Karzinomen des Magens, des Ovars, des

Pankreas, des Kolons oder der Gallenblase. Sekundäre Tumoren sind die häufigsten malignen Tumoren des Peritoneums. Primär maligne Tumoren des Peritoneums, wie z. B. das Mesotheliom, sind eher selten.

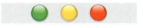

FRAGE
Was ist eine **Melanosis coli?**

Antwort Bei der Melanosis coli handelt es sich um eine hellbraune bis tiefschwarze Verfärbung der Kolonschleimhaut, die man häufig bei Patienten nach langjähriger Einnahme von anthrachinonhaltigen Abführmitteln beobachten kann. Es handelt sich um eine reversible Veränderung, die sich unter Wegfall der auslösenden Noxe wieder zurückbilden kann und insgesamt harmlos ist.

KAPITEL 10 Hepatopankreatisches System

10.1 Leber

FRAGE
Welche Ursachen kann eine **Stauungsleber** haben und welche Folgen können sich für das Lebergewebe ergeben?

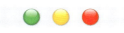

Antwort Bei der Stauungsleber kommt es aufgrund eines gestörten venösen Abflusses zu einem Blutrückstau, der meist Folge einer **Rechtsherzinsuffizienz** bzw. einer globalen Herzinsuffizienz oder einer **Pericarditis constrictiva** ist. Die Stauung betrifft zunächst die Zentralvenen und die zentralen Sinusoide, die stark erweitert und blutreich sind. Die zentralen Bereiche der Läppchen reagieren zuerst auf die Minderversorgung mit hypoxischer **Leberzellverfettung** und **-nekrosen.** Im weiteren Verlauf können ausgedehnte **Stauungsstraßen** entstehen, die zusammen mit der gelblichen Parenchymverfettung makroskopisch das Bild einer Muskatnussleber ergeben. Besteht die Stauung über einen längeren Zeitraum, bildet sich zunehmend eine **Fibrose** („Fibrose cardiaque"). Bei ausgeprägter Leberstauung kann sich eine portale Hypertonie mit Aszites und Splenomegalie entwickeln.

PLUS **klassisches Leberläppchen:** V. zentralis im Mittelpunkt
periportales Läppchen: periportales Feld im Mittelpunkt
DD Glisson-Trias: Gallengänge → kubisches bis hochprismatisches Epithel
Äste der V. portae → weitlumig, dünne und muskelarme Wände
Äste der A. hepatica → englumig, kräftige Wände

FRAGE
Definieren Sie den Begriff **portale Hypertension.** Welche anderen ätiologischen Faktoren kennen Sie?

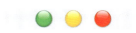

Antwort Als portale Hypertension bezeichnet man eine **Erhöhung des Pfortaderdrucks** auf **über 12 mmHg** (normal < 10 mmHg). Je nach der Lokalisation unterscheidet man prähepatische, intrahepatische und posthepatische Ursachen (Tab. 10.1):

Tab. 10.1 Klassifikation und Ursachen der portalen Hypertension

Lokalisation	Ursachen
Prähepatisch	
extrahepatisches Pfortadersystem	thrombotischer Verschluss der Pfortader
Intrahepatisch	
präsinusoidal	Bilharziose, myeloproliferative Erkrankungen, Lebermetastasen
sinusoidal	Leberzirrhose
postsinusoidal	Budd-Chiari-Syndrom (= thrombotischer Verschluss der Lebervenen), Venookklusionskrankheit (Endophlebitis hepatica obliterans)

Tab. 10.1 Klassifikation und Ursachen der portalen Hypertension (Forts.)

Lokalisation	Ursachen
Posthepatisch	
V. cava inferior, Herzbeutel, Herz	V.-cava-Obstruktion, Rechtsherzinsuffizienz, Pericarditis constrictiva

FRAGE
Infolge der portalen Hypertension bilden sich **Umgehungskreisläufe** vom portalen in das kavale Venensystem, um den Abfluss des Blutes zu erleichtern. Wo sind diese typischerweise lokalisiert und wie entstehen sie?

Antwort Umgehungskreisläufe entstehen v. a. im Bereich des **Ösophagus** und des proximalen **Magens** (Abfluss über die V. azygos; ➤ Abb. 10.1). Durch den erhöhten Blutfluss und Druck in den Venen kommt es zu einer Überdehnung bzw. Ausweitung der Venenwände und damit zur Bildung von Ösophagus- und Fundusvarizen, die bei Ruptur gefährliche Blutungen zur Folge haben können. Andere Kollateralen können sich im Bereich des **Rek-**

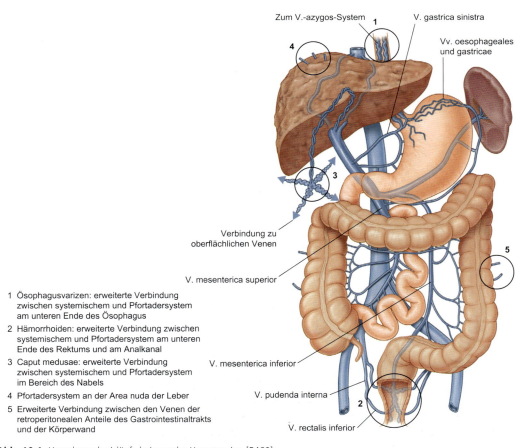

1 Ösophagusvarizen: erweiterte Verbindung zwischen systemischem und Pfortadersystem am unteren Ende des Ösophagus
2 Hämorrhoiden: erweiterte Verbindung zwischen systemischem und Pfortadersystem am unteren Ende des Rektums und am Analkanal
3 Caput medusae: erweiterte Verbindung zwischen systemischem und Pfortadersystem im Bereich des Nabels
4 Pfortadersystem an der Area nuda der Leber
5 Erweiterte Verbindung zwischen den Venen der retroperitonealen Anteile des Gastrointestinaltrakts und der Körperwand

Abb. 10.1 Umgehungskreisläufe bei portaler Hypertension [E460]

tums, der **Bauchwand** (paraumbilikale Venen → Vv. epigastricae superiores et inferiores), der **Milz** oder der **Niere** bilden.

FRAGE
Was fällt Ihnen zu diesen beiden Abbildungen (➤ Abb. 10.2) ein?

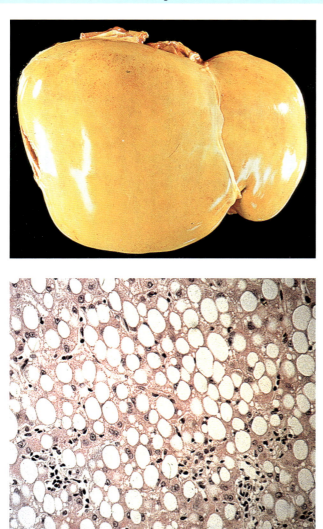

Abb. 10.2 [R285]

Antwort Auf der makroskopischen Abbildung (➤ Abb. 10.2a) ist eine Leber zu sehen, die vergrößert erscheint und darüber hinaus eine Gelbfärbung aufweist, so wie es typisch für eine Fettleber wäre. Das histologische Bild (➤ Abb. 10.2b) bestätigt die Diagnose: Hier sind deutlich Fettvakuolen in den Hepatozyten zu erkennen, die aufgrund ihrer Größe die Zellkerne an den Rand drängen. Darüber hinaus finden sich verstreut einige Zellansammlungen aus Lymphozyten und Granulozyten.

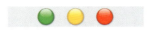

FRAGE
Wann spricht man von einer **Leberverfettung,** wann von einer **Fettleber?**

PLUS Fettleber = hepatische Steatose

Antwort Kommen die Fettvakuolen in weniger als 50 % der Hepatozyten vor, spricht man von einer Leberverfettung. Enthalten mehr als 50 % der Hepatozyten Fetttropfen, wird der Begriff Fettleber verwendet.

FRAGE
Welche Mechanismen führen zur Entwicklung einer **Fettleber?** Welche ätiologischen Faktoren spielen dabei eine Rolle?

Antwort Die Fettleber entwickelt sich auf dem Boden eines gestörten Fettsäure- und Triglyzeridstoffwechsels in der Leberzelle infolge:
- eines erhöhten Fettangebots an die Leberzelle,
- einer vermehrten Fettsäuresynthese,
- einer verminderten Fettsäureoxidation oder
- eines verminderten Fettabtransports aus der Leber infolge fehlender Apoprotein- und VLDL-Synthese.

Ätiologische Faktoren, die eine Fettleber zur Folge haben, sind:
- **toxische Stoffe:** Alkohol, Medikamente (z. B. Tetrazykline, Glukokortikoide), halogenierte Kohlenwasserstoffe
- **Ernährungsfaktoren:** Hungerzustände, Adipositas, Eiweißmangelernährung (Kwashiorkor)
- **endokrine Ursachen und Stoffwechselstörungen:** Diabetes mellitus (v. a. Typ II), Hyperlipoproteinämie, Schwangerschaft (Schwangerschaftsfettleber), Frühstadium des Morbus Wilson

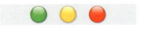

FRAGE
Die Fettleber stellt das erste Stadium im Rahmen einer **alkoholischen Hepatopathie** dar. Welche weiteren **Stadien** gibt es und welche histologischen Besonderheiten zeigt die alkoholische Hepatopathie?

PLUS Mallory-bodies sind aggregierte, intermediäre Filamente (Zytoskelettanteile).

Antwort Je nach Schwere des alkoholischen Leberschadens unterscheidet man die drei Stadien Alkoholfettleber, Alkoholhepatitis und Alkoholzirrhose:
- **Alkoholfettleber:** Die alkoholinduzierte Verfettung beginnt in der Regel läppchenzentral, kann sich aber bei schwereren Formen diffus ausbreiten. Histologisch findet man meist großtropfige Fettvakuolen. Die Mitochondrien sind vergrößert.
- **Alkoholhepatitis:** Sie ist charakterisiert durch **Einzelzellnekrosen, Mallory-bodies** und **granulozytäre Infiltrate** um degenerierte Hepatozyten. Mallory-bodies sind intrazytoplasmatische Einschlusskörperchen, die alkoholisches Hyalin enthalten. Im weiteren Verlauf bildet sich ein perivenöses (um die Zentralvene) und perizelluläres bzw. perisinusoidales Faserwerk, die sog. **Maschendrahtfibrose**.
- **Alkoholzirrhose:** Typisch ist hier ein Umbau des Leberparenchyms zu einer meist kleinknotigen Zirrhose. Sie ist das Endstadium der alkoholischen Hepatopathie.

FRAGE
Sie sehen hier einen histologischen Schnitt, einmal in HE-Färbung und einmal in Berliner-Blau-Färbung (➤ Abb. 10.3). Was fällt Ihnen dazu ein?

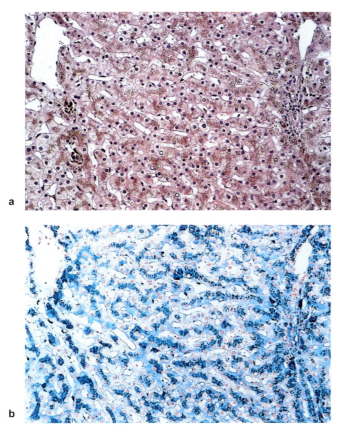

Abb. 10.3 [T407]

Antwort Es handelt sich um einen histologischen Schnitt von Lebergewebe. Deutlich zu erkennen ist eine massive Überladung der Leberzellen mit Eisen, das sich typischerweise in der Berlin-Blau-Färbung blau darstellt. Ursache solcher Eisenspeicherungen können primäre Hämochromatosen oder sekundäre Siderosen sein.

TIPP Bei „Berliner-Blau-Färbung" sollte eigentlich sofort der Groschen fallen: Es muss etwas mit Eisen zu tun haben!

FRAGE
Welche Mechanismen führen zur Entstehung einer **primären Hämochromatose**?

Antwort Die primäre oder hereditäre Hämochromatose ist eine genetisch bedingte Eisenspeicherkrankheit, die infolge einer pathologisch gesteigerten Eisenresorption im Dünndarm entsteht. Die häufigste Ursache ist eine **Mutation des HFE-Gens,** das auf Chromosom 6 liegt. Die vermehrte Eisenresorption führt zu einer Eisenüberladung v. a. in Leber und Pankreas, aber auch in anderen endokrinen Organen sowie in Milz und Herz (➤ Abb. 10.4).

PLUS Das Hämochromatose-Gen (HFE) kodiert ein wichtiges Steuerprotein für die Eisenaufnahme und -abgabe durch die Enterozyten.
Die Hämochromatose zählt zu den häufigsten Erbkrankheiten.

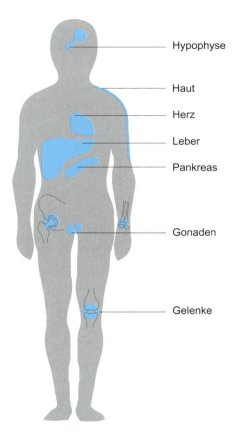

Abb. 10.4 Organschäden bei Hämochromatose [L242]

Die Eisenspeicherung in der **Leber** erfolgt in erster Linie in den periportalen Hepatozyten, auch in Gallengangsepithelien und Kupffer-Sternzellen. Auf Dauer kommt es zu schweren Zellschäden, die im Spätstadium eine Leberzirrhose zur Folge haben können. Im **Pankreas** äußert sich eine andauernde Zellschädigung der Inselzellen in Form eines Diabetes mellitus. Wegen der häufig gleichzeitig bestehenden bräunlichen Verfärbung der Haut spricht man von „Bronzediabetes".

MERKE Typische Trias der Hämochromatose: Leberzirrhose, Diabetes mellitus, Hautpigmentierung (Bronzediabetes).

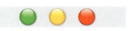

FRAGE
Welche anderen **Ursachen** für eine **Eisenüberladung der Leber** kennen Sie?

Antwort Sekundäre **Siderosen** können bei Erkrankungen mit ineffektiver Erythropoese (z. B. Thalassaemia major) oder durch wiederholte Bluttransfusionen (Transfusionssiderose) bedingt sein. Ebenso kann es im Rahmen einer **alkoholischen Hepatopathie** zu Eisenablagerungen in der Leber kommen.

Die Eisenspeicherung erfolgt bei der Hämochromatose in erster Linie in den Hepatozyten, bei den sekundären Siderosen in erster Linie in den Zellen des RHS (Kupffer-Sternzellen, Makrophagen).

MERKE

FRAGE
Kennen Sie den **Morbus Wilson?** Welcher Pathomechanismus liegt dieser Erkrankung zugrunde?

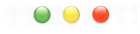

Antwort Beim Morbus Wilson handelt es sich um eine autosomal-rezessiv vererbte **Kupferspeicherkrankheit.** Aufgrund einer Störung der Kupferausscheidung über die Galle kommt es zur Anhäufung des überschüssigen Kupfers in verschiedenen Organen, v. a. in der **Leber,** im **Zentralnervensystem** und in der **Hornhaut der Augen.**

Die Leberschädigung ist vielgestaltig und kann eine Leberzellverfettung, ausgedehnte Leberzellnekrosen oder eine Hepatitis verursachen und im Endstadium schließlich zu einer Leberzirrhose führen. Die Kupferspeicherung im Gehirn äußert sich vorwiegend in Bewegungs- und Sprachstörungen. Im Auge zeigt sich typischerweise ein grünlich braun gefärbter Ring um die Hornhaut, der sog. **Kayser-Fleischer-Kornealring.**

PLUS Erniedrigter Coeruloplasminspiegel (= Kupfertransportprotein) im Plasma und gesteigerte Kupferausscheidung im Urin bei Morbus Wilson. Defekt des **Wilson-Gens (ATP7B)** auf Chromosom 13.

FRAGE
Welche Formen bzw. welche Ursachen der **Hepatitis** sind Ihnen bekannt?

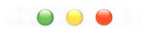

Antwort Entzündungen der Leber haben sehr vielfältige Ursachen und können durch Infektionen (viral, bakteriell, parasitär), Stoffwechselstörungen, Autoimmunerkrankungen oder durch toxische Faktoren wie Alkohol oder Medikamente ausgelöst werden (➤ Tab. 10.2).

TIPP Bei so weitläufigen Fragen ist es wichtig, die Nerven zu behalten und sich eine Gliederung zurechtzulegen, sonst kommt man vom Hundertsten ins Tausendste.

Tab. 10.2 Ursachen einer Hepatitis

Infektiös	• viral: Hepatitis-Viren A, B, C, D, E; Virusbegleithepatitis: z. B. Epstein-Barr-Virus (infektiöse Mononukleose), Zytomegalievirus • bakteriell: z. B. Leptospirose, Brucellose • parasitär: z. B. Amöben (Amöbenabszess), Echinokokken, Malaria
Toxisch	• Alkohol • Medikamente: z. B. Isoniazid, Paracetamol, Sulfonamide • Tetrachlorkohlenstoff, Knollenblätterpilzgift
Stoffwechselerkrankungen	• Morbus Wilson • Hämochromatose
Autoimmun	• Autoimmunhepatitis
Granulomatös	• Sarkoidose • Tuberkulose

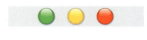

FRAGE
Wie unterscheiden sich die **Virushepatitiden** hinsichtlich ihrer Übertragung und ihres Verlaufs?

Antwort Hepatitis A und E werden **fäkal-oral** übertragen und zeigen i. d. R. keine chronischen Verläufe. Hepatitis B, C und D werden durch **Blut** und **virushaltige Körpersekrete** übertragen.

Während die Hepatitis B nur in ca. 5–10 % der Fälle chronisch verläuft, entwickeln ca. 50 % der Patienten mit Hepatitis C eine chronische Hepatitis. Von chronischer Hepatitis spricht man, wenn die akute Hepatitis nach 6 Wochen nicht ausgeheilt ist. Eine Infektion mit dem Hepatitis-D-Virus ist nur bei einer bestehenden Hepatitis-B-Infektion möglich.

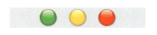

FRAGE
Wie unterscheidet sich die **Morphologie** bei akuten und chronischen Verlaufsformen der hepatitisspezifischen Viren?

PLUS Milchglashepatozyten: Vermehrung des endoplasmatischen Retikulums infolge exzessiver Produktion von HBs-Antigen. HBs-Ag lässt sich in diesen Zellen immunhistochemisch nachweisen.
Mottenfraßnekrosen: Leberzellnekrosen der parenchymatösen Grenzplatte.

Antwort Bei der **akuten** Virushepatitis ist die Leber meist vergrößert und gerötet. Histologisch fallen entzündliche Infiltrate v. a. in den Portal- bzw. Periportalfeldern und vereinzelt in den Leberläppchen auf. Typische Parenchymveränderungen sind Leberzellverfettungen, hydropisch geschwollene, ballonierte Leberzellen und Einzelzellnekrosen (**Councilman-Körperchen**). Darüber hinaus kommt es zu einer Kupffer-Zell-Aktivierung und -Proliferation.

Bei der **chronischen** Virushepatitis unterscheidet man zwei Formen: die chronisch-persistierende und die chronisch-aggressive Hepatitis. Bei der **chronisch-persistierenden** Hepatitis sind die lymphohistiozytären Infiltrate scharf auf die Portalfelder begrenzt und es entwickeln sich keine Mottenfraßnekrosen. Milchglashepatozyten findet man insbesondere bei der Hepatitis B. Sie sind Ausdruck einer Vermehrung des endoplasmatischen Retikulums. Bei der **chronisch-aggressiven**, schwereren Form greifen die lymphohistiozytären Infiltrate auf die Läppchen über und darüber hinaus findet man hier Mottenfraßnekrosen. Ein Fortschreiten der Nekrosen, die Ausbildung einer Fibrose und von Fibrosesepten können schließlich zu einer Leberzirrhose führen.

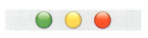

FRAGE
Was ist eine **Leberzirrhose**? Welches sind die wichtigsten ätiologischen Faktoren?

Antwort Eine Leberzirrhose ist das **Endstadium** unterschiedlicher chronischer Erkrankungen der Leber, bei der es zu einer Zerstörung der Läppchen- und Gefäßstruktur der Leber kommt. Verschiedene Lebernoxen bewirken den Untergang von Leberzellen, der von der Leber teilweise durch die Ausbildung **bindegewebiger Septen** und einer gesteigerten hepatozellulären Regeneration (**Regeneratknoten**) kompensiert wird. Diese Vorgänge laufen ungeordnet und gesteigert ab und führen letztendlich zu Veränderungen der normalen lobulären und vaskulären Läppchenarchitektur.

In den westlichen Ländern entsteht die Leberzirrhose am häufigsten durch einen chronischen **Alkoholabusus,** gefolgt von den chronischen viralen **Hepatitiden** (Hepatitis B und C). Weitere Ursachen sind:

- **toxisch:** Medikamente (z. B. Methotrexat), Chemikalien (z. B. Tetrachlorkohlenstoff)
- **biliär:** Gallensteine, Cholangitiden, primär sklerosierende Cholangitis, primär biliäre Zirrhose
- **metabolisch:** Hämochromatose, Morbus Wilson, α_1-Antitrypsinmangel
- **autoimmun:** Autoimmunhepatitis
- **kardiovaskulär:** chronische Rechtsherzinsuffizienz, Pericarditis constrictiva, Budd-Chiari-Syndrom
- **infektiös:** Bilharziose

MERKE

Primär biliäre Zirrhose (PBC): Autoimmunerkrankung (Auto-AK gegen Mitochondrien) mit Destruktion der **intrahepatischen** Gallengänge, betrifft meist Frauen.
Primär sklerosierende Cholangitis (PSC): Cholangitis mit obstruktiver Fibrose der **intra-** und **extrahepatischen** Gallengänge, häufig assoziiert mit Colitis ulcerosa, Männer sind häufiger betroffen als Frauen.

FRAGE
Wie lässt sich die Leberzirrhose **morphologisch** einteilen?

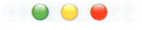

Antwort Makroskopisch lassen sich je nach Größe der nodulären Veränderungen drei Formen der Leberzirrhose unterscheiden (➤ Tab. 10.3):

Tab. 10.3 Morphologische Einteilung der Leberzirrhose

Einteilung	Morphologie
Mikronoduläre (kleinknotige) Zirrhose	relativ regelmäßige Knoten, schmale Bindegewebssepten Durchmesser **< 3 mm** v. a. metabolisch, biliär, alkoholbedingt
Makronoduläre (großknotige) Zirrhose	unregelmäßige Knoten, breite irreguläre Bindegewebssepten Durchmesser 3 mm bis mehrere cm v. a. bei Virushepatitis
Mikro-makronoduläre (gemischtknotige) Zirrhose	wechselnde Knotengröße

FRAGE
Welche **Funktionsstörungen** bzw. **Komplikationen** ergeben sich aus dem zirrhotischen Umbau der Leber?

Antwort Die Komplikationen der Leberzirrhose ergeben sich zum einen aus der verminderten Leberparenchymleistung und zum anderen aus der Störung des portalen Blutkreislaufs.

Es kommt zu einer verminderten Bilirubinausscheidung mit **Ikterus,** zu einer verminderter Proteinsynthese (**Hypalbuminämie,** Blutgerinnungsstörungen etc.) und **endokrinen** Störungen (z. B. Gynäkomastie, Bauchglatze).

Durch die Behinderung des intrahepatischen Blutabflusses kann sich eine **portale Hypertonie** mit Bildung von Umgehungskreisläufen (v. a. Ösophagusvarizen) und **Aszites** entwickeln.

Im weiteren Verlauf können ein **hepatorenales Syndrom,** eine **hepatische Enzephalopathie** bis hin zum **Leberausfallkoma** folgen. Schließlich kann sich auf dem Boden einer Leberzirrhose ein **hepatozelluläres Karzinom** entwickeln.

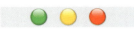

FRAGE
Stichwort **hepatozelluläres Karzinom.** Was fällt Ihnen dazu ein?

PLUS Erhöhtes AFP auch bei Keimzelltumoren (Hoden, Ovar) und bei Schwangeren.

Antwort Das hepatozelluläre Karzinom (HCC) ist ein maligner Tumor der Leber, der von den Hepatozyten ausgeht. Es zählt weltweit zu den häufigsten Karzinomen und hat eine hohe Inzidenz in **südostasiatischen** und **afrikanischen Ländern;** in Europa und Nordamerika kommt es seltener vor, zeigt hier aber eine zunehmende Inzidenz. **Männer** zwischen dem 50. und 60. Lebensjahr sind häufiger betroffen als Frauen.

Das HCC bildet sich meist in einer zirrhotisch umgebauten Leber. Hauptrisikofaktoren für die Entstehung eines HCCs sind v. a. in Asien und Afrika Infektionen mit **Hepatitis B und C,** in Europa und Nordamerika vorwiegend ein **chronischer Alkoholkonsum.** Weitere ätiologische Faktoren sind:
- Mykotoxine: z. B. **Aflatoxine** (Pilzgift des *Aspergillus flavus* in Weizen, Nüssen, Reis)
- Stoffwechselerkrankungen: z. B. **Hämochromatose,** $α_1$-Antitrypsinmangel
- verschiedene chemische Substanzen: Androgene, Kontrazeptiva, Arsen, Thorotrast (früher verwendetes Röntgenkontrastmittel)

Makroskopisch zeigt das HCC ein großknotiges, multizentrisches oder diffuses Wachstumsmuster. Die Metastasierung erfolgt **hämatogen** vor allem in Lunge, Skelett und Haut und **lymphogen** in regionale Lymphknoten.

Die Symptome sind eher unspezifisch wie Schmerzen im rechten Oberbauch, Gewichtsverlust, Abgeschlagenheit und deuten auf ein bereits fortgeschrittenes Stadium hin.

Neben den bildgebenden Verfahren wie Sonografie und CT bzw. MRT spielt bei der Diagnostik auch die Bestimmung des Tumormarkers α-Fetoprotein **(AFP)** eine Rolle, der bei vielen Fällen erhöht ist. Eine Therapie mit kurativer Zielsetzung durch Leberteilresektion oder Lebertransplantation ist nur bei wenigen Patienten möglich. Daher ist die **Prognose** insgesamt sehr **schlecht.**

FRAGE
Welche **Differenzialdiagnosen** fallen Ihnen neben dem hepatozellulären Karzinom zu einem **raumfordernden Prozess in der Leber** ein?

TIPP Am besten Ursachen gliedern nach benigne und maligne und nicht durcheinander aufzählen – macht besseren Eindruck vor dem Prüfer.

Antwort Raumfordernde Prozesse in der Leber können folgende Ursachen haben (➤ Tab. 10.4):

Tab. 10.4 Differenzialdiagnose raumfordernder Prozesse in der Leber

Maligne Tumoren	• **primär:** hepatozelluläres Karzinom (!), intrahepatisches Cholangiokarzinom, Zystadenokarzinom der Gallengänge, Hepatoblastom (Kinder), Angiosarkom • **sekundär:** Lebermetastasen (!)
Benigne Tumoren	• Leberhämangiom (!) • Leberzelladenom • fokale noduläre Hyperplasie (FNH)
Zystische Veränderungen	• Leberabszess: pyogen, Amöbenabszess • Leberzysten: angeboren, erworben (z. B. Echinokokkose) • Leberhämatom

FRAGE
Auf dem Foto (➤ Abb. 10.5) sehen Sie einen raumfordernden Prozess der Leber. Welche Verdachtsdiagnose stellen Sie?

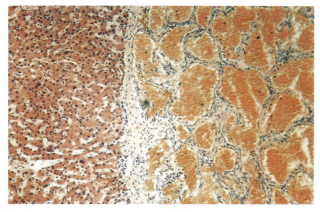

Abb. 10.5 Raumfordernder Prozess der Leber [T407]

Antwort Auf der linken Seite der Abbildung befindet sich normales Leberparenchym, auf der rechten Seite erkennt man große, mit Endothelzellen ausgekleidete Hohlräume, die dicht mit Erythrozyten ausgefüllt sind. Die Kavernen sind voneinander und gegenüber der normalen Leberarchitektur durch Bindegewebszüge getrennt. Es handelt sich um ein **kavernöses Leberhämangiom**, den häufigsten benignen Lebertumor. Das Leberhämangiom tritt meist solitär auf und ist häufig ein symptomloser Zufallsbefund im Rahmen einer Oberbauchsonografie, einer Operation oder auch einer Autopsie. Bei oberflächlicher Lage kann der Tumor leicht rupturieren und bluten.

FRAGE
Welche Tumoren sind die **häufigsten malignen Lebertumoren?**

PLUS „Krebsnabel": Einziehung auf der Oberfläche von knotigen Lebermetastasen infolge zentraler Nekrosen.

Antwort Die häufigsten malignen Lebertumoren sind **Lebermetastasen**. Die Primärtumoren liegen meist im Einzugsgebiet der V. portae und sind daher vorwiegend **Karzinome des GIT** (z. B. Kolon-/Rektumkarzinom). Weniger häufig metastasieren Bronchial-, Mamma- und Uteruskarzinome in die Leber. Auch maligne Systemerkrankungen wie Leukämien oder maligne Lymphome können die Leber befallen.

M E R K E lymphatische Leukämie → Infiltration der Portalfelder
myeloische Leukämie → diffuse Infiltration

10.2 Extrahepatische Gallenwege und Gallenblase

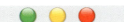

F R A G E
Erklären Sie den Begriff **Stippchengallenblase**.

Antwort Bei der Stippchengallenblase bzw. **Cholesterolose** handelt es sich um Cholesterinablagerungen in Makrophagen (Schaumzellen), die als punktförmige gelbliche Punkte oder netzförmig-konfluierende Stippchen auf dem Hintergrund einer rötlichen Gallenblasenschleimhaut erscheinen. Diese Veränderung ist zurückzuführen auf einen **erhöhten Cholesteringehalt** der Galle oder eine **intravesikale Gallenstauung**. Die Stippchengallenblase ist ein häufiger und harmloser Befund ohne Krankheitswert.

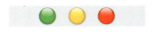

F R A G E
Welche **Gallensteinarten** kennen Sie? Beschreiben Sie kurz Ursachen und Folgen der Gallensteinbildung.

PLUS Mirizzi-Syndrom: Gallenblasenhalsstein komprimiert den benachbarten Ductus hepaticus → Verschlussikterus.

Antwort Je nach chemischer Zusammensetzung der Steine unterscheidet man **Cholesterinsteine** (meist solitär), **Pigmentsteine** (meist multipel) und **gemischte Steine** (am häufigsten). Sie entstehen durch ein Missverhältnis zwischen den Bestandteilen der Gallenflüssigkeit: Cholesterin, Phospholipide, Gallensäuren, Bilirubin, Proteine.

Faktoren, die cholesterinhaltige Steine begünstigen, sind das weibliche Geschlecht, Übergewicht, höheres Lebensalter (> 40 Jahre), falsche Ernährung und eine positive Familienanamnese. Pigmentgallensteine findet man bei vermehrtem Anfall von Bilirubin z. B. im Rahmen einer chronischen Hämolyse.

Die meisten Gallensteinträger haben keine Beschwerden. Symptomatische Gallensteine machen sich in erster Linie durch Gallenkoliken und unspezifische Oberbauchbeschwerden bemerkbar. Die häufigsten **Komplikationen** sind der Verschluss des Ductus cysticus mit nachfolgendem Gallenblasenhydrops oder -empyem oder der Verschluss des Ductus choledochus mit mechanischer Cholestase und Ikterus. Weitere Komplikationen sind eine akute oder chronische Cholezystitis (Porzellangallenblase), eine Cholangitis oder eine Gallenblasenperforation mit Gallensteinileus.

Ätiologie der Cholelithiasis → **6-F**-Regel: **f**emale, **f**air (hellhäutig), **f**at, **f**ourty, **f**ertile, **f**amily!

MERKE

FRAGE
Nennen Sie die **bösartigen Tumoren** der extrahepatischen Gallenwege.

Antwort Zu den bösartigen Tumoren des extrahepatischen Gallenwegsystems zählen das Gallenblasenkarzinom, das Gallengangskarzinom und das Papillenkarzinom:
- **Gallenblasenkarzinom:** In den meisten Fällen liegt histologisch ein Adenokarzinom vor. Es handelt sich um einen seltenen Tumor, der häufig bei Frauen und jenseits des 70. Lebensjahres auftritt. Prädisponierende Faktoren sind Gallensteine und eine chronisch-rezidivierende Cholezystitis. Die klinischen Symptome sind eher unspezifisch und die Prognose demzufolge sehr schlecht.
- **Gallengangskarzinom:** Es handelt sich ebenfalls um einen seltenen Tumor, wobei Männer etwas häufiger betroffen sind als Frauen. Es besteht eine Assoziation mit primär sklerosierender Cholangitis bei Colitis ulcerosa, Leberegelbefall und Choledochuszysten. Tumoren im Bereich der Hepatikusgabel, d. h. im Bereich des Zusammenflusses des rechten und linken Ductus hepaticus, werden **Klatskin-Tumoren** genannt. Klinisch besteht häufig ein schmerzloser Ikterus mit tastbarer, vergrößerter Gallenblase, das sog. **Courvoisier-Zeichen**. Auch hier ist die Prognose sehr schlecht.
- **Papillenkarzinom:** Es kann von der Papille, vom Pankreaskopf, vom Duodenum oder vom Ductus choledochus ausgehen. Die Prognose ist insgesamt besser als bei den anderen Gallenwegskarzinomen, da früh Symptome auftreten, doch kommt es hier häufiger zu Blutungen, Cholangitiden oder Pankreatitiden.

10.3 Pankreas

FRAGE
Nennen Sie die wichtigsten ätiologischen Faktoren einer **akuten Pankreatitis**. Welche Pathogenese liegt dieser Erkrankung zugrunde?

Antwort Die häufigsten Ursachen einer akuten Pankreatitis sind **Gallenwegserkrankungen** (z. B. Choledochussteine, Papillenstenose) und chronischer **Alkoholabusus.** Seltenere Ursachen sind Medikamente (z. B. Diuretika, Kortikoide), Operationen, Traumen, Virusinfektionen (z. B. Mumps) und genetische Faktoren (hereditäre Pankreatitis). Das pathogenetische Prinzip ist eine **Autodigestion des Pankreasparenchyms** mit einer begleitenden entzündlichen Reaktion. Diese Selbstverdauung kommt dadurch zustande, dass die vom exokrinen Pankreas gebildeten Vorstufen proteolytischer Enzyme bereits im Pankreas aktiviert werden. In Abhängigkeit vom Schweregrad unterscheidet man zwei Verlaufsformen:

PLUS Das Schlüsselenzym mit Aktivierung weiterer Enzyme ist das **Trypsin** (Hauptenzym der Eiweißverdauung).
Zu den genetischen Faktoren zählen Mutationen im Trypsin-Gen oder im Serinproteinase-Gen SPINK1.

- **milde interstitiell-ödematöse Form (häufiger):** graue und ödematöse Organschwellung, geringe peripankreatische Fettgewebsnekrosen („Kalkspritzer"), interstitielles Ödem, i. d. R. keine Parenchymnekrosen
- **schwere hämorrhagisch-nekrotisierende Form:** große konfluierende peripankreatische Fettgewebenekrosen, Nekrosen des Pankreasparenchyms und der Pankreasgefäße (→ hämorrhagisch-nekrotisierende Entzündung), Bildung von Pseudozysten oder Abszessen

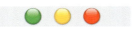

FRAGE
Welche **Komplikationen** können sich im Verlauf einer schweren akuten Pankreatitis ergeben?

Antwort Die gefürchteten und oft schwerwiegenden Komplikationen einer akuten Pankreatitis ergeben sich aus dem Ausmaß der Nekrosen und durch das freigesetzte Kallikrein:
- Kreislaufschock
- akutes Lungen- und Nierenversagen
- Verbrauchskoagulopathie
- Pankreaspseudozysten
- Abszessbildung → Sepsis
- Ausdehnung der Nekrosen auf die Umgebung (z. B. Colon transversum)
- Arrosion von Gefäßen → intestinale Blutungen

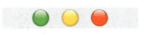

FRAGE
Wie sieht das Erkrankungsbild der **chronischen Pankreatitis** im Vergleich zur akuten Pankreatitis aus?

Antwort Bei der chronischen Pankreatitis findet sich bei ca. 80 % der Patienten ein **chronischer Alkoholabusus;** Gallenblasen- bzw. Gallenwegserkrankungen spielen jedoch im Vergleich zur akuten Pankreatitis keine Rolle. Durch rezidivierende Entzündungsschübe kommt es zu **fibrosierenden Parenchymveränderungen,** die zu einem fortschreitenden Verlust der exokrinen und endokrinen Pankreasfunktion führen.

In vielen Fällen findet man auch gar keine Ursache. Seltenere Ursachen sind u. a. primärer Hyperparathyreodismus, autoimmune Abläufe und genetische Faktoren.

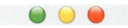

FRAGE
Was wissen Sie über **Pankreastumoren?** Welche gibt es und wie kann man sie einteilen?

Antwort Pankreastumoren kann man unterteilen in exokrine und endokrine Tumoren sowie in benigne und maligne, wobei bösartige Tumoren weitaus häufiger sind (➤ Tab. 10.5).

Tab. 10.5 Einteilung der Pankreastumoren

Exokrine Pankreastumoren	
• seröses Zystadenom • intraduktale papilläre muzinöse Neoplasie (IPMN) • muzinös-zystische Neoplasie (MCN) • duktales Adenokarzinom (ca. **90%**) • Azinuszellkarzinom	
Endokrine Pankreastumoren	
Insulinom (häufigster)	meist gutartig, solitär, Insulinproduktion → **Hypoglykämiesyndrom**
Gastrinom (zweithäufigster)	meist maligne, Gastrinbildung → **Zollinger-Ellison-Syndrom** (Magenhyperazidität, rezidivierende Ulzera in Magen und Duodenum)
VIPom (selten)	meist maligne, **v**asoaktive **i**ntestinale **P**eptide produzierender Tumor, Verner-Morrison-Syndrom → **„WDHA-Syndrom"**: **w**ässrige **D**iarrhö, **H**ypokaliämie und **A**chlorhydrie
Glukagonom (selten)	meist maligne, Glukagonbildung → Diabetes mellitus, nekrolytische Dermatitis

FRAGE
Gehen Sie näher auf das **Pankreaskarzinom** ein.

Antwort   Beim Pankreaskarzinom handelt es sich in den überwiegenden Fällen um ein **duktales Adenokarzinom** mit Ausgang von den Pankreasgängen. Es ist meist im **Pankreaskopf** lokalisiert.

Die **Ätiologie** ist derzeit unbekannt; diskutiert werden Nikotin und Alkoholkonsum, chronische Pankreatitis, Diabetes mellitus, Adipositas und genetische Faktoren. Zu den hereditären Syndromen mit erhöhtem Risiko für Pankreaskarzinome zählen z. B. das Peutz-Jeghers-Syndrom oder die hereditäre Pankreatitis.

Die **Metastasierung** erfolgt früh lymphogen in die regionalen Lymphknoten und hämatogen in Leber und Lunge. Die Diagnosestellung erfolgt meist im fortgeschrittenen Stadium, da typische Frühsymptome fehlen. Die Symptomatik ist relativ unspezifisch und ähnelt einer chronischen Pankreatitis. Es treten z. B. unspezifische Oberbauchbeschwerden, Appetitlosigkeit, Gewichtsverlust und ein schmerzloser Ikterus auf. Die Prognose ist daher auch sehr schlecht.

PLUS   Genmutation beim Pankreaskarzinom: Aktivierung des Onkogens **K-ras**, Inaktivierung des Tumorsuppressorgens **p53**. Es wird vermutet, dass der **Nikotinabusus** der wichtigste Risikofaktor ist.

FRAGE
Welche **Tumormarker** sind typisch für das Pankreaskarzinom und mit welchem Ziel werden sie bestimmt?

Antwort   Bei den Tumormarkern des Pankreaskarzinoms steht an erster Stelle das **CA 19–9.** Es eignet sich nicht als Screening-Parameter, da es im Frühstadium nicht erhöht ist und sich darüber hinaus auch bei anderen gastrointestinalen Tumoren findet. Vielmehr ist das CA 19–9 ein wichtiger **Ver-**

laufsparameter für das Ansprechen der Therapie und der Prognose der Patienten. An zweiter Stelle steht die Bestimmung des Tumormarkers **CEA**, der ebenfalls nicht spezifisch für das Pankreaskarzinom ist und daher nur für die Verlaufskontrolle eingesetzt wird.

FRAGE
Beschreiben Sie allgemein die Merkmale der **endokrinen Pankreastumoren**. Welche **Malignitätskriterien** sind für diese Tumoren ausschlaggebend?

Antwort Neben den **hormonell aktiven endokrinen** Pankreastumoren gibt es auch sog. **nicht funktionelle** Tumoren, die keine hormonelle Aktivität aufweisen. Die Symptomatik der hormonell aktiven Tumoren ergibt sich aus dem jeweils sezernierten Hormon (➤ Tab. 10.5). Makroskopisch erscheinen die endokrinen Pankreastumoren meist als solitärer, runder Tumor im Pankreasparenchym. Histologisch finden sich meist monomorphe, hochdifferenzierte Tumorzellen, die solide, trabekulär oder pseudoglandulär angeordnet sind. Intrazellulär findet man meist ein feingranuläres Zytoplasma.

Derzeit existieren keine sicheren, rein morphologischen Merkmale zur Differenzierung zwischen benignen und malignen Tumoren. Als sichere Malignitätskriterien gelten (lediglich) der Nachweis von Metastasen oder infiltratives Wachstum in Nachbarorgane.

KAPITEL 11
Niere und ableitende Harnwege

11.1 Niere

FRAGE
Nennen Sie einige Ursachen für das **akute Nierenversagen**.

Antwort Das akute Nierenversagen (ANV) ist charakterisiert durch einen raschen, prinzipiell aber reversiblen Ausfall der Nierenfunktion, der sich **oligoanurisch** oder **polyurisch** manifestieren kann. Je nach Schädigungsursache unterscheidet man folgende Formen:
- **Prärenale Form:** Sie tritt bei akuter renaler Hypoperfusion auf, z. B. beim kardiogenen oder hypovolämischen Schock, bei Sepsis oder renaler Vasokonstriktion. Hier kommt es zu einer Durchblutungs- und Filtrationsabnahme, ohne dass primär die Tubulusfunktion gestört ist.
- **Renale Form:** Hier sind primär die Tubulusepithelien geschädigt. Dies wird zum einen durch Nephrotoxine, wie z. B. bestimmte Medikamente oder Röntgenkontrastmittel verursacht, zum anderen führen auch bestimmte, rasch progredient verlaufende Glomerulonephritiden oder interstitielle Nephritiden zu Schäden des Tubulusapparats.
- **Postrenale Form:** bei akuten oder chronischen Harnwegsobstruktionen v. a. durch Harnsteine oder Tumoren.

FRAGE
Kennen Sie den Begriff des **Crush-Syndroms**?

Antwort Bei schweren Verbrennungen oder Gewebe- bzw. Muskelquetschungen werden die Tubulusepithelien durch das fulminante Anschwemmen von Myoglobin im Rahmen einer **Rhabdomyolyse** geschädigt. Da derartige schwere Verletzungen oft mit massiven Blutverlusten einhergehen, führt die Kombination aus prärenaler Hypovolämie und intarenaler Tubulusschädigung zu einer akuten, oft lebensbedrohlichen Niereninsuffizienz. Diese wird zudem häufig von Lebernekrosen begleitet, die durch ähnliche Mechanismen verursacht werden.

FRAGE
Welche Krankheiten verursachen eine **chronische Niereninsuffizienz**?

Antwort Bei der chronischen Niereninsuffizienz führt der progrediente Verlust leistungsfähigen Nierenparenchyms zur irreversiblen Abnahme der Nierenfunktion. Die Krankheit läuft in mehreren Stadien ab: In frühen Stadien (Stadium der vollständigen Kompensation bzw. Stadium der kompensierten Retention) verläuft die Krankheit zunächst klinisch unauffällig. Mit der Zeit (Stadium der dekompensierten Retention) treten zunehmend urämische Symptome auf, die noch klinisch-konservativ behandelbar sind. Im terminalen Stadium der chronischen Niereninsuffizienz ist die Urämie nicht mehr beherrschbar, sodass der Patient dialyse- bzw. transplantationspflichtig wird. Die häufigste Ursache der terminalen Niereninsuffizienz stellt die **diabetische Nephropathie** dar, gefolgt von **Glomerulonephritiden, chronischen tubulointerstitiellen Erkrankungen, vaskulären/hypertensiven Nephropathien** und **polyzystischen Nierenerkrankungen.**

FRAGE
Welche Veränderungen können Sie bei einem Patienten mit manifester **Urämie** feststellen?

Antwort Durch den Verlust der Nierenfunktion können Wasser, Elektrolyte und harnpflichtige Substanzen, wie Harnstoff, Kreatinin, Harnsäure und andere toxische Substanzen, sog. „Urämiegifte", nicht ausgeschieden werden. Dies ist für vielfältige pathomorphologische und pathophysiologische Phänomene verantwortlich:
- **Coma uraemicum** aufgrund eines Hirnödems
- **metabolische Azidose** durch Elektrolytverschiebungen
- **Herzrhythmusstörungen** durch Elektrolytverschiebungen
- **fibrinöse Pleuritis** und **Perikarditis**
- „**urämische Wasserlunge**" durch toxischen Alveolarschaden
- **hämorrhagische Diathese** durch die toxische Wirkung der Urämiegifte

Die verminderte Bildung von Erythropoetin und die urämiebedingte Hämolyse führen zur **renalen Anämie**. Man beobachtet im Rahmen einer chronischen Niereninsuffizienz einen **sekundären Hyperparathyreoidismus** durch vermehrten Kalziumverlust, vermehrte Phosphatretention und verminderte Umwandlung von 25-Hydroxycholecalciferol zu 1,25-Dihydroxycholecalciferol. Im distalen Tubulus führt dies zur **renalen Osteopathie** mit charakteristischen Knochenveränderungen.

FRAGE
Sie erwähnten vorhin das Krankheitsbild der **Glomerulonephritis.** Definieren Sie den Begriff der Glomerulonephritis und geben Sie einige Einteilungsmöglichkeiten der Glomerulonephritiden an.

Antwort Die Glomerulonephritiden sind **immunologisch** bedingte beidseitige entzündliche Nierenerkrankungen, die sich primär an den **Glomerula** abspielen. Sie unterscheiden sich zum einen durch ihr klinisches Erscheinungsbild, zum anderen durch die Antigene, die die Entzündung hervorrufen, und die immunologischen Abläufe, die dabei auftreten. Die Schädigung der Glomerula führt zu einer Permeabilitätssteigerung der glomerulären Filtrationsmembran für Proteine, wodurch es zu einer **Proteinurie** kommt, bei stärkeren Schädigungen auch zu einer Erythrozyturie. Vom klinischen Verlauf unterscheidet man Glomerulonephritiden mit **nephrotischem Syndrom,** Glomerulonephritiden mit **nephritischem Syndrom** sowie Glomerulonephritiden mit **rapid-progressivem** Verlauf. Da das klinische Bild häufig variabel ist, lässt sich oftmals eine eindeutige Diagnose erst durch eine Nierenbiopsie stellen: Bereits lichtmikroskopisch lassen sich bei der Mehrzahl der Glomerulonephritiden charakteristische Veränderungen nachweisen. In einigen Fällen sind die typischen Befunde jedoch erst elektronenmikroskopisch nachzuweisen. Histologisch können die Glomerulonephritiden z. B. in **diffuse** und **fokale** bzw. **globale** und **segmentale** Glomerulonephritiden eingeteilt werden (➤ Abb. 11.1, ➤ Tab. 11.1).

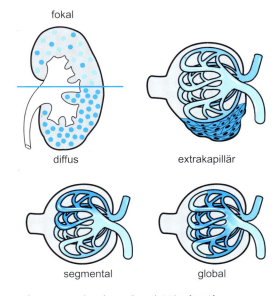

Abb. 11.1 Verteilungsmuster der Glomerulonephritiden [L112]

Tab. 11.1 Einteilung der Glomerulonephritiden

Morphologischer Typ	Glomerulumveränderung	Klinischer Verlauf
Diffuse Glomerulonephritiden		
diffuse endokapilläre G.	Endothel- und Mesangiumproliferation	nephritisches Syndrom
diffuse extrakapilläre G.	extrakapilläre Proliferation (Halbmonde)	rapid-progressiv
diffuse membranöse G.	Basalmembranverdickung	nephrotisches Syndrom
diffuse mesangioproliferative G.	Mesangium- und Endothelproliferation	nephritisches Syndrom
diffuse membranoproliferative G.	Basalmembranverdickung und Mesangiumproliferation	nephrotisches Syndrom

Tab. 11.1 Einteilung der Glomerulonephritiden (Forts.)

Morphologischer Typ	Glomerulumveränderung	Klinischer Verlauf
Fokale/segmentale Glomerulonephritiden		
fokal sklerosierende G.	einzelne Glomerula oder Schlingen	je nach Grundkrankheit
minimale G.	minimale Mesangiumproliferation	nephrotisches Syndrom

FRAGE
Können Sie einige der wichtigsten **diffusen Glomerulonephritiden** benennen und gegeneinander abgrenzen?

Antwort Ein Beispiel für eine diffuse Glomerulonephritis wäre die **diffuse endokapilläre** Glomerulonephritis, die oft **postinfektiös**, v. a. nach Infektionen mit β-hämolysierenden Streptokokken auftritt. Hier lagern sich die zirkulierenden Immunkomplexe an der Außenseite der Basalmembran an, wodurch es zu einer komplementvermittelten reaktiv-entzündlichen Proliferation von Endothel- und Mesangiumzellen kommt. Klinisch tritt ein akutes **nephritisches Syndrom** auf, d.h. Hämaturie, Hypertonie und Ödeme, oft begleitet von einer Proteinurie. Betroffen sind überwiegend Kinder, die Prognose ist gut.

Die **diffuse extrakapilläre (rapid progressive)** Glomerulonephritis ist entweder eine Immunkomplexnephritis oder eine Anti-Basalmembran-Glomerulonephritis im Rahmen von Systemerkrankungen wie dem Goodpasture-Syndrom, oder der Wegener-Granulomatose. Hier proliferieren die Epithelzellen der Bowman-Kapsel halbmondförmig an der Außenseite des Glomerulum und komprimieren es, wodurch es zu einem raschen Verlust der glomerulären Funktion kommt. Klinisch imponiert eine rasche Verschlechterung der Nierenfunktion bis hin zur terminalen Niereninsuffizienz.

Als letztes Beispiel einer diffusen Glomerulonephritis sei noch die **IgA-Nephritis (Morbus Berger)** als weltweit häufigste Form der Glomerulonephritis genannt. Die Ätiologie und Pathogenese sind hier noch unklar. Die IgA-Nephritis ist durch Ablagerungen von IgA-Komplexen v.a. im Mesangium gekennzeichnet und kann histologisch verschiedene Formen („minimal-change", fokal oder mesangioproliferativ) zeigen. Sie betrifft häufig jüngere, männliche Patienten mit chronischen Entzündungen IgA-haltiger Mukosaoberflächen, wie chronische Bronchitis, Morbus Crohn etc. Die Prognose richtet sich nach den morphologischen Veränderungen und Schädigungen der Glomerula.

MERKE
- **nephrotisches Syndrom:** Proteinurie, Hypoproteinämie, hypalbuminämische Ödeme, Hyperlipoproteinämie
- **nephritisches Syndrom:** Hämaturie, Proteinurie, Hypertonie, Ödeme

FRAGE
Welche **vaskulär bedingten Veränderungen** der Niere kennen Sie?

Antwort Im Rahmen einer allgemeinen Arteriosklerose ist auch die Niere betroffen. Wenn die wesentlichen arteriosklerotischen Veränderungen am Hauptstamm der Nierenarterie zu finden sind, resultiert daraus eine zentrale Schädigung mit Minderdurchblutung der gesamten Niere, wodurch schließlich eine sog. **zentralarterielle Schrumpfniere** entsteht.

Wenn aber die peripheren intrarenalen Äste betroffen sind, kommt es bei fortgeschrittenem Gefäßleiden zu anämischen Infarkten oder Subinfarkten nach hochgradigen Stenosen oder kompletten Gefäßverschlüssen. Daraus resultiert eine Parenchymnarbe, die zu einer umschriebenen **narbigen Einziehung** an der Nierenoberfläche führt.

Eine Sklerose der kleinen Nierenarterien bzw. der Nierenarteriolen (Arterio-Arteriolosklerose) findet man häufig bei einer nicht malignen Hypertonie. Hier zeigen sich gut durchblutete und schlechter durchblutete (sklerosierte und geschrumpfte) Parenchymanteile dicht nebeneinander. Dadurch entsteht eine feingranulierte Oberfläche der Niere, die man auch als „**rote Granularatrophie**" bezeichnet. Diese Nierenerkrankung ist jedoch prognostisch günstig und führt selten zu einer terminalen Niereninsuffizienz.

Im Rahmen einer malignen Hypertonie kann es jedoch zu fibrinoiden Wandnekrosen der Nierenarteriolen und Kapillarschlingen der Glomerula kommen. Dies wird als **Arteriolonekrose** bezeichnet und hat eine schlechtere Prognose. Häufig treten hier zudem auch Urämieerscheinungen auf.

Als Beispiel für eine Nierenbeteiligung bei einer systemischen Gefäßerkrankung sei die **Panarteriitis nodosa** genannt. Sie zeigt in 60 % der Fälle einen Nierenbefall mit fibrinoiden Gefäßwandnekrosen. Morphologisch zeigen sich multiple Infarkte, Infarktnarben und dazwischen liegendes hypertrophes Nierenparenchym.

FRAGE
Welche Veränderungen an der Niere können Sie bei einem Patienten mit langjährigem **Diabetes mellitus** beobachten?

Antwort Es handelt sich bei den diabetischen Veränderungen meist um eine Kombination glomerulärer, tubulärer, vaskulärer und interstitieller Veränderungen. Makroskopisch sind die Nieren leicht vergrößert, häufig mit feinhöckeriger Oberfläche. Histologisch sieht man glomerulär eine **Verbreiterung der Basalmembran.** Sie resultiert aus einem gesteigerten Anbau und einem verminderten Abbau von nicht enzymatisch glykosylierten Matrixproteinen der Basalmembran. Die Folge ist eine **Beeinträchtigung der glomerulären Filterfunktion.** Diese Verbreiterung kann diffus oder nodulär sein. Die noduläre Form, auch als **Kimmelstiel-Wilson** bezeichnet, gilt als diabetesspezifische Veränderung und lässt sich bei 30 % der Patienten nachweisen. Die Ablagerungen befinden sich mesangial und sind PAS-positiv. Als Ausdruck eines **gesteigerten Proteinverlusts** durch die gestörte Filterfunktion lassen sich eosinophile Niederschläge an der Innenseite (sog. „Tropfen") und Außenseite (sog „Fibrinkappen") der Glomerulumkapsel nachweisen. Die Gefäße sind im Sinne einer **Arteriolo-** aber auch einer **Atherosklerose** verändert. Zudem kommt es in den proximalen Tubulusepithelien durch verstärkte Proteinrückresorption zu einer tröpfchenförmigen Speicherung der Proteine. Kompliziert kann das Krankheitsbild durch rezidivierende Pyelonephritiden werden.

FALLBEISPIEL
Eine junge Frau stellt sich mit plötzlich aufgetretenem, hohem Fieber, Dysurie und Flankenschmerzen vor.

FRAGE
An welche Erkrankung denken Sie?

Antwort Die Patientin zeigt typische Symptome einer **akuten Pyelonephritis**, eine ein- oder doppelseitige bakteriell, destruierend-abszedierende Entzündung des Nierenparenchyms sowie des Nierenbeckens.

FRAGE
Wie entsteht eine **akute Pyelonephritis** und welche Veränderungen findet man an der betroffenen Niere?

Antwort Die Erreger einer akuten Pyelonephritis bzw. interstitiellen Nephritis sind zu 75 % *E. coli*, gefolgt von Klebsiellen und *Proteus*. **Stoffwechselkrankheiten** mit erhöhter Infektanfälligkeit wie Diabetes mellitus, Gicht oder Hyperkalzämie sind wegen der Vorschädigung des Nierenparenchyms begünstigende Faktoren. Ferner treten akute Pyelonephritiden häufig bei Patienten mit **Harnabflussstörungen** jeder Art auf, z. B. bei Harnsteinen, Harnwegstumoren, bei einer Prostatahyperplasie oder auch während der Schwangerschaft.

Die Bakterien gelangen überwiegend kanalikulär-aszendierend aus den unteren Harnwegen über den Harnleiter und das Nierenbecken in die Nieren. Weniger häufig ist der hämatogene Weg der Bakterien, z. B. im Rahmen einer Septikopyämie.

Makroskopisch sieht man bei der akuten Pyelonephritis vergrößerte, geschwollene Nieren und auf der Schnittfläche Eiterstraßen, Gewebseinschmelzungen und Abszesse.

FRAGE
Eine akute Pyelonephritis kann man ja gut mit Antibiotika behandeln. Womit muss man denn bei einer **nicht behandelten** Pyelonephritis rechnen?

Antwort Die große Gefahr einer nicht behandelten akuten Pyelonephritis ist die Entstehung einer **Urosepsis** bei einem Übertritt der Erreger in die Blutbahn. Zudem ist bei nicht vollständiger Ausheilung eine Chronifizierung möglich, die letztlich in die **chronische Niereninsuffizienz** führt.

FRAGE
Kennen Sie auch **abakterielle interstitielle Nephritiden?**

Antwort Akute abakterielle interstitielle Nephritiden sind selten. Häufig handelt es sich hierbei um **allergische Reaktionen** v. a. auf **Arzneimittel.** Über die akute Entzündung der Niere mit Ödem und ischämischer Schädigung der proximalen Tubuli kann es zum akuten Nierenversagen kommen. Bei der chronischen abakteriellen interstitiellen Nephritis handelt es sich um eine chronische Entzündung mit Fibrose. Dieses Bild wird z. B. bei der Uratnephropathie, beim Plasmozytom und bei langjährigem Phenacetinabusus beobachtet.

FRAGE
Was erkennen Sie auf diesem Bild (➤ Abb. 11.2)?

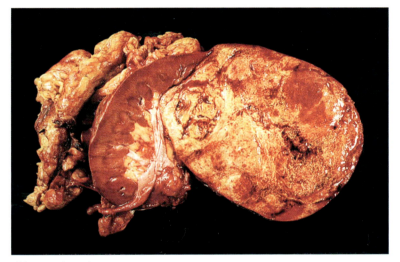

Abb. 11.2 [G007]

Antwort Man sieht eine Niere mit einem Tumor, der einen großen Teil des Nierenparenchyms einnimmt. Der Tumor zeigt eine bunte Schnittfläche mit größeren gelben Arealen, daneben auch Einblutungen und Nekrosen. Vom makroskopischen Aspekt handelt es sich am ehesten um ein **klarzelliges Nierenzellkarzinom.** Die gelbe Eigenfarbe des Tumors entsteht durch den hohen Lipidgehalt seiner Tumorzellen. In der Histologie würde man Tumorzellen mit reichlich hellem Zytoplasma erwarten, das ebenfalls auf den hohen Lipid- und Glykogengehalt der Tumorzellen zurückzuführen ist. Der klarzellige Typ macht mit ca. 75 % den häufigsten Typ des Nierenzellkarzinoms aus. Weitere epitheliale Nierentumoren sind das papilläre Nierenzellkarzinom sowie das chromophobe Nierenzellkarzinom.

PLUS Die inzwischen veraltete Bezeichnung „Hypernephrom" für das klarzellige Nierenzellkarzinom ist auf die Ähnlichkeit der Tumorzellen mit den Zellen der Nebenniere zurückzuführen.

FRAGE
Welche **Metastasierungswege** bevorzugt das Nierenzellkarzinom?

Antwort Das Nierenzellkarzinom metastasiert bevorzugt hämatogen nach dem Kava-Typ (➤ Abb. 6.1) in die **Lungen,** das **Skelettsystem** und die **Leber.** Ein weiteres Charakteristikum ist die Spätmetastasierung, die auch nach 20 Jahren noch auftreten kann. Eine lymphogene Metastasierung tritt selten auf.

FRAGE
Können Sie etwas über **Risikofaktoren** und die **Pathogenese** des Nierenzellkarzinoms erzählen?

Antwort In Studien konnten u. a. **Nikotinabusus,** Analgetika-Nephropathie und erworbene Zysten bei Dialysepatienten als Risikofaktor für die Entstehung von Nierenzellkarzinomen festgestellt werden. Das Nierenzellkarzinom tritt am häufigsten sporadisch auf, wird aber auch **familiär** beim von-Hippel-Lindau-Syndrom, bei Sichelzellanämie und bei polyzystischen Nierenerkrankungen beobachtet. Molekulargenetisch zeigt sich beim klarzelligen Nierenzellkarzinom ein partieller oder kompletter Verlust des Chromosoms 3, was den Ausfall eines bzw. mehrerer Tumorsuppressorgene zur Folge hat.

FRAGE
Ich zeige Ihnen noch ein Bild eines Nierentumors (➤ Abb. 11.3). Dieses Operationspräparat stammt von einem 3-jährigen Kind. Wie lautet Ihre Diagnose?

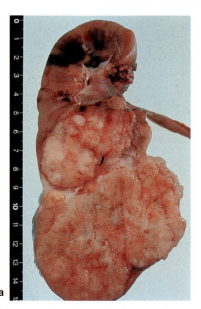
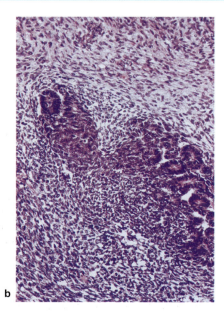

Abb. 11.3 a) [R286], b) [R285]

PLUS Es ist sinnvoll, sich auch die Häufigkeiten der wichtigsten Tumorentitäten einzuprägen. Häufig ist häufig und selten ist selten, auch im klinischen Alltag.

Antwort Man erkennt hier einen soliden, z. T. knotig gebauten Tumor mit hellgrauer Schnittfläche, der einen Großteil der Niere einnimmt. Unter Berücksichtigung des Alters des Patienten denke ich hier am ehesten an ein **Nephroblastom,** auch **Wilms-Tumor** genannt. Histologisch würde ich unterschiedliche Gewebekomponenten erwarten, neben einer primitiven, nephroblastemischen Komponente auch epitheliale und stromale Bestandteile. Das Nephroblastom ist mit Abstand der häufigste renale maligne Tumor bei Kindern und steht bei den häufigsten malignen Erkrankungen im Kindesalter an vierter Stelle. Er macht sich durch sein enormes Größenwachstum (bis zu 500 g schwer) bemerkbar, das Leitsymptom ist der große tastbare Tumor im Oberbauch. Bei früher adäquater chirurgischer Radio- und Chemotherapie werden 5-Jahres-Überlebensraten von über 90 % erreicht.

FRAGE
Sie haben vorhin die **genetischen Veränderungen** beim Nierenzellkarzinom erwähnt. Gibt es solche Veränderungen auch beim Nephroblastom?

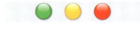

Antwort Es sind mittlerweile mehrere Tumorsuppressorgene bekannt, die mit der Entstehung des Nephroblastoms assoziiert sind: zwei davon (**WT1** und **WT2**) liegen auf Chromosom 11, d. h. ein Allelverlust von Chromosom 11 kommt einem Verlust zweier wichtiger Suppressorgene gleich.

11.2 Ableitende Harnwege

FRAGE
Nennen Sie mögliche Ursachen einer **Hydronephrose.**

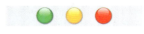

Antwort Als Hydronephrose bezeichnet man die sackartige Ausweitung des Nierenhohlsystems als Folge einer **Harnabflussbehinderung** mit daraus resultierendem Untergang von Nierengewebe. Als Ursachen kommen **mechanische Obstruktionen** innerhalb der Harnwege, z. B. durch Prostatahyperplasie, Tumoren, Narben, Harnsteine und Fehlbildungen, oder auch außerhalb der Harnwege gelegene Veränderungen, wie z. B. Unterleibstumoren (besonders Zervix- oder Endometriumkarzinom) infrage. Weniger häufig sind **neuromuskuläre Störungen,** z. B. bei Multipler Sklerose oder Tabes dorsalis. Auch im Rahmen der **Schwangerschaft** kann es – reversibel – zu hydronephrotischen Veränderungen kommen. Einer angeborenen Hydronephrose schließlich liegt eine angeborene Einengung am ureteropelvinen Übergang zugrunde.

FRAGE
Sie erwähnten **Tumoren** der ableitenden Harnwege. Welcher **histologische Typ** ist denn bei diesen Tumoren vorherrschend?

Antwort Am häufigsten leiten sich die Tumoren der ableitenden Harnwege vom Urothel ab, und werden folglich als **Urothelkarzinome** bezeichnet. Sie zeigen entweder ein papilläres oder ein solide-invasives Wachstum. Urothelkarzinome treten im gesamten Verlauf der ableitenden Harnwege, am häufigsten jedoch nicht im Nierenbecken, sondern in der Harnblase auf. Ein besonderes Kennzeichen ist das oft **multizentrische Auftreten,** weswegen bei einer Zystoskopie zur Tumorabklärung ein sog. Blasenmapping mit repräsentativen Entnahmen aus verschiedenen Regionen der Harnblase durchgeführt werden sollte. Neben den Urothelkarzinomen gibt es auch, wenngleich weniger häufig, Plattenepithelkarzinome und Adenokarzinome in den ableitenden Harnwegen.

FRAGE
Gibt es für die Entstehung dieser Tumoren **Risikofaktoren?**

PLUS In Afrika und im Nahen Osten ist die urogenitale Bilharziose *(Schistosoma haematobium)* eine häufige Ursache für das Harnblasenkarzinom. Im Rahmen dieser Erkrankung treten schwere Urothelirritationen auf, die oft sogar mit maligner Entartung einhergehen.

Antwort Für die Entstehung von Urothelkarzinomen sind einige Risikofaktoren bzw. Kanzerogene belegt: Zum einen entstehen Urothelkarzinome bei Patienten mit **chronischer Entzündung** der ableitenden Harnwege in der Folge von regeneratorischen Epithelveränderungen, die auch mit Dysplasien einhergehen können. Zum anderen sind **chemische Substanzen** wie β-Naphtylamin (Anilinfarbstoffe) und Benzidin sowie Phenacetin und Teerprodukte (Nikotinabusus) als Kanzerogene beschrieben. Auch Cyclophosphamid kann zur Entstehung eines Harnblasenkarzinoms führen.

KAPITEL 12 Männliche Geschlechtsorgane

12.1 Prostata

FALLBEISPIEL
In Ihre Praxis kommt ein 65-jähriger Patient, der bei sonst völliger körperlicher Gesundheit über Miktionsbeschwerden und Harnverhalt klagt. Bei der rektalen Untersuchung tasten Sie eine deutlich vergrößerte Prostata.

FRAGE
Woran denken Sie bei dem beschriebenen Befund?

Antwort Bei einer vergrößert tastbaren Prostata mit den genannten Beschwerden denke ich in erster Linie an eine **benigne noduläre Prostatahyperplasie** oder an ein **Prostatakarzinom**.

Als seltenere Ursachen kommen eine chronische Entzündung der Prostata, Prostatazysten oder eine Prostatatuberkulose infrage.

TIPP Kurze Fallbeispiele zu Beginn der Prüfung sind durchaus üblich im Fach Pathologie.

Die Prostata tastet sich bei der Prostatahyperplasie **elastisch,** vergleichbar mit dem Daumenballen. Beim Prostatakarzinom tastet man einzelne **verhärtete** Knoten.

MERKE

FRAGE
Sie erwähnten eben die **benigne Prostatahyperplasie** als Differenzialdiagnose. Was kann ich mir genau darunter vorstellen?

Antwort Bei der Prostatahyperplasie steht eine **knotige Proliferation von Drüsen und Stroma** im Vordergrund. Die Zellvermehrung geht vorwiegend von den inneren Drüsenanteilen aus, die die Urethra umschließen. Dies ist auch der Grund für den erschwerten Harnabfluss.

FRAGE
In welchem **Alter** tritt die Prostatahyperplasie gehäuft auf und welche **Ursachen** kennen Sie?

Antwort Ab dem 50. Lebensjahr kann man die Prostatahyperplasie bei 50 % der Männer finden, jenseits des 70. Lebensjahres bei bis zu 80 %. Es existieren viele Theorien über die Pathogenese dieser Hyperplasie. Als Ursache wird u. a. die im Alter steigende **Östrogen/Androgen-Ratio** verantwortlich gemacht. Da die Prostata reich an hormonabhängigen Wachstumsfaktoren

PLUS Interessanterweise kommen östrogenempfindliche Zellen vorwiegend in der Innendrüse vor, während die äußeren Anteile aus androgenabhängigen Zellen bestehen.

ist, könnte dieser Östradiolüberschuss die Proliferation der Drüsen anregen und damit zur Hyperplasie führen.

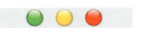

FRAGE
Lassen Sie uns noch einmal auf den zu Beginn geschilderten Patienten zurückkommen. Mit welchen **Folgeerscheinungen** müssen Sie aufgrund des Harnstaus und der erschwerten Miktion rechnen?

PLUS Entwickelt sich am Eingang der Urethra ein hyperplastischer Knoten, der wie ein Deckel den Urethraeingang versperrt, so spricht man von einem **Home-Mittellappen**.

Antwort Aufgrund des Harnstaus kommt es zu **rezidivierenden, aufsteigenden Entzündungen** von Harnblase, Ureter und Niere. Darüber hinaus können sich auch **Infektsteine** bilden. Die erschwerte Miktion hat eine kompensatorische **Hypertrophie der Blasenmuskulatur** zur Folge, die sog. **Balkenharnblase**. Durch die daraus resultierende Einengung der Uretermündung kann sich eine **Hydronephrose** entwickeln.

FRAGE
Um welches Organ handelt es sich (➤ Abb. 12.1)? Erklären Sie kurz, was Sie auf den beiden Abbildungen erkennen.

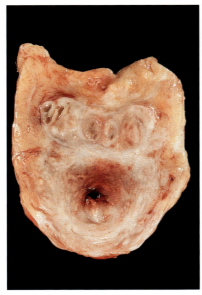
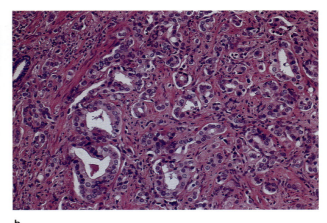

Abb. 12.1 [R285]

Antwort Auf der **makroskopischen** Abbildung erkennt man einen Querschnitt durch die Prostata mit der zentral liegenden Urethra sowie den dorsal liegenden Samenblasen (➤ Abb. 12.1a). Die **mikroskopische** Abbildung (➤ Abb. 12.1b) zeigt drüsige Strukturen, eingebettet in ein kollagenfaseriges Bindegewebe und Flechtwerk glatter Muskelzellen. Die Tubuli scheinen dysorganisiert zu wachsen ohne erkennbaren lobulierten, sog. organoiden Aufbau, und erscheinen im Vergleich zum normalen Prostataparenchym eher kleindrüsig. Es sind zudem keine Basalzellen abgrenzbar, das Epithel ist einschichtig. Es lassen sich aus dieser Vergrößerung schon Nukleolen erahnen. Ich vermute, es handelt sich um ein Adenokarzinom der Prostata.

FRAGE
Einen Anhaltspunkt bezüglich der Aggressivität bzw. der Prognose des Prostatakarzinoms gibt der **Gleason-Score.** Erläutern Sie diesen.

Antwort Der Gleason-Score verwendet ein Punktesystem (➤ Abb. 12.2). Er setzt sich aus fünf Wachstumsmustern, sog. „Gleason pattern", zusammen. Aus den fünf primären und fünf sekundären Wachstumsmustern wird ein Score ermittelt, wobei Gleason-Score 2 den geringsten und 10 den höchsten Malignitätsgrad darstellt.
- **Gleason pattern 1** ist schwer von normalen Prostatadrüsen zu unterscheiden und zeigt sich in Form eines umschriebenen Herdes, der sich nur durch eine geringfügig gestörte Architektur vom übrigen Parenchym abhebt.

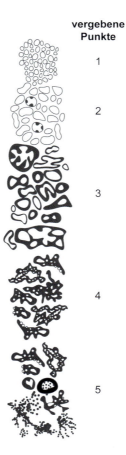

Abb. 12.2 Schematische Darstellung des Gleason-Score [L106], von 1 nach 5 zunehmender Malignitätsgrad

- **Gleason pattern 2** zeigt etwas kleinere Drüsen mit kleinen Nukleolen.
- Beim **Gleason pattern 3** infiltrieren die neoplastischen Drüsen das präexistente Parenchym. Die einzelnen Drüsen sind kleinkalibrig, die Tumorzellen zeigen deutliche Nukleolen.
- Beim **Gleason pattern 4** kommt es zur Verschmelzung der Drüsen mit Bildung eines kribriformen Wachstumsmusters.
- Schließlich zeigt **Gleason pattern 5** häufig ein solides oder einzelliges Wachstum, oft mit Nachweis von Nekrosen.

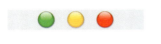

FRAGE
In welchem **Teil der Prostata** entwickelt sich das Karzinom bevorzugt und wie können Sie es **nachweisen**?

PLUS Die Konzentration des PSA im Serum zeigt eine Korrelation zur Tumormasse.

Antwort Das Prostatakarzinom entwickelt sich im Gegensatz zur benignen Prostatahyperplasie v. a. in den **äußeren, dorsalen** Anteilen der Prostata und wächst meist multilokulär (➤ Abb. 12.3). Da die inneren Anteile erst sehr spät infiltriert werden, kommt es im Frühstadium nicht zu Miktionsbeschwerden oder Harnverhalt.

Der rektale Tastbefund für ein Prostatakarzinom ist charakteristisch knochenhart mit einer eingeschränkten Schleimhautverschieblichkeit. Neben der histologischen Diagnosesicherung mittels Stanzbiopsie, spielt der Tumormarker **PSA** (= prostataspezifisches Antigen) bei Screening und Verlaufskontrolle des Prostatakarzinoms eine wichtige Rolle.

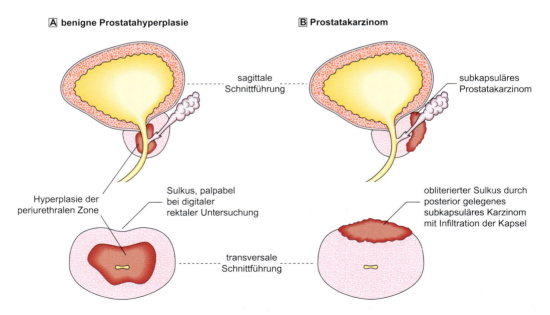

Abb. 12.3 Benigne Prostatahyperplasie (a) und Prostatakarzinom (b) [E571]

FRAGE
Nennen Sie die typischen **Metastasierungswege** des Prostatakarzinoms.

Antwort Zunächst breitet sich das Prostatakarzinom regionär im Organ selbst aus, oft entlang der Nerven in der Prostatakapsel. Später werden Samenblase, Harnblase und Rektum infiltriert.

Die **lymphogene** Metastasierung erfolgt in die **regionären Beckenlymphknoten,** nämlich in die Obturatoriuslymphknoten und die iliakalen sowie die paraaortalen Lymphknoten.

Hämatogen metastasiert das Prostatakarzinom überwiegend in das Skelett, wobei Wirbelsäule und Becken am häufigsten betroffen sind. Die Knochenmetastasen sind meist vom **osteoblastischen** Typ und verursachen Beschwerden, die häufig als Erstsymptom auf ein Prostatakarzinom hinweisen.

MERKE

- osteoblastische Metastasen → Knochenneubildung
- osteoklastische Metastasen → Osteolysen

12.2 Hoden

FRAGE
Welche Ursachen fallen Ihnen zu einer **einseitigen Hodenschwellung** ein?

Antwort Für eine einseitige Hodenschwellung kommen folgende Erkrankungen in Betracht:
- Hodentorsion
- Varikozele
- Hydrozele
- Leistenbruch
- Epididymitis
- Orchitis
- Trauma
- maligne Hodentumoren

FRAGE
Zwei Ihrer Differenzialdiagnosen lauteten Varikozele und Hydrozele. Schildern Sie die Unterschiede der beiden Erkrankungsbilder.

Antwort Bei der **Varikozele** handelt es sich um eine abnorme Ausweitung des Plexus pampiniformis im Samenstrang (➤ Abb. 12.4). Sie tritt meist linksseitig auf, da die linke V. spermatica einen längeren Verlauf und einen größeren Mündungswinkel in die V. renalis hat, was einen Rückstau des Blutes begünstigt. Durch die erhöhte Temperatur im Stauungsgebiet kann es zu einer Störung der Spermatogenese kommen. Die Varikozele sollte daher stets behandelt werden.

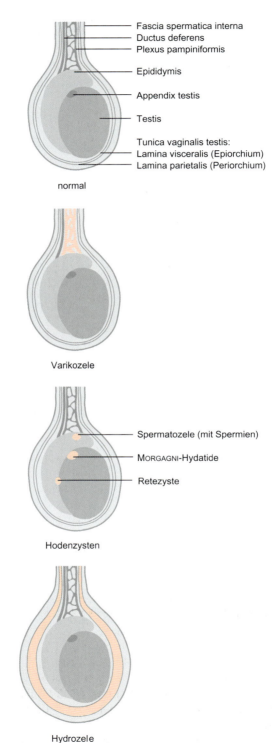

Abb. 12.4 Vergleich von Varikozele und Hydrozele [L242]

Bei der **Hydrozele** handelt es sich um eine Ansammlung peritonealer Flüssigkeit zwischen Lamina parietalis und Lamina visceralis der Tunica vaginalis testis (➤ Abb. 12.4). Sie kann durch Traumata, Entzündungen und Tumoren entstehen oder angeboren sein. Meist bleibt die Ursache ungeklärt. Auch die Hydrozele sollte operativ behandelt werden.

FRAGE
Was passiert bei der **Hodentorsion** und warum sollte sie umgehend chirurgisch behandelt werden?

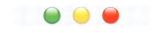

Antwort Bei der Hodentorsion dreht sich der Hoden um seine Längsachse. Diese Rotation führt zu einer Blockierung der Hodendurchblutung und es kommt zu einer **hämorrhagischen Infarzierung.** Um eine Zerstörung der Keimzellen zu vermeiden, muss die Hodentorsion notfallmäßig behandelt werden. Meist sind Kinder und Jugendliche bis zum 20. Lebensjahr betroffen. Die Ursache ist eine abnorme Beweglichkeit des Hodens im Skrotum, wodurch es zur Drehung kommen kann. Die Hodentorsion entwickelt sich akut. Die Patienten haben starke Schmerzen, Brechreiz und eine plötzliche Hodenschwellung.

FRAGE
Nennen Sie einige wichtige Ursachen der **Orchitis.**

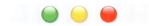

Antwort Für die Orchitis kommen folgende Ursachen in Betracht:
- Eitrige Orchitis: Es handelt sich meist um eine aszendierende Entzündung über den Ductus deferens. Häufige Erreger sind Staphylokokken, *E. coli*, *Proteus*, Streptokokken und Neisserien.
- Tuberkulöse Orchitis: Sie entsteht durch eine miliare Streuung. Der Hoden ist seltener betroffen als der Nebenhoden.
- Mumpsorchitis: Sie tritt meist erst während oder nach der Pubertät auf und kann zur Infertilität führen.
- Luetische Orchitis: Der Nebenhoden ist dabei erst sekundär betroffen.
- Granulomatöse Orchitis: Seltene Erkrankung, die bevorzugt bei älteren Männern auftritt und vermutlich eine autoimmune Genese hat.

FRAGE
Sie sehen in der Abbildung (➤ Abb. 12.5) ein makroskopisches Bild eines bestimmten Organs und das zugehörige mikroskopische Bild. Um welches Organ handelt es sich und welche Veränderungen können Sie erkennen?

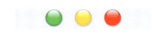

Antwort Das **makroskopische** Bild (➤ Abb. 12.5a) zeigt ein Präparat des Hodens mit einer kleinen, runden, tumorähnlichen Struktur, die sich randständig befindet. Die Schnittfläche ist weiß, homogen und gegenüber ihrer Umgebung gut abgegrenzt.

Auf dem **histologischen** Bild (➤ Abb. 12.5b) sieht man große rundliche Zellen mit hellem Zytoplasma. Die Zellkerne sind sehr groß und grobschollig

TIPP Auch wenn die Diagnose auf den ersten Blick eindeutig erscheint, sollte man es vermeiden, gleich mit der Tür ins Haus zu fallen. Wichtige Regel: Erst Bild beschreiben, dann Verdachtsdiagnose äußern.

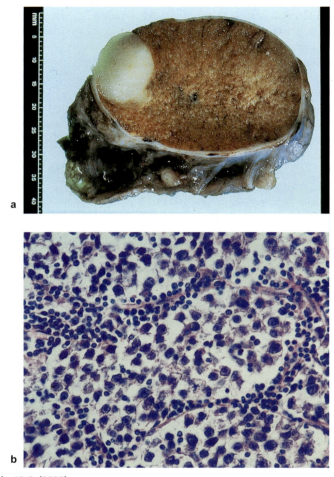

Abb. 12.5 [R285]

und enthalten deutliche Nukleoli. Die Zellen sind typischerweise in Zellkomplexen angeordnet, die von zarten Bindegewebssepten mit Lymphozyten- und Plasmazellinfiltraten umgeben sind. Aufgrund des typischen makroskopischen und histologischen Befunds handelt es sich hier um ein klassisches **Seminom**.

FRAGE

Das Seminom ist mit ca. 40 % der häufigste aller Hodentumoren. Welche anderen Hodentumoren kennen Sie und wie kann man sie einteilen?

Antwort Insgesamt gesehen sind Tumoren des Hodens eher selten und machen nur ca. 1 % aller Tumoren des Mannes aus. Sie treten zwischen dem 15. und 45. Lebensjahr auf und sind für diese Altersgruppe die häufigste Tumorart. Bei einem Maldescensus testis ist das Risiko für die Entwicklung eines Hodentumors erhöht.

Hodentumoren lassen sich folgendermaßen einteilen:
- **Stromatumoren:** gehen von den Zellen des **gonadalen Stromas** aus. Hierzu zählen:
  - **Leydig**-Zelltumoren
  - **Sertoli**-Zelltumoren
  - **Granulosa**-Zelltumoren
- **Keimzelltumoren:** gehen von den **Keimzellen** des Hodens aus und lassen sich unterteilen in:
  - **Seminome**
  - **nicht seminomatöse** Keimzelltumoren: embryonale Karzinome, Teratome, Chorionkarzinome, Mischtumoren und Dottersacktumoren

Darüber hinaus können Hodentumoren im Rahmen **maligner Lymphome,** v. a. bei Non-Hodgkin-Lymphomen, entstehen, entweder als primärer Tumor oder im Rahmen einer Generalisierung. Sehr selten findet man **Hodenmetastasen,** die sich am häufigsten bei Bronchial- und Prostatakarzinomen bilden.

MERKE

Jeder Maldescensus testis muss wegen des erhöhten Krebsrisikos bis zum Ende des 2. Lebensjahres therapiert sein. Darüber hinaus verhindert man damit die Entwicklung einer Infertilität.

FRAGE

Mit welcher typischen **Schmerzsymptomatik** machen sich die Hodentumoren beim Patienten bemerkbar und welche **diagnostischen Wege** leiten Sie ein?

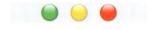

Antwort Charakteristischerweise ist das Leitsymptom des Hodentumors die **einseitige Hodenschwellung.** Meistens ist diese Schwellung aber **schmerzlos.** Eine einseitige Hodenschwellung bei jungen Männern ist immer verdächtig auf einen Hodentumor und sollte zügig abgeklärt werden. Neben der Palpation werden Sonografie, Labor und eventuell Hodenfreilegung mit Biopsie und CT durchgeführt.

TIPP Vorsicht Fangfrage.

Bei Verdacht auf einen Keimzelltumor werden folgende Tumormarker bestimmt:
- **α-Fetoprotein** (AFP): erhöht beim embryonalen Karzinom und beim Dottersacktumor
- **β-HCG**: erhöht beim Chorionkarzinom und beim Seminom mit trophoblastären Riesenzellen

FRAGE

Erzählen Sie mir allgemein etwas über die **Prognose** der verschiedenen Hodentumoren.

Antwort Das **Seminom** zeichnet sich durch eine gute Prognose aus. Es ist sehr **strahlensensibel.** Die **Metastasierung** erfolgt zunächst in die paraaortalen und parakavalen Lymphknotengruppen des Bauchraums. Erst im fortgeschrittenen Stadium kommt es zu einer hämatogenen Metastasenbildung in Lunge, Skelett und Leber. Aber selbst dann ist in vielen Fällen noch eine Heilung des Seminoms möglich, was bei kaum einem anderen malignen Tumor der Fall ist.

Die Prognose der nicht seminomatösen Keimzelltumoren ist beim Erwachsenen insgesamt schlechter. Sie sind im Gegensatz zu den Seminomen wenig strahlensensibel und zeigen häufig eine frühzeitige lymphogene Metastasierung.

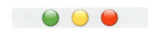

FRAGE

Das **Teratom** gehört, wie Sie eben schon erwähnt haben, zu den nicht seminomatösen Tumoren. Es kann sowohl bei Kindern als auch bei Erwachsenen vorkommen. Welche **geweblichen Bestandteile** sind **charakteristisch** für ein Teratom?

PLUS Teratome sind im Kindesalter seltener maligne als im Erwachsenenalter.

Antwort Das Teratom kann aus den Stammzellen aller **drei Keimblätter** (Ektoderm, Mesoderm und Endoderm) bestehen. Handelt es sich um ein **reifes** Teratom, so findet man **voll ausdifferenziertes** Gewebe, wie z. B. Muskulatur, Knochen, Neuralgewebe, respiratorisches Epithel, seröse Drüsen oder sogar Zähne. Bei der **unreifen** Form, können ebenfalls Zellen der drei Keimblätter auftreten, sie sind jedoch **weniger ausdifferenziert**.

KAPITEL 13 Weibliche Geschlechtsorgane und Brustdrüse

13.1 Uterus

FRAGE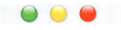
Bei welcher Krebsvorsorgeuntersuchung wird die zytologische Bewertung nach **Papanicolaou** vorgenommen?

Antwort Bei der Krebsvorsorge der Frau ist die Zytodiagnostik von Abstrichen der **Cervix uteri** eine etablierte Methode. Sie hat wesentlich dazu beigetragen, dass die Inzidenz des invasiven Zervixkarzinoms zurückgegangen ist. Die zytologischen Befunde werden, wie von Papanicolaou 1945 angegeben, in Risikogruppen von **Pap I–V** eingeordnet. Ab Pap III D muss man davon ausgehen, dass am Plattenepithel der Zervix mindestens **Dysplasien** vorliegen, die histologisch abgeklärt werden sollten.

FRAGE
Was bedeutet **CIN**?

Antwort CIN bedeutet **zervikale intraepitheliale Neoplasie.** Dieser Begriff hat die alten Bezeichnungen Dysplasie und Carcinoma in situ bei der Klassifizierung präkanzeröser plattenepithelialer Läsionen der Cervix uteri abgelöst. Man unterscheidet drei Schweregrade (➤ Tab. 13.1):

Tab. 13.1 Zytodiagnostik nach Papanicolaou und zervikale intraepitheliale Neoplasie (CIN)

Pap	CIN	Befund	Empfohlene Maßnahme
I		regelrecht	jährliche Routinekontrolle
II		entzündliche, degenerative oder metaplastische Zellen	Kontrolle nach Therapie
III		unklares Zellbild, schwere entzündliche oder degenerative Veränderung	kurzfristige Kontrolle nach Hormon/Entzündungstherapie
III D	I/II	leichte oder mittelschwere Dysplasie	Kontrolle in 3 Monaten, bei gleichem Bild Histologie (Kürretage oder Konisation)
IV A	III	schwere Dysplasie, Carcinoma in situ	Konisation, eventuell fraktionierte Abrasio
IV B	III	Carcinoma in situ, Verdacht auf invasives Karzinom	Konisation, eventuell fraktionierte Abrasio
V		invasives Karzinom	Histologie, OP
0		nicht verwertbar	sofortige Kontrolle

- **CIN I** (leichte Dysplasie): Proliferation atypischer Zellen nur im unteren Drittel des Plattenepithels, erhaltene Differenzierung der oberen zwei Drittel
- **CIN II** (mäßige Dysplasie): Proliferation atypischer Zellen in den unteren beiden Dritteln des Plattenepithels, erhaltene Differenzierung des oberen Drittels
- **CIN III** (schwere Dysplasie) und **Carcinoma in situ:** Atypische Zellen in allen Schichten des Plattenepithels. Das Carcinoma in situ zeigt alle zellulären Merkmale eines Karzinoms, häufig Mitosen, jedoch kein invasives Wachstum, die Basalmembran wird nicht überschritten.

Wird die Basalmembran des atypischen Epithels durchbrochen, so handelt es sich um ein invasives Plattenepithelkarzinom der Zervix. Eine Rückbildung der CIN-Läsionen ist sogar bis zum Carcinoma in situ möglich, in 50–70 % entwickelt sich aus einem Carcinoma in situ jedoch ein invasives Karzinom.

FRAGE
Das Zervixkarzinom wird auch als **„Reizkarzinom"** bezeichnet. Können Sie diesen Begriff erklären?

PLUS Eine Infektion mit HPV (16 und 18) wird auch für Läsionen an der Vulva verantwortlich gemacht. Analog zur CIN spricht man von einer VIN (vulväre intraepitheliale Neoplasie). Die Progressionsrate von einer VIN III zum invasiven Karzinom ist allerdings geringer (10–15 %).

Antwort Die Entstehung sowohl des invasiven Zervixkarzinoms als auch seiner Vorläuferläsionen ist eng mit endogenen Reizfaktoren assoziiert. Als wichtigster – sexuell übertragener – ätiologischer Faktor gilt die Infektion mit dem **humanen Papillomavirus** (HPV), v. a. mit den sog. **High-Risk-Typen** 16, 18, 31, 33, 35, 45, 51, 52 und 58. Als **Low-Risk-Typen** gelten HPV 6 und 11. Statistisch zeigt sich ein enger Zusammenhang mit dem Sexualverhalten: Ein frühzeitiger Beginn des Sexualverkehrs, eine hohe Promiskuität sowie mangelnde Hygiene (auch des Sexualpartners) wirken begünstigend auf die Entstehung des Zervixkarzinoms. Ein unabhängiger Risikofaktor ist zudem das Zigarettenrauchen.

FRAGE
Welches **Wachstumsverhalten** zeigt das **Zervixkarzinom** und wie wirkt sich dies auf die Therapie aus?

PLUS Onkogene Bestandteile des Virusgenoms treten in Wechselwirkung mit den zellulären p53- und Rb-Proteinen und nehmen den Zellen die Schutzfunktion der beiden Proteine. Dadurch gelangen die infizierten Zellen in einen Wachstumsvorteil.

Antwort Das Zervixkarzinom wächst invasiv, ist zunächst auf die Zervix und den Uterus begrenzt. Bei einer Stromainvasion von bis zu 3 mm ist eine alleinige **Hysterektomie** als Therapie ausreichend. Bei einer Stromainvasion von über 3 mm und einem Befall von maximal ⅔ der Vagina bei gleichzeitig tumorfreien Parametrien wird die **Operation nach Wertheim-Meigs** (Entfernung des Uterus und einer Scheidenmanschette, der Parametrien und der regionalen Lymphknoten) durchgeführt. Bei fortgeschrittenen Stadien behandelt man mittels intrakavitärer und perkutaner Bestrahlung.

FRAGE
Welche Strukturen können per continuitatem von einem Zervixkarzinom infiltriert werden?

Antwort Neben der Vagina und den Parametrien werden im fortgeschrittenen Stadium der Erkrankung auch die Beckenwand, das Rektum und die Harnblase infiltriert. Eine Ummauerung der Ureteren führt zur **Hydronephrose.** Aufgrund der folgenden Niereninsuffizienz ist die **Urämie** eine häufige Todesursache.

FRAGE
Nennen Sie mögliche Ursachen einer **postmenopausalen genitalen Blutung**.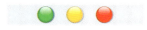

Antwort Die Blutungsursache einer postmenopausalen Blutung kann entweder im Vulva- oder Vaginalbereich, in der Zervix oder im Uteruscorpus lokalisiert sein. Als gutartige Ursachen kommen **Entzündungen, Zervixpolypen, submuköse Leiomyome** oder ein **hormonelles Ungleichgewicht** (Abbruchsblutung bei Östrogentherapie) infrage. Dringend auszuschließen sind aber maligne Ursachen. Dabei kann es sich entweder um primär im Genitalbereich lokalisierte Tumoren (**Vaginal-, Zervix-, Endometriumkarzinom, Uterussarkom**) handeln, aber auch um fortgeschrittene, den Uterus infiltrierende Malignome, wie ein **Tuben-,** ein **Ovarial-** oder ein **Rektumkarzinom.** Auch hormonbildende gut- oder bösartige **Ovarialtumoren** können in der Postmenopause eine vaginale Blutung induzieren.

FRAGE
Wie würden Sie eine postmenopausale Blutung abklären?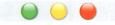

Antwort Um ein Malignom auszuschließen, sollte man versuchen, eine Histologie, z. B. durch eine **fraktionierte Abrasio,** zu gewinnen.

FRAGE
Sie sehen hier die Histologie (➤ Abb. 13.1) eines solchen Präparats. Was erkennen Sie?

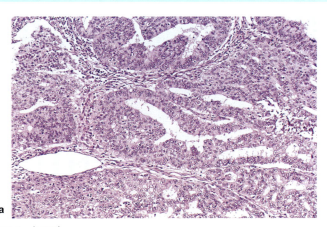

Abb. 13.1a [R285]

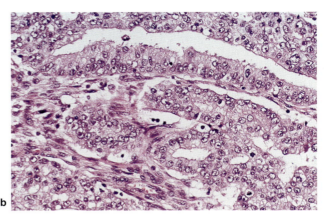

b

Abb. 13.1b [R285]

Antwort Man sieht überwiegend dicht gelagerte, atypische Drüsenformationen. Die Zellen der Drüsenstrukturen haben atypische, vergrößerte Kerne und prominente Nukleolen. Organspezifische Strukturen sind nicht mehr erkennbar. Es könnte sich hier jedoch bei entsprechender Lokalisation um ein **Adenokarzinom des Endometriums** handeln.

FRAGE
Sehr gut. Gibt es denn beim Endometriumkarzinom auch **Vorläuferläsionen** oder spezielle **Risikofaktoren?**

Antwort Für die Entstehung des Endometriumkarzinoms sind **Östrogene** als Kokarzinogene von Bedeutung. Risikogruppen für das Endometriumkarzinom sind somit Frauen, die wegen Menopausebeschwerden Östrogene substituieren sowie adipöse Frauen, da es bei Adipositas zu einer vermehrten Bildung von Östrogenvorstufen kommt.

Eine Hyperplasie des Endometriums mit proliferierender Drüsenepithelwucherung kann maligne entarten, besonders wenn Zellatypien in den Drüsenschläuchen auftreten **(atypische Hyperplasie)** und die Drüsen dicht nebeneinanderliegen, verzweigen und nur durch wenig Stroma voneinander getrennt sind **(komplexe Hyperplasie).** Bei der einfachen glandulär-zystischen Hyperplasie, die histologisch das typische „Schweizer-Käse-Muster" der dilatierten Drüsen zeigt, wird im Gegensatz dazu keine maligne Entartung beobachtet, sie kann jedoch in Einzelfällen in eine komplexe oder atypische Endometriumhyperplasie übergehen. Ursache der Endometriumhyperplasie ist ebenfalls ein Hyperöstrogenismus.

MERKE Zervixkarzinom → HPV; Endometriumkarzinom → Östrogene

13.2 Ovar

FALLBEISPIEL
Eine junge Frau kommt mit rezidivierenden, jetzt akut starken Unterbauchbeschwerden in die Klinik. Unter der Verdachtsdiagnose einer akuten Appendizitis wird sie operiert; die Appendix erscheint jedoch reizlos. Stattdessen sieht man im Bereich des rechten Ovars kleine rötlich braune Knötchen. Im Douglas-Raum findet sich altes Blut.

FRAGE
Was hat die Patientin?

Antwort Die rezidivierenden – möglicherweise zyklusabhängigen – Unterbauchbeschwerden, die kleinen roten Knötchen im Bereich des Ovars und das alte Blut im Douglas-Raum sprechen für eine **Endometriose.** Unter einer Endometriose versteht man das Auftreten von Endometrium außerhalb des Cavum uteri. Endometrioseherde treten zum einen heterotop im Myometrium des Uterus auf, was als **Adenomyosis uteri (Endometriosis interna)** bezeichnet wird. Diese Herde entstehen aus der Basalschicht des ortsständigen Endometriums. Es gibt aber auch extrauterine Endometrioseherde (**Endometriosis externa,** Endometriose im eigentlichen Sinn). Man findet diese extrauterinen Endometrioseherde in den Tuben, am Peritoneum, im Kolon, an der Harnblase, vereinzelt auch in den Lungen. Auch sie sind funktionsfähig, d. h. unterliegen zyklischen Veränderungen mit entsprechenden zyklischen Blutungen und daraus resultierenden Schmerzen.

FRAGE
Kennen Sie den Begriff der „Schokoladenzyste"?

Antwort Auch im Ovar können im Rahmen einer Endometriose Herde mit ektoper Endometriumschleimhaut auftreten. Auch diese bluten zyklisch und es entstehen mit der Zeit zystische Hohlräume, die mit dunkelbraunen Blutungsresten gefüllt sind. Wegen dieser dunkelbraunen Farbe nennt man diese Zysten auch Schokoladenzysten.

FRAGE
Solche Ovarzysten imponieren klinisch oft als **Ovarialtumor.** Können Sie einen Überblick über die Ovarialtumoren geben?

Antwort Die Mehrzahl der Ovarialtumoren ist benigne. Man unterscheidet hierbei Ovarialzysten, echte Neubildungen, die gut- oder bösartig sein können, und Ovarvergrößerungen anderer Genese. Bei den echten Neubildungen kommt es im Gegensatz zu den Zysten, die durch Retention von Flüssigkeit entstehen, zu einer Gewebsproliferation.

Histogenetisch unterscheidet man nach der WHO drei Hauptgruppen von Tumoren:

- **epitheliale Tumoren**
- **Keimstrang-Stromatumoren**
- **Keimzelltumoren**

Die Tumoren können benigne, maligne oder sog. „Borderline-Tumoren" sein. Aus einem primär benignen epithelialen Tumor kann sekundär ein maligner Tumor entstehen. Maligne Tumoren können aber auch primär entstehen.

FRAGE
Erzählen Sie etwas über die **epithelialen Ovarialtumoren**.

PLUS Eine Ruptur eines muzinösen Zystadenoms führt zur Verteilung des Schleims im Bauchraum (**Pseudomyxoma peritonei,** Gallertbauch). Dadurch kann sich die Prognose dieses an sich gutartigen Tumors dramatisch verschlechtern.

Antwort Epitheliale Ovarialtumoren entstehen meist aus einfachen Inklusionszysten. Die epithelialen Tumoren stellen die größte Gruppe der Ovarialtumoren dar. Benigne epitheliale Tumoren treten häufiger bei jungen Frauen auf, maligne ca. ab dem 45. Lebensjahr.

Man unterscheidet folgende **benigne** epitheliale Tumoren:
- **seröses Zystadenom:** ein- bis mehrkammeriger zystischer Tumor mit serösem Inhalt und meist glatter Innenfläche (➤ Abb. 13.2a)
- **muzinöses Zystadenom:** ein- bis mehrkammeriger zystischer Tumor mit fadenziehendem, muzinösen Inhalt. Diese Tumoren können bis zu 10 kg schwer werden.
- **Brenner-Tumor:** Mischtumor aus urothelialen Epitheleinschlussnestern und Faserstroma. Sie sind zu 99 % gutartig.

Die häufigsten **bösartigen** epithelialen Ovarialtumoren sind:
- **seröses Zystadenokarzinom:** mehrkammerige, zystische Tumoren mit soliden und papillären Anteilen (➤ Abb. 13.2c)
- **muzinöses Zystadenokarzinom:** zystisch-solider Tumor mit Nekrosen, Hämorrhagien und schleimiger Schnittfläche
- **endometrioides Karzinom:** gleicht histologisch einem Endometriumkarzinom, kann aus Endometriosezysten entstehen
- **klarzelliges Karzinom:** helle, glykogenreiche Tumorzellen, sehr bösartig

Daneben gibt es die Gruppe der sog. **Borderline-Tumoren** (➤ Abb. 13.2b). Hier finden sich wie bei einem malignen Tumor Gewebe- und Zellatypien,

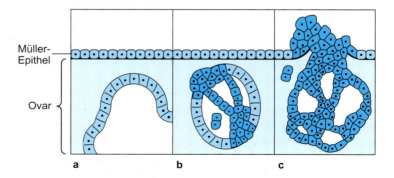

Abb. 13.2 Schematische Darstellung epithelialer Ovarialtumoren [L112]: a) Zystadenom, b) niedrigmalignes Zystadenokarzinom (Borderline-Tumor), c) hochmalignes Zystadenokarzinom

jedoch auch bei ausführlicher histologischer Untersuchung kein invasives Wachstum. Deshalb nennt man sie auch (noch) nicht invasive Karzinome oder Karzinome mit niedrigem Malignitätspotenzial.

FRAGE
Es gibt eine Gruppe von Ovarialtumoren, die eine **endokrine Aktivität** zeigen, die sich klinisch in verschiedenen Störungen manifestiert. Welche Art von Tumoren meine ich?

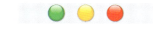

Antwort Bei der Gruppe der **Keimstrang-Stromatumoren** findet man in über der Hälfte der Fälle klinische Zeichen endokriner Aktivität. Dies rührt vom Ursprung dieser Tumoren, die sich vom endokrin aktiven Ovarialstroma und von den Zölomepithelsträngen ableiten. Die meisten Keimstrang-Stromatumoren verhalten sich klinisch eher benigne, obwohl sie ein biologisch aggressives Wachstum zeigen. Man unterscheidet folgende Tumoren:
- **Granulosazelltumor:** Neoplasie der Granulosazellen, häufigster **östrogenproduzierender** Tumor; jeder Granulosazelltumor ist potenziell maligne
- **Thekazelltumor:** aus verfetteten Stromazellen bestehend (gelbe Schnittfläche), produziert ebenfalls Östrogene
- **Sertoli-Leydig-Zelltumor:** sehr seltener Tumor, kann **Androgene** produzieren (wird dann als Androblastom bezeichnet)

FRAGE
Was sagen Sie denn zu diesem Ovarialtumor (➤ Abb. 13.3)?

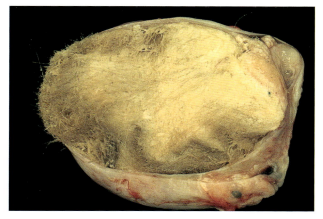

Abb. 13.3 [R285]

Antwort Ich sehe einen zystischen Tumor, der im Inneren mit Talg und Haaren gefüllt ist. Es handelt sich hierbei um eine **Dermoidzyste** bzw. ein reifes **Teratom**. Dies ist der häufigste Keimzelltumor, der aus Derivaten aller drei Keimblätter bestehen kann. Dementsprechend findet man ausdifferenzierte Haut mitsamt Anhangsgebilden, Fettgewebe und glatte Muskulatur, seltener auch respiratorische Schleimhaut, Knochen- und Knorpelgewebe sowie Schilddrüsengewebe.

PLUS Seltene und bösartige Keimzelltumoren sind das maligne Teratom, das Dysgerminom und der Dottersacktumor.

Gelegentlich kommen auch monophasische Teratome vor, die Gewebsdifferenzierungen nur aus einem der Keimblätter zeigen, z. B. reine Epidermoidzysten, die Struma ovarii (reines Schilddrüsengewebe) oder ein Karzinoid (gastrointestinal oder respiratorisch). Letztere können auch endokrin aktiv sein.

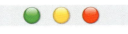

FRAGE
Sehr gut. Sagen Sie mir zuletzt nur noch, was man unter einem **Krukenberg-Tumor** versteht.

Antwort Als Krukenberg-Tumor versteht man **Abtropfmetastasen** eines Siegelringzellkarzinoms des Magens im Ovar. Auch andere Tumoren wie das Kolon-, das Endometrium- oder das Mammakarzinom können in das Ovar metastasieren. Etwa 10 % der Ovarialtumoren sind Metastasen.

13.3 Mamma

FALLBEISPIEL
Eine Frau kommt zu Ihnen und berichtet über einen **tastbaren Knoten** in der Brust.

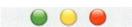

FRAGE
Wie gehen Sie weiter vor?

TIPP Fragen zu klinischen Leitsymptomen sind auch in der Pathologie üblich. Daher Anamnese und klinische Untersuchung nicht vergessen.

Antwort Grundsätzlich steht am Anfang eine ausführliche Anamneseerhebung. Da jeder Knoten als potenziell maligne anzusehen ist und hereditäre Faktoren beim Mammakarzinom eine Rolle spielen, sollte man hier auch eine **Familienanamnese** nach bösartigen Erkrankungen v. a. der Mamma durchführen. Danach folgen **Inspektion** und **Palpation** des auffälligen Befunds.

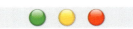

FRAGE
Worauf achten Sie bei der **Inspektion?**

Antwort Es ist zunächst einmal wichtig, beide Mammae sowohl zu inspizieren als auch zu palpieren. Man achtet zunächst auf die **Symmetrie** der beiden Brüste, wichtig ist auch die Bewertung der **Haut** hinsichtlich Einziehungen, Vorwölbungen oder Ulzerationen (bei fortgeschrittenen Karzinomen), und der **Mamille,** die bei einem Mammakarzinom auch ohne Infiltration der Haut Einziehungen und Furchungen zeigt. Auch sollte man auf eine mögliche Sekretion der Mamille achten. Zur Untersuchung der Mammae gehört selbstverständlich auch die Untersuchung der (v. a. axillären) **Lymphknoten.**

13.3 Mamma

FRAGE
Welcher **Tastbefund** würde Sie eher beruhigen und welcher würde Sie eher beunruhigen?

Antwort Eine **gut umschriebene, verschiebliche** Läsion würde eher für eine **gutartige** Veränderung sprechen, eine **unscharf begrenzte, derbe,** möglicherweise sogar mit der Umgebung verbackene Veränderung spricht eher für einen **malignen** Prozess. Bei Zysten oder Entzündungen zeigt sich häufig eine Fluktuation. Wenn der Knoten druckschmerzhaft ist, spricht das ebenfalls eher für Gutartigkeit, jedoch ist auch ein maligner Tumor bei Druck- oder Spontanschmerz nicht ausgeschlossen. Vergrößerte oder verbackene axilläre Lymphknoten sind ebenfalls verdächtig auf das Vorliegen eines Mammakarzinoms.

FRAGE
Ab welcher **Größe** kann man einen Knoten überhaupt **tasten?**

Antwort Unter günstigen Bedingungen kann man einen Knoten ab **ca. 1 cm** tasten. Das heißt, dass kleinere Veränderungen durch Fremd- und Selbstuntersuchung nicht erfasst werden können.

FRAGE
Wie gehen Sie weiter bei der Abklärung des Knotens vor?

Antwort Aufgrund der Häufigkeit des Mammakarzinoms muss jeder tastbare Knoten bis zum Beweis des Gegenteils als bösartig angesehen werden, auch wenn bei Frauen unter 40 Jahren statistisch eine gutartige Läsion eher wahrscheinlich ist. Letztlich sollte jeder Knoten unabhängig vom Alter **histologisch** bzw. **zytologisch** untersucht werden.

FRAGE
Welche Möglichkeiten haben Sie, um **Gewebe** für eine solche Untersuchung zu gewinnen?

Antwort Zur Materialgewinnung für die Zytologie führt man eine **Feinnadelpunktion** durch. Für eine histologische Untersuchung benötigt man jedoch etwas mehr Material, sodass oftmals eine ultraschallgestützte **Stanzbiopsie** vorgenommen wird. Eine Alternative wäre die operative **Exstirpation** des gesamten Knotens. Während einer solchen Operation ist oft eine intraoperative **Schnellschnittuntersuchung** angezeigt, um einen möglichen Malignitätsverdacht zu bestätigen oder auszuräumen.

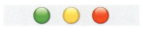

FRAGE
Nehmen wir an, die Patientin hat tatsächlich einen malignen Tumor, der mittels Schnellschnitt diagnostiziert wurde. Was interessiert den Kliniker bei einem solchen **Schnellschnitt** noch?

Antwort Primär wird der Knoten ja sehr umschrieben exzidiert. Bei einem malignen Tumor muss jedoch gewährleistet sein, dass die **Absetzungsränder tumorfrei** sind, bzw. dass ein ausreichender **Sicherheitsabstand** vorhanden ist. Beides kann man im Schnellschnitt zuverlässig untersuchen. Bei Tumornachweis am Absetzungsrand kann dann in gleicher Sitzung sofort nachreseziert werden und eine R0-Situation erreicht werden. Außerdem können bei einem Malignitätsnachweis in der gleichen Operation die **axillären Lymphknoten** entfernt werden.

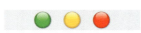

FRAGE
Bevor wir zu den einzelnen Tumorentitäten der Mamma kommen: Gibt es noch eine andere Möglichkeit, früh suspekte Befunde an der Mamma zu erkennen, sogar wenn sie kleiner sind als 1 cm?

Antwort Sie wollen sicherlich auf bildgebende Verfahren wie **Mammografie**, **Sonografie** und **MRT** hinaus. Mit ihnen kann man auch kleine Veränderungen nachweisen, lokalisieren und ggf. dann gezielt punktieren.

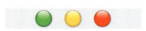

FRAGE
Was wären denn **suspekte Befunde** in einer **Mammografie?**

Antwort Verdächtige Veränderungen wären zum einen **unscharfe Gewebeverdichtungen,** Verdichtungen mit **strahlenförmigen** Ausläufern in das umgebende Gewebe **(„Krebsfüßchen"),** zum anderen der Nachweis von **Mikroverkalkungen**, besonders wenn sie in kleinen Gruppen angeordnet sind.

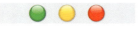

FRAGE
Was muss man unter solchen **Mikroverkalkungen** verstehen?

Antwort Bei Milchgängen mit atypisch proliferierenden Zellen können diese Zellen nekrotisch werden und Kalk einlagern. Man findet solche Veränderungen bei gutartigen Läsionen, v. a. aber auch bei Karzinomvorläuferläsionen wie dem duktalen Carcinoma in situ, die palpatorisch überhaupt nicht erkannt werden können. Ein solcher Herd kann dann mammografisch mit einer Drahtsonde markiert werden, sodass in der unmittelbar danach durchgeführten Operation der suspekte Herd gezielt exzidiert werden kann.

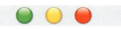

FRAGE
Wo ist das **Mammakarzinom** am häufigsten **lokalisiert?**

Antwort Man teilt die Mamma anatomisch in vier Quadranten und die Mammillenregion ein. Ungefähr die Hälfte aller Mammakarzinome ist im **oberen äußeren Quadranten** lokalisiert, was aus dem hier dichteren Drüsenparenchym resultiert.

FRAGE
Jetzt reden wir die ganze Zeit über gutartig und bösartig. Welche gutartigen und bösartigen Läsionen gibt es denn bei der Mamma?

Antwort Der häufigste gutartige Mammatumor ist das **Fibroadenom**. Es ist ein Mischtumor aus epithelialen und bindegewebigen Proliferationen. Ein Mammaknoten bei einer jungen Frau unter 25 Jahren ist fast immer ein Fibroadenom. Auch Mastopathien gehen meist mit knotenförmigen Veränderungen einher, daneben können Zysten, Hämatome oder Fettgewebsnekrosen als Mammaknoten imponieren. Maligne Ursachen sind das **Mammakarzinom**, viel seltener ein Sarkom oder Metastasen (➤ Tab. 13.2).

Tab. 13.2 Ursachen von Mammaknoten

Benigne	Maligne
• Fibroadenom	• Karzinom
• Mastopathie	• Sarkom
• Zyste	• Metastase
• Fettgewebsnekrosen	• Phylloides-Tumor
• Hämatom, Abszess	
• Phylloides-Tumor	

MERKE
- 20–40 Jahre: häufig Fibroadenom
- 40–60 Jahre: häufig Fibroadenom, Zyste
- über 60 Jahre: häufig Karzinom

FRAGE
Von welchen Strukturen geht das Mammakarzinom aus?

Antwort Das Mammakarzinom geht von den Epithelien der sog. terminalen duktulo-lobulären Einheit (TDLU), also entweder von den terminalen **Milchgängen** (**duktales** Mammakarzinom) oder von den **lobulären Drüsenendstücken** (**lobuläres** Mammakarzinom) aus (➤ Abb. 13.4). Zunächst hält sich das Karzinom noch an die natürlichen Grenzen der Basalmembranen der Milchgänge oder der Läppchen, man bezeichnet diese Läsionen als **Carcinoma in situ** (duktales Carcinoma in situ, DCIS; lobuläres Carcinoma in situ, LCIS). Später zerstört das Karzinom diese Strukturen und wächst als **invasives Karzinom** zunächst in das Stroma, später in Lymphspalten und Blutgefäße ein.

170 13 Weibliche Geschlechtsorgane und Brustdrüse

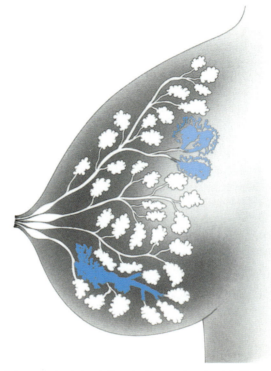

Abb. 13.4 Schema anatomischer Aufbau der Mamma: invasives lobuläres Karzinom (oben), invasives duktales Karzinom (unten) [L242]

FRAGE
Welche Läsion sehen Sie auf diesem Bild (> Abb. 13.5)?

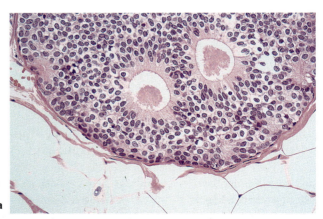

a

Abb. 13.5 a) [R285]

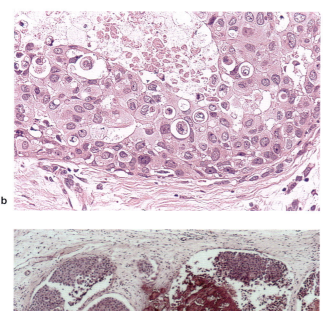

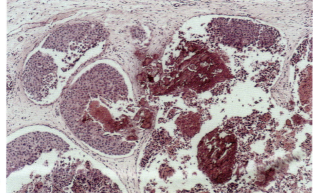

Abb. 13.5 b) [R285], c) [R235]

Antwort Man erkennt einen Schnitt durch einen Milchgang, in dessen Lichtung tapetenartig ein solides Tumorgewebe wächst. Zytologisch zeigen sich deutliche Malignitätskriterien mit Zellpolymorphie und Kernhyperchromasien, ein invasives Wachstum lässt sich nicht nachweisen. Zentral finden sich Tumorzellnekrosen, z. T. mit Verkalkungen. Es zeigt sich hier also das typische Bild eines **duktalen Carcinoma in situ.**

PLUS Bei ausgedehnten Nekrosen im Inneren des Milchgangs lassen sich diese am Operationspräparat manchmal wie Mitesser der Haut herausdrücken → **Komedokarzinom** (lat. comedere = essen).

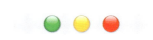

FRAGE
Die überwiegende Zahl der invasiven Mammakarzinome lässt sich vom histologischen Aufbau in zwei **Wachstumsmuster** einteilen. Welche sind gemeint?

Antwort Etwa 75 % der invasiven Mammakarzinome werden aufgrund der Histologie als **invasiv-duktale,** 8 % als **invasiv-lobuläre** Mammakarzinome klassifiziert (> Tab. 13.3). Das invasiv-duktale Mammakarzinom zeigt histologisch ein entweder **drüsenartiges** oder **solides Wachstumsmuster** mit unterschiedlich ausgeprägtem Stromaanteil. Zytologisch beobachtet man häufig eine ausgeprägte Kernpolymorphie. Beim invasiv-lobulären Mammakarzinom dagegen findet man ein **dissoziiertes Wachstum** mit z. T. **gänsemarsch-**

Tab. 13.3 Klassifikation der Mammakarzinome (prozentualer Anteil der invasiven Karzinome)

Lobuläre Karzinome	• lobuläres Carcinoma in situ • invasiv-lobuläres Karzinom (8 %)

Duktale Karzinome	• duktales Carcinoma in situ
	• invasiv-duktales Karzinom
	  – invasiv-duktales Karzinom (75 %)
	  – medulläres Karzinom (1 %)
	  – muzinöses Karzinom (2 %)
	  – tubuläres Karzinom (2 %)
	  – papilläres Karzinom (< 1 %)
	  – Morbus Paget der Mamille (2 %)

artiger Anordnung der Tumorzellen, aber auch **kreisförmiger Ummauerung** der Ausführungsgänge, dem sog. Schießscheibenmuster.

MERKE
- **invasiv-duktales Karzinom:** Drüsenstrukturen oder solides Wachstum
- **invasiv-lobuläres Karzinom:** diskohärentes Wachstum, Gänsemarsch-Anordnung, Schießscheibenmuster

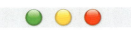

FRAGE
Kennen Sie noch weitere **histologische Typen** des Mammakarzinoms?

Antwort Weitere, seltenere Formen des Mammakarzinoms sind:
- **tubuläres Karzinom:** tubuläres Wachstum, hohe Gewebereife
- **papilläres Karzinom:** papilläres, zapfenartiges Wachstum, aus einem Zelltyp bestehend (DD gutartiges Milchgangspapillom mit Drüsen)
- **muzinöses Karzinom:** exzessive extra- und intrazelluläre Schleimbildung
- **medulläres Karzinom:** hohe Zellpolymorphie, ausgeprägte lymphozytäre Begleitreaktion
- **mammäres Paget-Karzinom:** zunächst auf die Haut beschränkte Neoplasie mit großen, in Gruppen gelagerten Zellen mit hellem Zytoplasma (Paget-Zellen) in einer verdickten Epidermis. Ähnliche Veränderungen gibt es auch extramammär an der Vulva.

Das Prädilektionsalter liegt in der Postmenopause.

MERKE Cave: Morbus Paget der Mamma ↔ Morbus Paget des Knochens (Osteitis deformans)

FRAGE
Welches **Wachstumsverhalten** zeigt das Mammakarzinom?

Antwort Das Mammakarzinom wächst zunächst lokal infiltrierend. Je nach Lokalisation zeigt sich in fortgeschrittenen Stadien eine vertikale Ausbreitung des Tumors mit Infiltration der **Pektoralismuskulatur,** oder nach außen mit Infiltration und Ulzeration der **Haut.** Bei flächenhafter Ausbreitung in Hautlymphgefäßen kommt es zu einer panzerartigen Thoraxeinschnürung **(„Panzerkrebs")**, bei subepidermaler Ausbreitung mit Infiltration der Hautanhangsgebilde zu grobporigen Hautveränderungen, der **„Orangenhaut"**. Das Mammakarzinom zeigt sowohl eine **lymphogene Metastasierung** in die axillären oder retrosternalen Lymphknoten als auch eine **hämatogene Metastasierung** mit Knochen-, Leber-, Lungen- und Hirnmetastasen.

FRAGE
Was versteht man unter einem **Sentinel-Lymphknoten?**

Antwort Als Sentinel- oder „Wächter"-Lymphknoten wird der erste in einem Lymphabflussgebiet lokalisierte Lymphknoten bezeichnet. Im Rahmen der lymphogenen Metastasierung ist er der erste befallene Lymphknoten. Beim Mammakarzinom ist dieser Lymphknoten intraoperativ durch Farbmarkierung, bzw. durch eine radioaktive Markierung, darzustellen und zu entfernen. Bei einem histologisch tumorfreien Sentinel-Lymphknoten wird heutzutage auf eine Axilladissektion verzichtet.

FRAGE
Kennen Sie den Begriff des **inflammatorischen Karzinoms?**

Antwort Als inflammatorisches Karzinom wird ein **aggressives** Mammakarzinom mit ausgeprägter **Lymphangiosis carcinomatosa** im Mamillenbereich bezeichnet. Klinisch präsentiert es sich mit Rötung und Schwellung der Brustdrüse und kann das Bild einer Mastitis imitieren. Die Prognose dieses Karzinoms ist schlecht.

FRAGE
Nennen Sie einige **Risikofaktoren** für das Mammakarzinom.

Antwort Die Ätiologie des Mammakarzinoms ist in vielen Punkten nicht geklärt. Eine Reihe von Faktoren geht allerdings mit einem erhöhten Risiko einher, an einem Mammakarzinom zu erkranken:
- **positive Familienanamnese:** bei Vorkommen eines Mammakarzinoms bei Verwandten 1. Grades bis dreifach erhöhtes Risiko
- erhöhter **Östrogenspiegel** (frühe Menarche und späte Menopause, Nulliparae und späte Erstgebärende, **Adipositas** und fettreiche Ernährung)
- **Alter** (70 % der Mammakarzinompatientinnen sind älter als 50 Jahre)
- Karzinom der kontralateralen Brust
- **lobuläres Carcinoma in situ**
- **duktales Carcinoma in situ**

Bei 5 % der Patientinnen lässt sich eine Keimbahnmutation (v. a. der „BReast CAncer-gene" BRCA1 und BRCA2) als Ursache des Mammakarzinoms feststellen. Bei den übrigen Fällen muss man davon ausgehen, dass ein kaskadenartiges Auftreten und die Summe von genetischen Alterationen von Tumoronkogenen und Tumorsuppressorgenen über die In-situ-Läsion zum invasiven Karzinom führen.

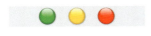

FRAGE
Welche **Zusatzuntersuchungen,** die der Pathologe durchführen kann, wären für Sie als Kliniker noch relevant?

Antwort Auch im Hinblick auf mögliche Therapieoptionen wird beim Mammakarzinom zu der üblichen Histologie auch immunhistochemisch der **Hormonrezeptorstatus** für **Östrogen-** und **Progesteronrezeptoren** des Tumors bestimmt. Insbesondere östrogenrezeptorpositive Karzinome zeigen ein gutes Ansprechen auf eine antihormonelle Therapie. Zusätzlich wird mittlerweile auch der Grad der Überexpression des **Her2/neu(ERB2)-Onkogens** immunhistologisch oder mittels Fluoreszenz-in-situ-Hybridisierung (FISH) bestimmt. Diese Untersuchung dient als Grundlage für eine mögliche Antikörpertherapie gegen dieses Protein (Herceptin®/Trastuzumab) bei fortgeschrittenen Tumoren oder Tumorrezidiven. Außerdem haben Her2-positive Tumoren eine schlechtere Prognose.

FRAGE
Nennen Sie **Prognosefaktoren** für den Verlauf einer Mammakarzinomerkrankung.

PLUS Mit dem Nottingham-Prognose-Index/NPI (erfasst Tumordurchmesser, Gradierung und Lymphknotenmetastasierung) lassen sich 3 Kollektive definieren mit **guter** (normale Lebenserwartung), **mäßiger** und **schlechter** (5-JÜR: 5–10 %) Prognose.

Antwort Die wichtigsten Prognosefaktoren beim Mammakarzinom sind:
- **histologischer Typ** und **Grading:** z. B. tubuläres Karzinom mit guter Prognose, Grading abhängig von Kernatypien, Mitosen und Drüsenbildung
- **pTNM-Stadium:** Vorhandensein von Lymphknotenmetastasen mit deutlich schlechterer Prognose; ungünstige Prognose auch bei Lymphangiosis carcinomatosa
- **Rezeptorstatus**
- **DNA-Ploidie (DNA-Gehalt):** euploide Tumoren (normaler DNA-Gehalt) mit besserer, aneuploide Tumoren (abnorm vermehrter DNA-Gehalt) mit ungünstigerer Prognose

FRAGE
Sehr gut. Eine letzte Frage noch: Gibt es das Mammakarzinom auch beim **Mann?**

Antwort Auch beim Mann tritt das Mammakarzinom auf, es ist allerdings äußerst selten, und betrifft meist Männer höherer Altersstufen. Die Prognose ist deutlich schlechter als bei der Frau, da die Tumoren frühzeitig Haut und Thoraxwand infiltrieren und früh Lymphknotenmetastasen entstehen.

KAPITEL 14

Blut und Knochenmark

FRAGE
Was versteht man unter einer **Anämie?**

Antwort Als Anämie wird die **Verminderung** der Zahl der zirkulierenden **Erythrozyten,** der **Hämoglobinkonzentration** oder des **Hämatokrits** unter die Altersnorm verstanden. Klinisch teilt man die Anämien nach der Größe und nach dem Hämoglobingehalt der Erythrozyten ein.

FRAGE
Können Sie uns auch die Anämien hinsichtlich ihrer **Ursachen** einteilen?

Antwort Anämien können durch **Störungen der Erythrozytenbildung,** durch **vermehrten Erythrozytenabbau** (Hämolyse), durch **Erythrozytenverlust** bei Blutungen oder durch **Verteilungsstörung** (Hyperspleniesyndrom) entstehen.

FRAGE
Welches ist denn die **häufigste Form** der Anämie?

Antwort Die häufigste Ursache für eine Anämie ist die **Eisenmangelanämie.** Der Eisenmangel wiederum wird am häufigsten durch **chronische Blutungen,** besonders durch genitale Blutungen bei der Frau, aber auch durch gastrointestinale Blutungen verursacht. Auch bei vermehrtem Eisenbedarf, z. B. in der Schwangerschaft oder in der Pubertät, kann es zu einer negativen Eisenbilanz kommen.

Eine weniger häufige Ursache für die Eisenmangelanämie ist eine **verminderte Eisenaufnahme,** sei es durch zu geringe Eisenzufuhr oder durch verminderte Eisenresorption. Durch das verminderte Eisenangebot kommt es nach Erschöpfung der Eisenspeicher zu einer verminderten Hämoglobinsynthese. Im peripheren Blut zeigt sich eine **mikrozytäre hypochrome Anämie** mit ungleich geformten Erythrozyten. Im Knochenmark lässt sich eine kompensatorisch gesteigerte Erythropoese nachweisen. Der Eisengehalt der Knochenmark-Retikulumzellen sowie der Erythroblasten ist vermindert.

FRAGE
Welche klinischen **Symptome** erwarten Sie bei einem Patienten mit Eisenmangelanämie?

Antwort Allgemeinsymptome der Anämie sind **Kopfschmerzen, Müdigkeit** und **Blässe.** Bei der Eisenmangelanämie können zusätzlich Veränderungen beobachtet werden, die auf einer Störung des Proliferationsstoffwechsels der Zellen in Wechselgeweben beruhen. Diese wird durch den Mangel an eisenhaltigen Enzymen verursacht: Es zeigen sich Mundwinkelrhagaden, eine trockene, faltig-rissige Haut, brüchige Fingernägel und struppiges Haar. Eine Eisenmangelanämie mit Dysphagie und Ösophagitis aufgrund der Schleimhautatrophie wird als **Plummer-Vinson-Syndrom** bezeichnet. Es gilt als Präkanzerose.

FRAGE
Sie bekommen als Pathologe eine Biopsie aus dem Magenkorpus eines Patienten mit **makrozytärer, hyperchromer Anämie.** Welchen Beitrag können Sie zur Anämieabklärung leisten?

TIPP Nur nicht aus dem Konzept bringen lassen bei etwas komplizierteren Zusammenhängen. So etwas zu erzählen, kann man sehr gut vorher üben.

Antwort Eine makrozytäre (megaloblastische), hyperchrome Anämie entsteht durch **Mangel an Vitamin B_{12}** oder **Folsäure,** die beide für die DNA-Synthese und Zellproliferation essenziell sind. Ein Vitamin-B_{12}-Mangel wird entweder durch Mangelernährung oder aber durch verminderte Resorption verursacht. Die Resorption von Vitamin B_{12} ist abhängig vom Vorhandensein des Intrinsic-Factors, der von den Belegzellen des Magens gebildet wird. Bei der chronisch-atrophen Korpusgastritis – um auf Ihre Frage zurückzukommen – werden Antikörper gegen die Belegzellen, aber auch gegen den Intrinsic-Factor selbst gebildet. Lässt sich dieses nachweisen und zudem auch serologisch Autoantikörper gegen Belegzellen und Intrinsic-Factor, so spricht man von einer **perniziösen Anämie**. Auch nach einer Gastrektomie kann es durch das Fehlen der Belegzellen zu einem Mangel an Intrinsic-Factor mit konsekutivem Vitamin-B_{12}-Mangel kommen. Im Knochenmark erkennt man als Ausdruck der ineffektiven Erythropoese zahlreiche unreife Megaloblasten, auch die Granulo- und Megakaryopoese weisen ähnliche Zell-Riesenformen auf.

FRAGE
Wirkt sich der Vitamin-B_{12}-Mangel auch auf andere Organsysteme aus?

PLUS Beim Folsäuremangel lassen sich ähnliche Veränderungen beobachten, nur fehlt hier die neurologische Symptomatik.

Antwort Das Vollbild des Vitamin-B_{12}-Mangels ist gekennzeichnet durch eine Trias **hämatologischer, gastrointestinaler** und **neurologischer** Störungen. Die hämatologischen Veränderungen hatten wir ja gerade besprochen. Im Verdauungstrakt kommt es durch die gestörte Epithelregeneration neben der chronisch-atrophischen Gastritis zu Schleimhautatrophien. Im ZNS beobachtet man eine funikuläre Myelose, eine herdförmige Entmarkung der Rückenmarkshinterstränge und der Pyramidenbahn. Dies zieht klinisch Gangunsicherheit und Störungen der Tiefensensibilität nach sich.

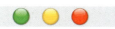

FRAGE
Kennen Sie eine Einteilung der **hämolytischen Anämien?**

Antwort Die hämolytischen Anämien sind gekennzeichnet durch einen abnorm **gesteigerten Erythrozytenabbau** mit Verkürzung der Lebensdauer. Daraus resultiert eine Anhäufung von Blutabbauprodukten wie Hämoglobin, Bilirubin und Hämosiderin sowie eine Steigerung der Erythropoese mit vermehrter Ausschwemmung von Retikulozyten ins periphere Blut. Die Hämolyse kann noch im Knochenmark (**extravaskulär**) oder in der Peripherie (**intravaskulär**) stattfinden.

Die **Ursache** einer hämolytischen Anämie kann zum einen an den Erythrozyten selbst liegen, zum anderen auch an äußeren Einwirkungen. Ersteres wird als **korpuskulär-hämolytische Anämie** bezeichnet. Hier werden die Erythrozyten aufgrund verschiedener Defekte hämolysiert: Defekte Membranen sind die Ursache z. B. bei der Sphärozytose, des Weiteren können Enzymdefekte z. B. beim Glukose-6-Phosphat-Dehydrogenase-Mangel die Ursache sein. Hämoglobinopathien sind der Grund der Hämolyse bei der Thalassämie oder der Sichelzellanämie. Bei den **extrakorpuskulären-hämolytischen Anämien** gehen die normal strukturierten Erythrozyten durch immunologische (z. B. Autoimmunhämolyse) oder mechanische (z. B. Herzklappen) Schädigungen vorzeitig zugrunde. Die hämolytische Anämie ist typischerweise eine normozytäre normochrome Anämie, wie auch die aplastische Anämie und eine Anämie, die im Rahmen von chronischen Erkrankungen beobachtet wird.

FRAGE
Welche **chronischen myeloproliferative Erkrankungen** kennen Sie?

Antwort Chronische myeloproliferative Erkrankungen bzw. Syndrome sind monoklonale Erkrankungen der myeloischen Stammzelle, die mit der zunächst regelrechten Proliferation aller drei hämatopoetischen Stammreihen einhergehen, wobei die Proliferation einer der Linien exzessiv dominiert und das klinische Bild bestimmt. Die häufigsten myeloproliferativen Erkrankungen sind die **chronisch-myeloische Leukämie**, die **Polycythaemia vera**, die **essenzielle Thrombozythämie** und die Osteomyelofibrose.

PLUS Bei den **MPS** (myeloproliferativen Syndromen) findet man im Endstadium häufig eine Knochenmarkfibrose (besonders bei der Osteomyelofibrose) mit „trockenem" Knochenmark: Punctio sicca.

FRAGE
Bei welcher der genannten Erkrankungen würden Sie ein solches Bild erwarten (➤ Abb. 14.1)? Laborchemisch zeigte sich überdies eine Leukozytose von 130.000/μl.

Antwort Auf dem Bild erkennt man einen eröffneten Bauchsitus mit massiver Hepatosplenomegalie. Die Splenomegalie und die exzessive Leukozytose sind Leitsymptome der **chronischen myeloischen Leukämie** (CML). In der chronischen Phase findet man im peripheren Blut massenhaft Zellen der gesamten Myelopoese mit allen Reifungsstufen. Zytochemisch zeigt sich eine Verminderung der Aktivität der alkalischen Leukozytenphosphatase.

FRAGE
Die **CML** geht in 90 % der Fälle mit einer **charakteristischen zytogenetischen Veränderung** einher. Wissen Sie, welche Veränderung ich meine?

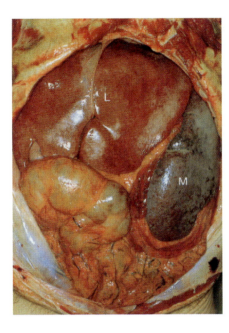

Abb. 14.1 [R285]

Antwort Bei der Mehrzahl der CML-Patienten lässt sich das **BCR-ABL-Fusionsgen t(9; 22),** das sog. **Philadelphia-Chromosom,** nachweisen. Es entsteht durch die Translokation des ABL1-Onkogens vom langen Arm des Chromosoms 9 auf die BCR-Region des langen Arms von Chromosom 22. Dadurch werden letztlich Onkoproteine und Wachstumsfaktoren aktiviert, die zur neoplastischen Proliferation führen. Das Philadelphia-Chromosom findet sich in Zellen aller drei Hämatopoeselinien.

FRAGE
Welchen **klinischen Verlauf** zeigt die CML?

Antwort Die CML verläuft meist in **drei Phasen:** Die 1. Phase ist durch einen langsamen, schleichenden, chemotherapeutisch gut behandelbaren Beginn gekennzeichnet. Im peripheren Blut beträgt der Anteil der Blasten unter 5%. Nach 2 bis 5 Jahren erhöht sich der Blastenanteil auf bis zu 30%, man spricht vom **Stadium der Akzeleration.** Der **Blastenschub** schließlich ist durch eine weitere, krisenhafte Zunahme der Blasten auf über 30% der kernhaltigen Zellen gekennzeichnet, was letztendlich einem Übergang in eine **sekundäre akute Leukämie** entspricht. Die maligne transformierten Blasten können myeloischer, aber auch lymphoider Prägung sein und verdrängen expansiv die prinzipiell noch funktionsfähige granulozytopoetische Zellpopulation. Die meisten Patienten versterben an Infektionen oder Blutungen. Eine Heilung der CML ist potenziell nur durch eine allogene Knochenmarktransplantation zu erreichen.

FRAGE
Bei welchem der genannten myeloproliferativen Syndrome steht die Vermehrung der Erythrozyten im Vordergrund?

Antwort Bei der **Polycythaemia vera rubra** (PV) kommt es v. a. zu einer Proliferation der **roten Blutkörperchen.** Das Knochenmark ist braunrot und hyperplastisch, das Fettmark reduziert. Auch in **extramedullären Geweben** wie Leber und Milz findet man Erythropoeseherde. Typische klinische Symptome dieser primären Polyglobulie sind ein gerötetes Gesicht (Plethora), Zyanose, Kopfschmerzen und Schwindel sowie ein arterieller Hypertonus, Thromboseneigung und Nasenbluten.

PLUS Im Gegensatz zu den sekundären Polyglobulien (z. B. bei Lungenerkrankungen) ist bei der PV der **Erythropoetinspiegel erniedrigt.**

FRAGE
Sie haben vorhin den Begriff der Leukämie verwendet. Was versteht man unter einer **Leukämie?**

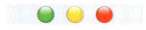

Antwort Der Begriff Leukämie stammt von Rudolf Virchow und heißt übersetzt „weißes Blut". Bei einer Leukämie kommt es zu einer autonomen, systemischen Proliferation eines abnormen leukozytären Zellstamms (Klons). Diese geht oft einher mit der Ausschwemmung der neoplastischen Zellen in das periphere Blut.

FRAGE
Wie werden die Leukämien **eingeteilt?**

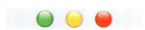

Antwort Man teilt die Leukämien nach dem beteiligten Zelltyp in **myeloische** und **lymphatische** Leukämien und nach der Verlaufsform in **akute** und **chronische** Formen ein. Die akute Leukämie hat einen raschen Verlauf und führt ohne Therapie innerhalb kurzer Zeit zum Tod. Chronische Leukämien haben meist einen schleichenden Verlauf mit längeren stabilen Phasen.

FRAGE
Was können Sie uns zur **Ätiologie** der Leukämien erzählen?

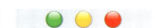

Antwort Bei den meisten Leukämien ist die Ursache unklar. In Einzelfällen begünstigen jedoch **ionisierende Strahlen** in hohen Dosen und bestimmte **Lösungsmittel** eindeutig ihre Entstehung. Einige **virale Infektionen** spielen ätiologisch eine Rolle, wie das HTLV-1-Virus in Südjapan und der Karibik für die T-Zell-Leukämie. Schließlich haben auch **genetische Faktoren** einen wesentlichen Einfluss auf die Leukämieentstehung: Patienten mit Trisomie 21 z. B. erkranken wesentlich häufiger an einer akuten Leukämie als die Normalbevölkerung.

FRAGE
Wie wird eine Leukämie **diagnostiziert?**

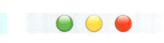

Antwort Die Diagnose einer Leukämie wird meist durch die Untersuchung eines Blutausstrichs, also einem **Differenzialblutbild** gestellt. Zur genauen

Typisierung der Leukämiezellen ist jedoch eine **Knochenmarkuntersuchung** notwendig. Hier gilt zudem der Nachweis von mindestens 30 % unreifer Zellen (Blasten) als beweisend für das Vorliegen einer Leukämie.

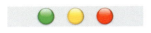

FRAGE
Können Sie allgemein die **Pathophysiologie** einer Leukämie erklären, und warum ist sie eine letztlich lebensbedrohliche Krankheit?

PLUS Etwa 10^{13} Tumorzellen (ca. 1 kg) reichen aus, um den Tod eines Patienten herbeizuführen. Erst ab einer Zahl von 10^9 Tumorzellen lassen sich Leukämiezellen klinisch nachweisen. Erzielt man eine Reduktion der Leukämiezellen auf unter 10^9 Zellen, spricht man von einer **Vollremission,** was lediglich bedeutet, dass die Zahl der Tumorzellen unter der Nachweisgrenze liegt, und nicht, dass sie vollständig eliminiert sind.

Antwort Der grundlegende Defekt einer Leukämie beruht darauf, dass die Stammzellen der Leukozyten nicht mehr in der Lage sind, zu funktionsfähigen Endzellen der jeweiligen Zellreihe auszureifen. Die leukämischen Blasten bleiben aber teilungsfähig, und werden somit potenziell unsterblich. Die Blastenpopulation verdrängt die normalen Vorläuferzellen der anderen Blutreihen im Knochenmark. Die Folge sind eine **Anämie,** eine erhöhte **Blutungsneigung** und eine erhöhte Anfälligkeit v. a. für **bakterielle** und **mykotische Infektionen.** Die vermehrte Produktion von Leukozyten führt in den meisten Fällen zu einer Leukozytose. Es gibt jedoch auch aleukämische Leukoseformen, bei denen die Leukozyten sogar erniedrigt sind.

Neben der Knochenmarksinfiltration und der Ausschwemmung in das periphere Blut können Leukämiezellen auch andere Organe infiltrieren. Die Folge davon sind Reizerscheinungen, wie z. B. Hirnhautreizungen bei Befall der Hirnhaut (Menigoenzephalomyelopathie) sowie eine Vergrößerung und Funktionsminderung befallener Organe, wie z. B. der Milz.

MERKE Ein normales peripheres Blutbild schließt eine Leukämie mit 95-prozentiger Wahrscheinlichkeit aus.

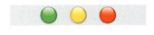

FRAGE
Kennen Sie den Begriff „**Hiatus leucaemicus**"?

Antwort Bei einer akuten Leukämie verläuft die Proliferation der neoplastischen Zellen rasch und heftig. Bei einer massiven Ausschwemmung der unreifen Zellstufen ins periphere Blut lassen sich hier nur junge unreife Leukämiezellen und alte, übriggebliebene, reife Granulozyten nachweisen. Die dazwischen liegenden Reifungsstufen fehlen, was als **leukämische Lücke,** also als Hiatus leucaemicus bezeichnet wird.

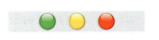

FRAGE
Bei welcher Form der akuten Leukämie findet man besonders häufig ein derartiges Phänomen?

Antwort Bei der akuten myeloischen Leukämie, bei der die leukämischen Zellen eine überwiegend granulozytäre Differenzierungstendenz zeigen, beobachtet man häufig einen Hiatus leucaemicus.

FRAGE
Können Sie mir kurz beschreiben, wie die **AML** nach der **WHO-Klassifikation** unterteilt wird?

Antwort Die WHO unterscheidet vier Typen der AML:
- **AML mit definierten zytogenetischen Befunden:** Diese Untergruppe macht 11 % aller AML aus und enthält AML-Varianten mit genetischen Veränderungen, die von prognostischer Relevanz sind.
- **AML mit Myelodysplasie-assoziierten Veränderungen:** 6 % aller AML, ≥ 20 % Blasten in Kombination mit einem vorbekannten MDS oder morphologischen Veränderungen eines MDS oder MDS-assoziierten zytogenetischen Veränderungen
- **therapieassoziierte AML:** 2 % aller AML, Auftreten nach Radio- oder Chemotherapie
- **andere Formen der AML:** 81 % aller AML, sie erfüllen nicht die Kriterien der anderen Kategorien, die Unterteilung erfolgt anhand morphologischer, zytochemischer/immunhistochemischer Eigenschaften. Hierunter finden sich auch AML-Formen, die nicht eine rein granulozytäre Differenzierung aufweisen, wie z. B. die akute myelomonozytische Leukämie, die akute monoblastische und monozytäre Leukämie, die akute erythroide Leukämie und die akute megakaryoblastische Leukämie.

FRAGE
Wie wird die AML **therapiert** und wie ist die **Prognose** einer AML?

Antwort Primär wird die AML mit einer Polychemotherapie behandelt, nach der 60–80 % der Patienten eine Vollremission erreichen. Je nach Subtyp liegt die Rezidivfreiheit in den darauffolgenden 5 Jahren bei 20–40 %. Nach einer allogenen Knochenmarktransplantation in der ersten Remissionsphase beträgt die 10-Jahres-Überlebensrate ca. 60 %, bei einer Knochenmarktransplantation in der zweiten Remission nur noch 30 %. Insgesamt ist die Prognose einer sekundär (z. B. bei einer CML) entstandenen akuten myeloischen Leukämie schlechter, als bei einer primären AML.

FRAGE
Welche Gruppe hämatologischer Erkrankungsformen zeigt neben der CML noch häufig einen **Übergang in eine AML**?

Antwort Sie sprechen die Gruppe der **myelodysplastischen Syndrome** (MDS) an. Dies ist eine heterogene Gruppe von hämatologischen Erkrankungen, die mit einer fortschreitenden Knochenmarksdysplasie bzw. -insuffizienz einhergehen. Meist sind alle drei hämatopoetischen Stammreihen betroffen. Im Knochenmark und im peripheren Blut beobachtet man eine **Panzytopenie** mit reifungsgestörten Erythrozyten und Granulozyten. Klinisch zeigen sich die Folgen der Panzytopenie in einer Anämie, einer erhöhten Infektanfälligkeit und erhöhter Blutungsneigung. Betroffen sind überwiegend ältere Patienten.

PLUS Als **Ringsideroblasten** bezeichnet man reifungsgestörte Erythrozyten, bei denen sich nicht verstoffwechselte Hämoglobinvorstufen ringförmig in den Mitochondrien um den Zellkern ablagern. Vorkommen: sideroblastische Anämien, MDS.

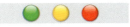

FRAGE
Die gerade genannten Krankheitsbilder AML und MDS betreffen hauptsächlich erwachsene Patienten. Welche Altersverteilung zeigt sich denn bei der akuten lymphatischen Leukämie?

Antwort Die akute lymphatische Leukämie zeigt im Gegensatz zu der AML einen Häufigkeitsgipfel im **frühen Kindesalter** und ist insgesamt auch die häufigste pädiatrische Krebserkrankung (➤ Abb. 14.2). Bei dieser Form ist zudem, im Gegensatz zu anderen Leukämieformen, eine dauerhafte Vollremission, also Heilung, durch eine Chemotherapiebehandlung möglich.

Non Hodgkin-Lymphome			Myeloproliferative Syndrome
Chronische lymphatische Leukämie, CLL	Akute lymphatische Leukämie, ALL	Akute myeloische Leukämie, AML	Chronische myeloische Leukämie, CML
Ältere Patienten	Eher Kinder	Eher Erwachsene	Erwachsene
LK-Vergrößerung	Meningeosis leucaemica	Hiatus leucaemicus	Hepatosplenomegalie
Relativ gutartiger Verlauf	Unbehandelt rasch tödlicher Verlauf	Unbehandelt rasch tödlicher Verlauf	Verlauf in Stadien (finaler Blastenschub)
Reife Lymphozyten	Atypische Lymphoblasten	Frühe Vorstufen (Blasten) und reife Granulozyten	Alle Reifungsstufen

Abb. 14.2 Häufigste Leukämieformen mit Altersverteilung (2. Zeile), Leitsymptome (3. Zeile), Verlauf (4. Zeile) und Zellbild (5. Zeile) [M622]

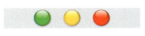

FRAGE
Welche immunologischen und **zytochemischen Merkmale** zeigen die Blasten der ALL?

Antwort Im Gegensatz zu den myeloischen Blasten der AML reagieren die lymphatischen Blasten Peroxidase- und Chlorazetatesterase-negativ. Immunologisch kann man je nach Differenzierung akute lymphatische Leukämien der B- und T-Zell-Reihe unterscheiden.

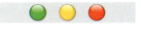

FRAGE
Welche Organe und Organsysteme sind neben dem Knochenmark bei der ALL besonders häufig befallen?

Antwort Neben Infiltrationen der Lymphknoten und der Leber ist ein besonderes Merkmal der ALL der Befall des ZNS und der Meningen in Form einer Meningeosis leucaemica.

FRAGE
Welche **Konsequenzen** ergeben sich daraus hinsichtlich der **Therapie**?

Antwort Die Blut-Hirn-Schranke verhindert, dass Chemotherapeutika am ZNS ihre Wirkung entfalten können. Daher werden eine zusätzliche Behandlung mit **intrathekalen Zytostatikaapplikationen** und eine **ZNS-Bestrahlung** durchgeführt. Leider gehen dennoch oftmals Rezidive gerade von den Meningen aus.

FRAGE
Können Sie das Prinzip der **Knochenmarktransplantation** erklären?

Antwort Ziel der Knochenmarktransplantation ist es, nach Vernichtung aller neoplastischen Leukämiezellen das Knochenmark mit gesunden (Spender-)Stammzellen neu zu besiedeln, und damit eine Heilung der Leukämie zu erreichen. Die Abtötung der Leukämiezellen erfolgt mittels einer **hochdosierten Chemotherapie** und einer **Ganzkörperbestrahlung.** Dabei müssen alle Leukämiezellen erfasst werden. Die Spenderzellen werden dann als Infusion verabreicht und siedeln sich im Knochenmark des Empfängers an.

FRAGE
Das hört sich ja ganz einfach an. Dennoch ist die Knochenmarktransplantation ein risikoreiches Verfahren. Welche **Komplikationen** können bei der Knochenmarktransplantation auftreten?

Antwort Komplikationen treten zum einen während der **zwischenzeitlichen Immunschwäche** auf, da zwischen dem Abtöten des eigenen Knochenmarks und dem „Anwachsen" des transplantierten Spender-Knochenmarks keine Leukozyten produziert werden. Der Patient muss daher in der Zeit der Immunschwäche nach dem Vernichten des eigenen Immunsystems (einschließlich der malignen Leukämiezellen) und dem Wiederaufbau eines intakten Immunsystems durch das Spender-Knochenmark, insbesondere vor **bakteriellen** und **mykotischen Infektionen,** geschützt werden. Diese kritische Phase muss der Patient daher in Isolation in sterilen Räumen auf besonderen Stationen verbringen. Ein weiteres Problem stellt die Notwendigkeit eines passenden Spender-Knochenmarks dar. Das transplantierte Knochenmark baut ein vollkommen neues Immunsystem im Körper des Patienten auf, wobei das übertragene Knochenmark einige Eigenschaften des Knochenmark-Spenders beibehält. Unterscheiden sich Spender und Empfänger zu stark, so erkennt das neue Immunsystem den Empfänger als „fremd" und greift dessen Organismus an.

FRAGE
Wie nennt man diesen Mechanismus?

Antwort Man nennt diese Unverträglichkeitsreaktion **Graft-versus-host-Reaktion.** Betroffen sind hierbei v. a. die Organe Haut, Leber und der Gastrointestinaltrakt mit z. T. massiven Gewebenekrosen. Zur Umgehung dieser

Komplikation versucht man daher, eine Alternative zur **allogenen Knochenmarktransplantation** in der **autologen Stammzelltransplantation** zu finden. Hier werden dem Patienten in einer Vollremissionsphase gesunde Stammzellen entnommen, diese werden künstlich im Labor vermehrt und stehen dem Patienten später als Knochenmarkspende zur Verfügung.

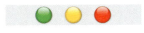

FRAGE
Mit welchen Nebenwirkungen bzw. auch Spätfolgen müssen chemotherapierte Patienten rechnen, auch wenn sie erfolgreich therapiert werden bzw. wurden?

Antwort Alle Zytostatika schaden neben den Tumorzellen auch dem gesunden Gewebe. Nebenwirkungen sind deswegen bei einer Chemotherapie obligat. Neben der durch die Knochenmarkschädigung bedingten **Infektanfälligkeit** treten auch häufig **gastrointestinale** Komplikationen (Stomatitis, Enterokolitis) und Haarverlust aufgrund der Schädigung des Wechselgewebes auf. Daneben gibt es etliche weitere substanz- und organspezifische (Herz, Lunge, Nieren) Toxizitäten. **Spätfolgen** einer Chemotherapie können ebenfalls **Organschäden** an Hirn, Herz, Lunge, den hormonbildenden Organen und der Leber sein. Es besteht auch ein erhöhtes Risiko, an Zweittumoren zu erkranken. Auch werden die Patienten aufgrund der **Gonadotoxizität** der Chemotherapie häufig infertil.

FALLBEISPIEL
Ein 65-jähriger Patient stellt sich mit massiven, symmetrischen Lymphknotenvergrößerungen nahezu aller Lymphknotenstationen vor. Er berichtet zudem von diffusen Oberbauchbeschwerden, Pruritus und Hautinfektionen. Laborchemisch zeigt sich eine massive Leukozytose (200.000/µl).

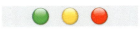

FRAGE
An welche Erkrankung denken Sie?

PLUS Im Blutausstrich sieht man instabile Lymphozyten mit intrazellulären Kerntrümmern (Gumprecht-Kernschatten).

Antwort Vermutlich leidet der Patient an einer **chronischen lymphatischen Leukämie** (CLL). Diese Erkrankung ist die häufigste Leukämieform und wird auch zu den **niedrig malignen Non-Hodgkin-Lymphomen** gerechnet. Betroffen sind v. a. ältere Patienten. Klinisch imponiert die CLL wie geschildert mit symmetrischen Lymphknotenvergrößerungen sowie mit einer Hepatosplenomegalie. Oft wird auch ein – zumindest zu Beginn – relativ symptomarmer Verlauf beobachtet. Komplikationen gibt es aufgrund der Infektanfälligkeit, da die neoplastischen Lymphozyten nicht immunkompetent sind, und eine Hypogammaglobinämie besteht. Durch die fortschreitende Markverdrängung kommt es außerdem zu einer Anämie und einer Thrombozytopenie mit den entsprechenden Symptomen. Eine Chemotherapie ist jedoch nur bei schweren Verläufen indiziert, da die Patienten oft eher an den Nebenwirkungen der Therapie leiden, als an der Erkrankung selbst.

KAPITEL 15
Lymphatisches System

FALLBEISPIEL
Ein junger Mann stellt sich mit einer supraklavikulären **Lymphknotenschwellung** vor. Er klagt zudem über Nachtschweiß, Gewichtsverlust und erhöhte Temperaturen.

FRAGE
Wie lauten Ihre Differenzialdiagnosen?

Antwort Jeder tastbare **supraklavikuläre Lymphknoten** ist pathologisch und muss abgeklärt werden. Differenzialdiagnostisch kommen für eine dort lokalisierte Lymphknotenvergrößerung u. a. in Betracht:
- **Infektionen** (infektiöse Mononukleose, HIV, Tbc)
- Sarkoidose
- **Lymphome**
- Metastasen

TIPP Beliebt sind auch Fragen nach zervikalen oder submandibulären Raumforderungen. Hier sollte man auch Halszysten oder Speicheldrüsentumoren in die Differenzialdiagnosen mit einbeziehen.

FRAGE
Was sollten Sie weiter abklären?

Antwort Es sollte abgeklärt werden, ob sich die Lymphknotenschwellung **akut** oder **chronisch** entwickelt hat, ob sie **lokalisiert** oder **generalisiert** ist, und ob zusätzlich eine **Splenomegalie** vorliegt. Daneben geben auch die Konsistenz und die Druckschmerzhaftigkeit des Lymphknotens Hinweise auf die Ursache: Ein **druckdolenter, weicher** Lymphknoten ist meist **entzündlich** verändert; **derbe, verbackene** Lymphknoten sind meist **maligner** Art. Bestimmte Infektionserkrankungen kann man serologisch abklären. Auch das Blutbild kann weiterführende Informationen bieten. Ist die Ätiologie weiter unklar, sollte man eine Lymphknotenexstirpation vornehmen und den Lymphknoten **histologisch** untersuchen lassen.

FRAGE
Genau das wurde vorgenommen. Die Histologie zeigte folgendes Bild (➤ Abb. 15.1). Was erkennen Sie?

Antwort Man erkennt in der Mitte eine Riesenzelle mit großen Nukleolen in hellen Kernen. Es handelt sich somit um eine typische **Reed-Sternberg-Zelle.** Sie ist umgeben von einem bunten Infiltrat aus Lymphozyten, Plasmazellen und Granulozyten. Der Patient leidet also an einem **Morbus Hodgkin.**

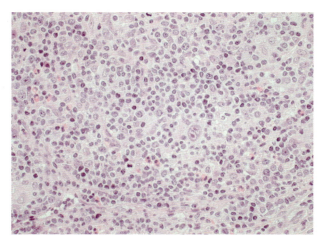

Abb. 15.1 [M619]

FRAGE
Welche Information möchten Sie dem pathologischen Befund noch entnehmen können?

PLUS Die neoplastischen Zellen des Morbus Hodgkin sind große Blasten mit bohnenförmigen Kernen und großen Nukleolen (sog. **Hodgkin-Zellen**). Immunphänotypisch zeigt sich relativ konstant eine Positivität für CD15 und CD30. Die **Reed-Sternberg-Zellen** entstehen durch Fusion zweier oder mehrerer Hodgkin-Zellen. Die sog. **Lakunen-Zellen** entstehen durch artifizielle, fixationsbedingte Schrumpfung breiter Zytoplasmasäume der RS-Zellen. Es entsteht so am histologischen Präparat ein heller Hof um die Zellen.

Antwort Es gibt **vier klassische histologische Subtypen** des Morbus Hodgkin. Sie werden nach Anzahl der Hodgkin- und Reed-Sternberg-Zellen sowie nach der Art des entzündlichen Begleitinfiltrats eingeteilt:
- **lymphozytenreich:** wenig Hodgkin-/RS-Zellen; reichlich reife B-Lymphozyten
- **nodulär-sklerosierend** (häufigste Form): mäßig viele Hodgkin-/RS-Zellen; regressive Veränderungen (Nekrosen, Kollagennarben), knotige Infiltrate, Lakunen-Zellen
- **Mischtyp:** viele Hodgkin-/RS-Zellen; buntes Bild des Begleitinfiltrats mit Lymphozyten, Eosinophilen, Plasmazellen
- **lymphozytenarm:** viele, teils atypische Hodgkin-/RS-Zellen; wenig Lymphozyten

Früher beobachtete man beim klassischen Hodgkin-Lymphom eine Prognoseverschlechterung von der lymphozytenreichen zur lymphozytenarmen Form. Bei adäquater Therapie findet man jedoch heute kaum mehr einen Unterschied zwischen den vier Gruppen hinsichtlich der Prognose. Diese wird eher vom klinischen Stadium bestimmt.

Das (nicht klassische) noduläre, lymphozyten-prädominante Hodgkin-Lymphom ist charakterisiert durch das Vorherrschen großer sog. L&H-Zellen (lymphocytic and histiocytic cells, wegen ihres Aussehens auch Popcorn-Zellen genannt), die weder CD15 noch CD30 exprimieren, dafür aber den B-Zell Marker CD20.

FRAGE
Nach welchen Kriterien wird das **klinische Stadium** eingeteilt?

Antwort Die klinische Einteilung des Morbus Hodgkin erfolgt nach **Ann-Arbor** unter Berücksichtigung der befallenen Lymphknotengruppen:
- **Stadium I:** Befall einer solitären Lymphknotengruppe (I) oder einer extranodalen Lokalisation (IE) ober- oder unterhalb des Zwerchfells
- **Stadium II:** zwei oder mehrere Lymphknotenstationen (II) oder extranodale Herde (IIE) auf der gleichen Zwerchfellseite
- **Stadium III:** Befall von Lymphknoten-Regionen oder extranodale Herde auf beiden Zwerchfellseiten
- **Stadium IV:** disseminierter Organbefall (**S**pleen, **H**epar, **L**ungs, **B**one-**M**arrow)

Ein weiterer prognostischer Faktor ist das Vorliegen von Allgemeinsymptomen (**B-Symptomatik**), wie bei unserem Patienten. Hier bedeutet der Zusatz A: keine Allgemeinsymptome. Der Zusatz B zeigt das Vorliegen von Allgemeinsymptomen an. Prognostisch günstig sind die Stadien I–II A/B und III A ohne weitere Risikofaktoren. Eine schlechtere Prognose haben die Stadien III A mit Risikofaktoren und die Stadien III–IV A/B.

FRAGE
Die Staging-Untersuchung zeigte bei unserem Patienten neben den supraklavikulären Lymphknoten auch befallene axilläre und mediastinale Lymphknoten. In welchem klinischen Stadium befindet sich der Patient?

Antwort Es sind Lymphknotengruppen **oberhalb des Zwerchfells** befallen, dazu zeigt er eine B-Symptomatik. Er befindet sich also im **Stadium II B** nach Ann-Arbor, also noch in einem prognostisch günstigen Stadium.

FRAGE
Wie hoch ist Ihrer Meinung nach die **Langzeit-Überlebenswahrscheinlichkeit** unseres Patienten?

Antwort Unter adäquater (Chemo- und Radio-)Therapie und ohne weitere Komplikationen denke ich so um die 80 %. Leider entstehen oft auch bereits nach 1 oder 2 Jahren Rezidive, die histologisch einen Übergang in die nächst „malignere" Form zeigen. Auch hier kann man jedoch mit entsprechender Therapie eine Vollremission erzielen.

FRAGE
Kennen Sie noch **andere Lymphom-Typen** und nach welchen Kriterien werden sie eingeteilt?

Antwort Sie sprechen die Gruppe der **Non-Hodgkin-Lymphome** an. Eine Einteilung der NHL erfolgt nach der WHO in Vorläufer-Zell-Neoplasien, deren Tumorzellen Lymphozyten in frühen Reifungsstadien entsprechen, und in sog. periphere Lymphome, deren Tumorzellen ein reiferes Differenzierungsstadium aufweisen. Unterschieden wird weiterhin in B- und T-Zell-Lymphome (➤ Tab. 15.1).

15 Lymphatisches System

Tab. 15.1 WHO-Klassifikation der Non-Hodgkin-Lymphome (vereinfacht)

B-Zell-Lymphome	T-Zell-Lymphome
Vorläufer B-Zell-Neoplasien • Vorläufer-B-lymphoblastische Leukämie/Lymphom (ALL/L)	**Vorläufer T-Zell-Neoplasien** • Vorläufer-T-lymphoblastische Leukämie/Lymphom (ALL/L)
Reife B-Zell-Neoplasien (periphere B-Zell-Neoplasien), u. a. • chronische lymphatische Leukämie/lymphozytisches Lymphom • follikuläres Lymphom • Mantelzell-Lymphom • Marginalzonen-Lymphom • diffuses großzelliges B-Zell-Lymphom • mediastinales großzelliges B-Zell-Lymphom • multiples Myelom • Burkitt-Lymphom	**Reife T-Zell-Neoplasien (periphere T-Zell-Neoplasien, NK-Zell-Lymphome) u. a.** • peripheres T-Zell-Lymphom • Mycosis fungoides • angioimmunoblastisches T-Zell-Lymphom • anaplastisches großzelliges Lymphom • extranodales NK/T-Zell-Lymphom

FRAGE
Welche Möglichkeiten hat der Pathologe, neben rein morphologischen Kriterien, ein **Lymphom** zu diagnostizieren bzw. eine weitere Spezifizierung vorzunehmen?

Antwort Verschiedene Charakteristika der Zelloberfläche, sog. **Cluster of Differentiation** (CD), können mit immunhistochemischen Markern nachgewiesen werden. Somit ist nicht nur eine Differenzierung in **B-(CD20+)**- und **T-(CD3+)**-Zell-Lymphome möglich. Bestimmte Subtypen zeigen hier auch spezifische Expressionsmuster verschiedener anderer CD-Antigene. Darüber hinaus finden sich bei einigen Lymphomtypen chromosomale **Translokationen,** die sich molekularpathologisch nachweisen lassen.

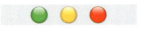

FRAGE
Können Sie mir da ein paar Beispiele nennen?

Antwort Beim **follikulären Lymphom**, das zu den niedrig-malignen B-NHL gerechnet wird, wurde eine **t(14; 18)**-Translokation nachgewiesen, die eine Transkription und Überexpression des **bcl2-Onkoproteins** (Anti-Apoptose-Gen) zur Folge hat. Dieses Lymphom ist der zweithäufigste NHL-Typ. Histologisch imitieren diese Lymphome häufig das follikuläre Wachstum normaler Keimzentren.

Ein anderes Lymphom, bei dem eine Translokation beobachtet wird, ist das **Mantelzell-Lymphom.** Durch die hier charakteristische **t(11; 14)**-Translokation kommt es zu einer Überexpression von **Cyclin D1,** das u. a. auch bei der Zellteilung beteiligt ist.

FRAGE
Kennen Sie ein Lymphom, bei dem eine **virale Beteiligung** bei der Pathogenese beschrieben wird?

Antwort Sie wollen vermutlich auf das **Burkitt-Lymphom** hinaus, bei dessen endemischer Form, die v. a. in Zentralafrika auftritt, eine Assoziation mit einer vorausgegangenen **Epstein-Barr-Virusinfektion** beobachtet wird. Der Tumor ist jedoch in Europa und Nordamerika selten, hier gibt es v. a. die sporadische Form, bei der eine EBV-Assoziation seltener beobachtet wird. Allerdings sind 40 % der bei HIV auftretenden Lymphome Burkitt-Lymphome (sporadischer Typ).

FRAGE
Wie werden Lymphome in der Regel **behandelt?**

Antwort Die Behandlung von Lymphomen besteht in der Regel aus einer **Chemotherapie** bzw. einer **Polychemotherapie,** da es sich hier letztlich um eine Systemerkrankung handelt. In einigen Fällen kommt auch eine **Strahlentherapie** zum Einsatz. Neuere Behandlungsmethoden sind z. B. gezielte **Antikörpertherapien** gegen spezifische Antigenstrukturen, z. B. eine CD20-Antikörpertherapie bei B-NHL.

FRAGE
Es gibt ein Lymphom, das man im frühen Stadium mit **Antibiotika** behandeln kann. Wissen Sie, welches Lymphom ich meine?

Antwort Beim MALT-(Mucosa associated lymphoid tissue-)Lymphom des Magens ist eine Assoziation mit einer *Helicobacter-pylori-***Infektion** beschrieben. Die neoplastischen Zellen besitzen sog. Homing-Rezeptoren, durch die sie zunächst auf das Mukosaepithel beschränkt bleiben. Im frühen Stadium kann man ein MALT-Lymphom des Magens durch eine *Helicobacter*-Eradikation mit einer Antibiotikatherapie erfolgreich behandeln.

FRAGE
Welche Veränderung zeigt sich denn in diesem Lymphknoten (➤ Abb. 15.2)?

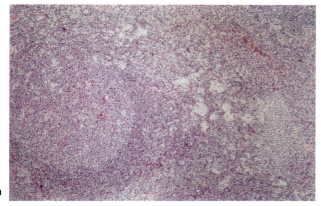

Abb. 15.2 a) [R285]

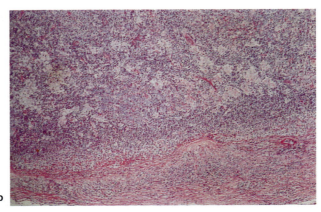

Abb. 15.2 b) [R235]

Antwort Man erkennt in diesem Lymphknoten einen vergrößerten Follikel mit einem floriden Keimzentrum, daneben kleinherdige, nicht verkäsende Epitheloidzellgranulome.

FRAGE
Wie nennt man also diese Veränderung?

Antwort Man nennt diese Veränderung ganz allgemein kleinherdige **epitheloidzellige Lymphadenitis**.

FRAGE
Können Sie eine häufige **Ursache** dafür nennen?

Antwort Häufige Ursachen einer kleinherdigen, nicht verkäsenden epitheloidzelligen Lymphadenitis ist die **Toxoplasmose**, wobei hier v. a. zervikale und nuchale Lymphknoten betroffen sind. Kleine epitheloidzellige Granulome in regionalen Lymphknoten beobachtet man allerdings auch bei der **Tularämie**, bei der **Yersiniose** und beim **Morbus Crohn**. Auch im Abflussgebiet von Karzinomen finden sich solche Lymphknotenveränderungen, sie werden **Sarkoid-like-lesions** genannt. Differenzialdiagnostisch kommen bei epitheloidzelligen Läsionen in einem Lymphknoten aber auch immer eine **Tuberkulose** oder eine **Sarkoidose** in Betracht.

FRAGE
Oft bekommt man als Pathologe ein Präparat mit einer Lymphknotenmetastase eines **unbekannten Primärtumors**. Was kann der Pathologe leisten, um weitere Aufschlüsse über einen möglichen Primärtumor zu bekommen?

Antwort Zunächst einmal wird der Pathologe erkennen, um welche Art von Tumor es sich handelt, ob eine Metastase eines Adenokarzinoms, eines Plattenepithelkarzinoms oder eines anderweitigen Tumors, z. B. eines Melanoms vorliegt. Dann können auch unter Berücksichtigung der Lokalisation der Metastase bestimmte Tumoren eingegrenzt werden. Schließlich kann man auch mit immunhistochemischen Methoden die Suche nach einem Primärtumor unterstützen. So kann eine Metastase eines Mammakarzinoms Hormonrezeptor-positiv sein, die Metastase eines Prostatakarzinoms PSA-positiv, oder die Metastase eines Schilddrüsenkarzinoms positiv für Thyreoglobulin.

FRAGE
Nennen Sie mögliche Ursachen einer **Splenomegalie**.

Antwort Eine Milzvergrößerung kann entweder **infektiös, vaskulär** oder **neoplastisch** bedingt sein. Außerdem beobachtet man auch bei Hämolysen, bei **Autoimmunerkrankungen** und bei bestimmten **Speichererkrankungen** eine Milzvergrößerung.

FRAGE
Bei welcher **Virusinfektion** tritt häufig eine massive Splenomegalie auf?

Antwort Bei der **infektiösen Mononukleose** (Pfeiffer-Drüsenfieber), die durch das Epstein-Barr-Virus verursacht wird, beobachtet man neben einer massiven Halslymphknotenschwellung auch eine extreme Splenomegalie, bei der in seltenen Fällen sogar eine spontane Milzruptur auftreten kann. Auch bei anderen viralen Infektionen, z. B. bei einer Virushepatitis oder bei Röteln tritt eine Splenomegalie auf, ebenso z. B. bei Malaria oder Typhus.

FRAGE
Im Rahmen welcher **Neoplasien** tritt ebenfalls eine **Milzvergrößerung** auf?

Antwort Primäre Milztumoren wie Hämangiome, Lymphangiome oder Hämangiosarkome sind sehr selten. Wesentlich häufiger beobachtet man einen **Milzbefall** bei **Hodgkin-** und **Non-Hodgkin-Lymphomen**. Bei **myeloischen Leukämien** tritt ebenfalls eine Splenomegalie auf, z. T. mit einem Gewicht bis über 1.000 g. Milzmetastasen solider Tumoren sind sehr selten.

PLUS Beim Milzbefall des Morbus Hodgkin zeigt sich das Bild der sog. **Bauernwurstmilz,** mit großen knotigen Infiltraten. Die Schnittfläche erinnert an eine grobgriebige Wurst.

FALLBEISPIEL
Eine Patientin klagt seit einiger Zeit über Doppeltsehen, Schluckbeschwerden und seit Kurzem über eine im Tagesverlauf zunehmende Ermüdbarkeit der Arm- und Beinmuskulatur.

FRAGE
Welche Erkrankung könnte diese Patientin haben und welches Organ sollte näher untersucht werden?

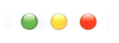

Antwort Die Patientin zeigt typische Symptome einer **Myasthenia gravis**. Dies ist eine Autoimmunerkrankung, bei der sich z. B. Antikörper gegen **Acetylcholinrezeptoren** oder gegen die **muskelspezifische Rezeptor-Tyrosinkinase** der muskulären Endplatte bilden. Bei den meisten Patienten mit Antikörpern gegen Acetylcholinrezeptoren lassen sich Veränderungen des Thymus feststellen, vorwiegend in Form einer **Thymushyperplasie** oder eines **Thymoms**. Im Rahmen der Thymusentzündung bilden sich Antikörper gegen den Acetylcholinrezeptor, der auch im Thymusgewebe zu finden ist. Die ins Blut freigesetzten Antikörper blockieren dann an der motorischen Endplatte den dort befindlichen Rezeptor, sodass die Muskelzelle nicht mehr erregbar ist. Als Therapie kommt neben einer symptomatischen Therapie mit Acetylcholinesterasehemmern eine Immunsuppression oder eine Thymektomie infrage.

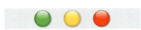

FRAGE
Welche klinisch sehr ähnliche Erkrankung müssen Sie **differenzialdiagnostisch** bedenken?

Antwort Myasthenie-ähnliche Symptome zeigen sich auch im Rahmen des paraneoplastischen Lambert-Eaton-Syndroms. Mehr als die Hälfte der Patienten hat ein kleinzelliges Bronchialkarzinom.

KAPITEL 16 Endokrines System

16.1 Hypophyse

FRAGE
Definieren Sie den Begriff **Hyperpituitarismus** und nennen Sie die häufigsten Ursachen.

Antwort Hyperpituitarismus ist eine **Überfunktion der Adenohypophyse** (= Hypophysenvorderlappen, HVL) und führt zu einer erhöhten Sekretion eines oder auch mehrerer Hormone des HVL (> Tab. 16.1). Beim **primären** Hyperpituitarismus wird die Überfunktion meist durch einen hormonproduzierenden Hypophysentumor, meist Adenome, ausgelöst. Die **sekundäre** Form ist die Folge eines funktionellen Ausfalls einer peripheren Drüse, z. B. der Schilddrüse, und der dadurch fehlenden Feedback-Inhibition.

Tab. 16.1 Hormone der Adeno- und Neurohypophyse

Adenohypophyse (= Hypophysenvorderlappen)	Neurohypophyse (= Hypophysenhinterlappen)
• Gonadotropine: FSH, LH • Prolaktin (PRL) • Wachstumshormon (Growth hormone GH bzw. somatotropes Hormon STH) • Kortikotropin (ACTH) • Thyreotropin (TSH) • melanozytenstimulierendes Hormon (MSH)	• Oxytocin • antidiuretisches Hormon (ADH)

FRAGE
Welche **Adenome** des HVL kennen Sie?

Antwort Die meisten Adenome des HVL sind hormonproduzierende Tumoren, nur ca. 15 % sind endokrin inaktiv. Die häufigsten hormonproduzierenden Tumoren sind:
- **Prolaktinome** (ca. 40 %): Zellen produzieren Prolaktin und führen bei der Frau zu Amenorrhö, Galaktorrhö und Sterilität, beim Mann zu Libidoverlust und Impotenz.
- **STH-bildende Adenome** (ca. 15 %): Bei Kindern führt die übermäßige STH-Sekretion zu einem **Riesenwuchs**, bei Erwachsenen zu einer **Akromegalie** mit vergrößerten Händen und Füßen, vergröberten Gesichtszügen, Organmegalie etc.

PLUS Adenom < 10 mm werden als **Mikroadenome** bezeichnet.

- **ACTH-bildende Adenome** (ca. 5 %): Die Überproduktion von ACTH führt über einen Hyperkortisolismus zu dem Bild eines **Morbus Cushing** mit Vollmondgesicht, Stammfettsucht, Muskelschwund, Osteoporose, Hypertonie etc.

MERKE Die verschiedenen Adenomtypen lassen sich v. a. **immunhistochemisch** differenzieren.

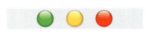

FRAGE
Kennen Sie auch einen **endokrin inaktiven Tumor** der Hypophyse?

Antwort Ja, z. B. das **Kraniopharyngeom**, ein Tumor der sich aus Zellen des embryonalen Hypophysengangs (Rathke-Tasche) entwickelt und vorwiegend im Kindes- und Jugendalter auftritt. Häufig ist er im Hypophysenstiel lokalisiert und wächst dort entweder supra- oder intrasellär. Hier stehen klinisch Symptome im Vordergrund, die durch die Raumforderung bedingt sind, also z. B. Zeichen der **HVL-Insuffizienz** (Hypopituitarismus), **Kopfschmerzen** oder **Sehstörungen** bei suprasellärem Wachstum.

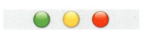

FRAGE
Nennen Sie zwei **funktionelle Erkrankungen** des Hypophysenhinterlappens.

Antwort Erkrankungen der Neurohypophyse entstehen entweder infolge einer Reduktion oder einer Erhöhung der ADH-Sekretion. Eine verminderte ADH-Sekretion führt zum **Diabetes insipidus centralis**. Ursachen sind häufig Tumoren und Entzündungen der Hypophyse, Metastasen oder neurochirurgische Eingriffe. Eine erhöhte ADH-Sekretion ist typisch für das **Syndrom der inadäquaten ADH-Sekretion (SIADH),** das sog. Schwarz-Bartter-Syndrom. Es entsteht häufig paraneoplastisch infolge einer extrazerebralen ADH-Sekretion, z. B. im Rahmen eines kleinzelligen Bronchialkarzinoms. Eine zerebrale Überproduktion von ADH kann z. B. im Rahmen von Enzephalitiden oder medikamenteninduziert entstehen.

16.2 Schilddrüse

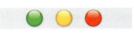

FRAGE
Geben Sie kurz einen Überblick über die **Pathologie der Schilddrüse.**

TIPP Kurze Übersichten über mögliche Erkrankungen eines bestimmten Organs werden gerne gefragt.

Antwort In der Schilddrüse kann man folgende pathologischen Veränderungen finden (➤ Tab. 16.2):

16.2 Schilddrüse

Tab. 16.2 Pathologie der Schilddrüse

Angeborene Anomalien	z. B. Aplasie (= Fehlen der Schilddrüse), Ektopie
Entzündungen	z. B. akut, chronisch, bakteriell, viral
Tumorartige Läsionen	Struma (euthyreot, hypothyreot, hyperthyreot)
Tumoren	• benigne: z. B. Adenome • maligne: z. B. Schilddrüsenkarzinome, maligne Lymphome, Metastasen
Funktionelle Störungen	Hypo-/Hyperthyreose

FRAGE
Welche **Schilddrüsenentzündungen** kennen Sie?

Antwort Insgesamt gibt es drei klinisch relevante Entzündungen der Schilddrüse: die granulomatöse Thyreoiditis de Quervain, die chronische lymphozytäre Thyreoiditis Hashimoto (Autoimmunthyreoiditis, AIT) und die invasiv-sklerosierende Perithyreoiditis (Thyreoditis Riedel).

- Bei der **granulomatösen Thyreoiditis de Quervain** handelt es sich um eine **subakute** Erkrankung, die oft im Anschluss an **virale** Infektionen (z. B. Adeno-, Influenzaviren) der oberen Atemwege auftritt. Betroffen sind vorwiegend Frauen zwischen dem 30. und 50. Lebensjahr. Die Symptomatik setzt akut mit Fieber und einer schmerzhaften Schwellung der Schilddrüse ein, initial ist auch eine Hyperthyreose möglich. In den entzündlich veränderten Drüsenanteilen erkennt man histologisch **histiozytäre Granulome** mit **Riesenzellen** und ein lymphoplasmazelluläres Infiltrat. Die Erkrankung heilt meist spontan aus.
- Die **chronische lymphozytäre Thyreoiditis Hashimoto** ist die häufigste Thyreoiditisform und betrifft ebenfalls meist Frauen. Es handelt sich um eine **Autoimmunerkrankung**, bei der T-Lymphozyten und **Autoantikörper** gegen Schilddrüsengewebe zu einer Zerstörung der Schilddrüse führen. Diagnostisch relevant sind Antikörper gegen Schilddrüsenperoxidase und gegen Thyreoglobulin. Die Erkrankung beginnt meist sehr schleichend und macht sich erst bemerkbar, wenn sich durch die zunehmende Zerstörung des Schilddrüsenparenchyms eine Hypothyreose entwickelt. Das histologische Bild zeigt ein dichtes Infiltrat aus **Lymphozyten, Plasmazellen** und Lymphfollikeln. Auffällig sind sog. **onkozytäre Metaplasien** der Follikelepithelzellen, das sind vergrößerte Zellen mit fein-granulärem eosinophilem Zytoplasma und reichlich Mitochondrien. Die Parenchymschäden und die sich daraus entwickelnde Hypothyreose sind irreversibel und machen daher eine Hormonsubstitutionstherapie unumgänglich.
- Die **invasiv-sklerosierende Perithyreoiditis** ist insgesamt sehr selten und betrifft bevorzugt Frauen. Es kommt typischerweise zur Ausbildung einer sehr derben („**eisenharten**"), vergrößerten Schilddrüse, die mit dem umgebenden Gewebe verwachsen ist. Das histologische Bild ist geprägt von einer faserreichen, destruierenden **Fibrose** und lymphozytären Infiltraten. Die Fibrosierungsprozesse können sich auf das umgebende Gewebe aus-

TIPP Manchmal lohnt sich auch eine längere Antwort: Je länger man redet, desto weniger unangenehme Fragen können gestellt werden.

PLUS Begleiterkrankungen bei Hashimoto: Vitiligo, Alopezie.

dehnen und so zu Heiserkeit bei N.-recurrens-Befall, Dysphagie und Atemnot führen.

Akute Entzündungen der Schilddrüse sind sehr selten und entstehen meist durch hämatogene Streuung von Bakterien, Viren oder Pilzen.

MERKE Die **invasiv-sklerosierende Perithyreoiditis** infiltriert im Gegensatz zu den anderen Thyreoditisformen die **Halsweichteile.** Wichtige DD: Schilddrüsenkarzinom!

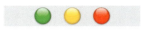

FRAGE
Was ist eine **Hypothyreose?** Welche Erkrankungen können diese auslösen?

Antwort Die Hypothyreose ist eine funktionelle Störung der Schilddrüse, bei der es durch einen Mangel an Schilddrüsenhormonen zu einer Unterversorgung des Organismus kommt. Je nachdem, ob die Störung in der Schilddrüse selbst oder außerhalb liegt, unterscheidet man:

PLUS Kretinismus: geistige Behinderung, Wachstumsrückstand, Schwerhörigkeit.

- **Primäre Hypothyreose:** Die Störung liegt in der Schilddrüse und führt zu einer verminderten Bildung der Schilddrüsenhormone T_3 und T_4. Folgende Ursachen sind möglich: Schilddrüsenentzündung (z. B. Hashimoto), Thyreoidektomie, Radio-Jod-Therapie, Medikamente (z. B. Lithium), Jodmangel, kongenitale Hypothyreose (Agenesie, Aplasie, Hypoplasie → Kretinismus).
- **Sekundäre Hypothyreose:** Die Störung liegt außerhalb der Schilddrüse im Hypothalamus oder in der Hypophyse → Ausfall von TRH bzw. TSH (z. B. durch HVL-Tumoren).
- Selten besteht eine periphere Resistenz gegen T_3 und T_4.

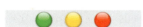

FRAGE
Worum handelt es sich im Gegensatz dazu bei der **Hyperthyreose?** Welche ätiologischen Faktoren fallen Ihnen dazu ein?

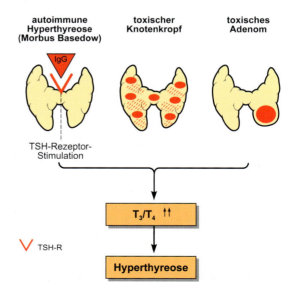

Abb. 16.1 Ätiologie der Hyperthyreose [L112]

Antwort Bei der Hyperthyreose handelt es sich ebenfalls um eine funktionelle Störung der Schilddrüse, bei der es zu einem Überangebot von Schilddrüsenhormonen kommt. Häufig ist sie wie beim **Morbus Basedow** autoimmun bedingt oder tritt im Rahmen eines **autonomen (toxischen) Adenoms** oder eines **toxischen Knotenkropfs** auf. Seltenere Ursachen sind Schilddrüsenkarzinome, die exogene Zufuhr von Schilddrüsenhormonen (= Hyperthyreosis factitia) oder Hypophysenadenome mit TSH-Sekretion (➤ Abb. 16.1).

FRAGE
Sie haben eben den **Morbus Basedow** erwähnt. Erzählen Sie mehr dazu.

Antwort Der Morbus Basedow zählt zu den Autoimmunerkrankungen. Es kommt zur Bildung von **Autoantikörpern gegen TSH-Rezeptoren (TRAK)**, die die Schilddrüse zu einer vermehrten Produktion von Hormonen veranlassen. Dies hat meist eine Schilddrüsenvergrößerung (Struma) und -überfunktion (Hyperthyreose) zur Folge. Die Erkrankung kann sich auch außerhalb der Schilddrüse manifestieren und so zu einer **endokrinen Orbitopathie** oder einem prätibialen **Myxödem** führen. Als Ursache werden eine genetische Disposition (HLA-B8, HLA-DR3), Virusinfektionen sowie Umwelt- und psychosoziale Faktoren diskutiert.

PLUS Morbus Basedow: Merseburg-Trias → Struma, Exophthalmus, Tachykardie

FRAGE
Definieren Sie den Begriff **Struma**. Welche Formen kennen Sie?

Antwort Alle Vergrößerungen der Schilddrüse über die Obergrenze ihres geschlechtsspezifischen Referenzbereichs werden als Struma oder Kropf bezeichnet. Sie können unter euthyreoter, hyperthyreoter oder hypothyreoter Stoffwechsellage entstehen (➤ Tab. 16.3).
Die häufigste Form ist die **euthyreote oder blande Struma,** die meist infolge eines relativen oder absoluten **Jodmangels** entsteht. Sie kann **endemisch,** wenn mehr als 10 % der Bevölkerung betroffen sind, oder **sporadisch** auftreten. Frauen sind wesentlich häufiger betroffen als Männer.

PLUS Jodmangelstruma: häufigste endokrine Erkrankung.

Obere Referenzwerte des Schilddrüsenvolumens: Frauen 18 ml, Männer 25 ml.

Tab. 16.3 Strumaformen

Formen	Ätiologie
Euthyreote (= blande) Struma	• Jodmangel • erhöhter Hormonbedarf in Pubertät, Schwangerschaft, Klimakterium
Hyperthyreote Struma	bei Morbus Basedow
Hypothyreote Struma	angeborener Enzymdefekt der Hormonsynthese (Jodverwertungsstörung)

FRAGE
Wie sieht die **Pathogenese** der **euthyreoten Struma** aus?

Antwort Die Schilddrüse reagiert auf den Jodmangel zum einen mit der Freisetzung von **Wachstumsfaktoren,** die eine **Hyperplasie** der Follikelepithelzellen, eine Vermehrung von Fibroblasten und Blutgefäßen und damit eine Vergrößerung des Organs bewirken. Zum anderen resultiert aus dem Jodmangel eine verminderte Schilddrüsenhormonsynthese und damit eine verminderte Hormonsekretion in die Blutbahn. Der erniedrigte Hormonspiegel führt über ein negatives Feedback zu einer gesteigerten TSH-Sekretion im Hypophysenvorderlappen, was eine **Hyperthrophie** der Thyreozyten zur Folge hat.

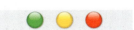

FRAGE
Welche **malignen Schilddrüsentumoren** sind Ihnen bekannt?

Antwort Die malignen Tumoren der Schilddrüse lassen sich einteilen in:
- **epitheliale** Tumoren: Schilddrüsenkarzinome
- **nicht epitheliale** Tumoren: maligne Lymphome, Metastasen (Primärtumor häufig Nierenkarzinom, Mammakarzinom oder malignes Melanom)

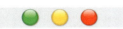

FRAGE
Erzählen Sie mehr zu den **Schilddrüsenkarzinomen.**

PLUS Metastasierung:
- **follikuläres** Karzinom: v. a. hämatogen
- **papilläres** Karzinom: v. a. lymphogen
- **medulläres** Karzinom: meist früh lymphogen, später hämatogen

Antwort Die Schilddrüsenkarzinome sind sehr selten und machen weniger als 1 % aller Karzinome aus. Frauen sind mit Ausnahme des medullären Karzinoms etwa zwei- bis dreimal häufiger betroffen als Männer. Es werden verschiedene ätiologische Faktoren diskutiert wie genetische Disposition, ionisierende Strahlen und regionale Strumainzidenz (Iodversorgung).

Je nach dem zugrunde liegenden Wachstumsmuster können bei den Schilddrüsenkarzinomen histologisch verschiedene Typen unterschieden werden:
- **follikuläre** Karzinome
- **papilläre** Karzinome
- **medulläre** Karzinome
- **undifferenzierte** (anaplastische) Karzinome

Man teilt die Schilddrüsenkarzinome in differenzierte und undifferenzierte Karzinome ein. Beide Typen gehen von den Follikelepithelzellen aus. Zu den **differenzierten** Karzinomen zählen das follikuläre und das papilläre Karzinom. Sie sind die häufigste Form der Schilddrüsenkarzinome und verlaufen relativ gutartig. Im Gegensatz dazu haben die **undifferenzierten** oder anaplastischen Karzinome eine sehr schlechte Prognose. Das medulläre Karzinom geht nicht von den Follikelepithelzellen, sondern von den parafollikulären C-Zellen aus und wird daher auch C-Zell-Karzinom genannt.

FRAGE
Welche besonderen Eigenschaften besitzt das **medulläre Schilddrüsenkarzinom?**

Antwort Es handelt sich um einen endokrinen Tumor, der u. a. **Kalzitonin** und **CEA** bilden kann. Beim medullären Karzinom sind eine **sporadische** (80 %) und eine **familiäre Form** bekannt, wobei die familiäre Form im Rahmen einer multiplen endokrinen Neoplasie (MEN 2a und b) auftreten kann.

PLUS Familiäres medulläres Karzinom: Mutation des RET-Protoonkogens

FRAGE
Welche **Tumormarker** spielen im Rahmen der Schilddrüsenkarzinome eine Rolle?

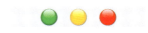

Antwort Von besonderer Bedeutung sind hier das Thyreoglobulin und das Kalzitonin.
Das **Thyreoglobulin** wird zur Verlaufskontrolle des papillären oder follikulären Karzinoms bestimmt und deutet bei einem Wiederanstieg auf ein Tumorrezidiv und/oder Metastasen hin. Für die Diagnostik hat der Thyreoglobulinspiegel keine Bedeutung, da das Thyreoglobulin auch von normalem Schilddrüsengewebe gebildet wird.
Kalzitonin ist ein sensitiver Marker für Diagnostik und Therapieüberwachung des medullären Schilddrüsenkarzinoms.

PLUS Die immunhistochemische Bestimmung des Thyreoglobulins in Metastasengewebe kann hilfreich zur Identifizierung des Primärtumors sein.

FRAGE
Welche Bedeutung hat die **Radio-Jod-Therapie** nach radikaler Thyreoidektomie?

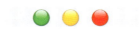

Antwort Die Radio-Jod-Therapie wird adjuvant nach einer möglichst radikalen Entfernung der Schilddrüse durchgeführt. Ziel ist eine Entfernung von restlichem Schilddrüsengewebe und möglichen Metastasen. Die Radio-Jod-Therapie ist bei **differenzierten** Schilddrüsenkarzinomen – also follikulären und papillären Karzinomen – indiziert, da bei ihren Zellen die Fähigkeit erhalten geblieben ist, Jod aufzunehmen. Keinen Sinn macht die Radio-Jod-Therapie beim medullären Schilddrüsenkarzinom und beim undifferenzierten anaplastischen Karzinom, da die Tumorzellen hier kein Jod speichern können.

16.3 Nebenschilddrüse

FRAGE
Worum handelt es sich bei einem **Hyperparathyreoidismus**?

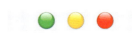

Antwort Beim Hyperparathyreoidismus kommt es zu einer vermehrten Synthese von **Parathormon** in der Nebenschilddrüse. Aufgabe des Parathormons ist es, den Kalziumspiegel im Blut zu erhöhen. Infolge des erhöhten Parathormonspiegels mobilisiert der Körper vermehrt Kalzium, indem er **Knochen**substanz abbaut und im **Darm** vermehrt Kalzium aufnimmt sowie die Kalziumrückresorption in der **Niere** steigert.

PLUS Symptomtrias bei Hyperparathyreoidismus: „**Stein-, Bein- und Magenpein**"

Man unterscheidet den primären vom sekundären Hyperparathyreoidismus. Ursachen des **primären** Hyperparathyreoidismus sind Tumoren (v. a. **Adenome**) oder Hyperplasien der Nebenschilddrüse, die oft auch im Rahmen einer multiplen endokrinen Neoplasie auftreten können. Beim **sekundären** Hyperparathyreoidismus wird die gesteigerte Hormonausschüttung durch ein Absinken des Serumkalziums verursacht. Durch den permanenten Kalziummangel werden die Nebenschilddrüsen zur Parathormonsynthese stimuliert. Ätiologisch spielen hier Störungen der Nierenfunktion oder eine verminderte Kalziumresorption im Darm eine Rolle.

16.4 Nebenniere

FRAGE
Geben Sie einen kurzen Überblick über die wichtigsten **Hormone der Nebennierenrinde** und ihre **funktionellen Störungen.**

Antwort Die in der Nebennierenrinde gebildeten Hormone werden nach ihrer Hauptwirkung in drei Gruppen geteilt (➤ Tab. 16.4):
- **Mineralokortikoide:** werden in der äußersten Schicht (= **Zona glomerulosa**) produziert. Zu diesen Hormonen gehört z. B. das **Aldosteron**. Es ist verantwortlich für die Regulation des Wasser- und Elektrolythaushalts.
- **Glukokortikoide:** werden in der mittleren Schicht (= **Zona fasciculata**) gebildet. Der wichtigste Vertreter ist **Kortisol**. Glukokortikoide wirken regulierend auf den Fett-, Kohlenhydrat- und Eiweißstoffwechsel und haben darüber hinaus einen antientzündlichen und immunsuppressiven Effekt.
- **Androgene:** werden in der inneren Schicht (= **Zona reticularis**) gebildet. Sie haben eine anabole Wirkung im Proteinstoffwechsel und sind verantwortlich für die Geschlechtsdifferenzierung beim Mann.

Tab. 16.4 Funktionelle Störungen der Nebennierenrinde

Überfunktionssyndrome	Unterfunktionssyndrome
• **Conn-Syndrom** (Hyperaldosteronismus) • **Cushing-Syndrom** (Hyperkortisolismus) • **adrenogenitales Syndrom**	• akute NNR-Insuffizienz • chronische NNR-Insuffizienz: **Morbus Addison**

FRAGE
Welche Ursachen hat der **Morbus Addison?**

PLUS Adrenalitis: Entzündung der Nebennierenrinde, z. B. als Autoimmun-Adrenalitis oder NNR-Tuberkulose

Antwort Die häufigsten Ursachen des Morbus Addison sind die **Autoimmun-Adrenalitis, Tbc** und **Tumormetastasen**. Eher selten beobachtet man den Morbus Addison im Rahmen einer Sarkoidose oder einer Amyloidose.

FRAGE
Nennen Sie zwei wichtige **Tumoren** des Nebennierenmarks.

Antwort   Zu den zwei wichtigsten Tumoren des Nebennierenmarks zählen das Phäochromozytom und das Neuroblastom:
- **Phäochromozytome** sind meist gutartige Tumoren des Nebennierenmarks (ca. 90 %) oder chromaffiner Zellen im Bereich der sympathischen Ganglien (Paragangliome, meist intraabdominal), die **Adrenalin** und **Noradrenalin** produzieren. Die Auswirkungen auf den Körper lassen sich auf ein Überangebot dieser beiden Hormone zurückführen: Leitsymptom ist die paroxysmale oder persistierende Hypertonie. Darüber hinaus kommt es häufig zu der Symptomtrias Kopfschmerzen, Schwitzen und Palpitationen. Phäochromozytome treten meist unilateral auf, bei bilateralem Befall sind sie häufig mit MEN 2 assoziiert.
- Das **Neuroblastom** ist ein maligner, embryonaler Tumor und gehört zu den häufigsten Tumoren des Kindesalters. Es entwickelt sich aus unreifen sympathischen Neuroblasten und kann zum bösartigen Ganglioneuroblastom und benignen Ganglioneurom ausdifferenzieren. Häufig beobachtet man eine **Dopamin**produktion. Bevorzugte Lokalisationen sind das Nebennierenmark und die Grenzstrangganglien. Metastasen treten v. a. in Skelett, Haut und Leber auf.

16.5 Polyglanduläre Störungen

FRAGE
Sagen Ihnen die Begriffe **MEN 1** und **MEN 2** etwas?

Antwort   MEN ist die Abkürzung für multiple endokrine Neoplasie und gehört zu den **polyglandulären Störungen.** Es handelt sich um ein seltenes, autosomal-dominant vererbtes Krankheitsbild, bei dem Hyperplasien und/oder multiple Tumoren endokriner Organe gleichzeitig oder hintereinander auftreten können. Folgende Organe sind beim MEN1 bzw. 2 betroffen (➤ Tab. 16.5):
- **MEN 1:** Hypophyse, Nebenschilddrüse, Pankreas, Duodenum
- **MEN 2:** Schilddrüse, Nebenschilddrüse, Nebennieren

PLUS   MEN 1: Gendefekt auf Chromosom 11q13 → **Menin-Gen** (Tumorsuppressorgen).
MEN 2: Missense-Punktmutationen im **RET-Protoonkogen.** Weiterer Typ der MEN 2: nur familiäres medulläres Schilddrüsenkarzinom (FMTC).

Tab. 16.5 Einteilung und Organveränderungen bei MEN

MEN-Typ	Organveränderungen
MEN 1	• Nebenschilddrüse: multiple Adenome/Hyperplasien • endokrines Pankreas: neuroendokrine Tumoren • Duodenum: multiple neuroendokrine Tumoren • Adenohypophyse: Adenome
MEN 2a	• Schilddrüse: medulläres Schilddrüsenkarzinom • Nebennieren: Phäochromozytom (bilateral) • Nebenschilddrüse: Adenome/Hyperplasien
MEN 2b	• wie MEN 2a • zusätzlich: Neurinome, Ganglioneurome, marfanoider Habitus

KAPITEL 17 Zentrales Nervensystem

FRAGE
Was ist eine **Dysraphie**?

Antwort Eine Dysraphie ist eine embryonale Entwicklungsstörung, die durch einen fehlerhaften Verschluss des Neuralrohrs verursacht wird. Ein wichtiger pathogenetischer Faktor für derartige Fehlbildungen ist der Folsäuremangel. Je nach Ausmaß und Lokalisation der Dysraphie unterscheidet man verschiedene Formen: Kraniale Dysraphien liegen im Bereich des Schädels, dorsokraniale Dysraphien in der hinteren Schädelgrube, wie z. B. das **Dandy-Walker-Syndrom** oder das **Arnold-Chiari-Syndrom**. Spinale Dysraphien im Bereich der Wirbelsäule reichen von der **Meningomyelozele**, der **Meningozele** bis zur **Spina bifida occulta**.

PLUS Das Wort „Raphe" kommt aus dem Griechischen und bezeichnet die „Naht" als Verwachsungslinie bilateral-symmetrischer Körperteile.

FRAGE
Nennen Sie mir einige Folgeschäden der **perinatalen Hirndurchblutungsstörung**.

Antwort Während bei Ischämien im reifen Gehirn hauptsächlich graue Hirnsubstanz betroffen ist, ist beim unreifen Gehirn primär die weiße Substanz von der Schädigung betroffen. Dies liegt am hohen Energiebedarf der Oligodendrozyten während des Myelinisierungsprozesses der Hirnreifung. Folgeschäden perinataler Hirndurchblutungsstörungen können sein:
- **Subependymale Blutungen:** Treten bei unreifen Neugeborenen auf, es ist der häufigste zerebrale Blutungsschaden bei Frühchen, z. T. mit Einblutungen in die subependymale Matrixzone der Seitenventrikel. Oft erfolgt ein sekundärer Ventrikeleinbruch mit der Folge eines Haematocephalus internus. Als Spätfolge resultieren ependymale Pseudozysten und ein Hydrocephalus internus.
- **Periventrikuläre Leukomalazie:** Eine ischämische Nekrose in der weißen Substanz beider Großhirnhälften. Tritt ebenfalls beim unreifen Neugeborenen als Folge einer perinatalen Kreislaufstörung auf. Folgeerscheinungen sind Pseudozysten in der weißen Substanz.
- **Porenzephalie:** Folge einer schweren Hypoxie während der fetalen Entwicklung. Durch Abräumung großräumiger Nekrosen in den Großhirnhälften entstehen offene Verbindungen zwischen inneren und äußeren Liquorräumen. Der Defekt wird von einer gliösen Narbe gedeckt.
- **Status marmoratus:** Bei termingeborenen Säuglingen ist auch die graue Hirnsubstanz betroffen. Stammganglienuntergang mit marmoriertem Erscheinungsbild der Vernarbungen.

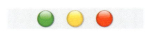

FRAGE
Fast jeder pathologische Prozess im Gehirn wird von einem Hirnödem begleitet. Nach pathogenetischen Gesichtspunkten gibt es drei Formen des Hirnödems. Bitte erläutern Sie diese.

Antwort
- Das **vasogene Hirnödem** kommt durch eine Eröffnung der Blut-Hirn-Schranke zustande. Es kommt zu einer Flüssigkeitsansammlung in der weißen Substanz, interstitiell, wobei es sich bei dem Ödem um Plasmafiltrat mit Proteinen handelt. Das vasogene Hirnödem kommt bei Hirntumoren, Traumata, Blutungen, Infarkten und entzündlichen Erkrankungen des Gehirns vor.
- Das **zytotoxische Hirnödem** entsteht durch eine Zellschädigung mit Versagen der Na-K-ATPase. Dadurch kann Flüssigkeit in die Zellen der grauen und weißen Substanz einströmen. Es tritt bei akuter Ischämie, Hyponatriämie, eitriger Meningitis und Reye-Syndrom auf.
- Schließlich das **interstitielle Hirnödem,** das bei einer Behinderung des Liquorabflusses innerer und äußerer Liquorräume entsteht. Das Ödem befindet sich periventrikulär in der weißen Substanz.

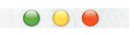

FRAGE
Je nach Lokalisation lassen sich vier Typen von intrakraniellen Blutungen unterscheiden. Erläutern Sie zu jeder Form Lokalisation und Ätiologie.

Antwort
Die vier Arten der intrakraniellen Blutung sind:
- **Epidurale Blutung:** Diese Blutung findet zwischen Schädelkalotte und Dura mater statt. Sie ist meist Folge eines traumatischen Abrisses der A. meningea media. Die Entwicklung des Hämatoms erfolgt über Stunden. Initial kann es durch das Trauma zur Bewusstlosigkeit kommen, gefolgt von einem sog. „freien Intervall" mit Wiedererlangen des Bewusstseins. Der Patient trübt mit zunehmender Größe des Hämatoms und daraus resultierendem Hirndruck wieder ein. Im CT-Bild ist ein bikonvexes hyperdenses Areal typisch (➤ Abb. 17.1, ➤ Abb. 17.2).
- **Subdurale Blutung:** Hier findet sich eine Blutung zwischen Dura mater und Arachnoidea. Die Blutung erfolgt aus Einrissen der Brückenvenen, seltener aus Sinus- oder Arterieneinrissen der Pia mater und der inneren Dura mater. Man unterscheidet einerseits das **akute** subdurale Hämatom, das klinisch ähnlich imponiert wie die epidurale Blutung. Andererseits kann es zu einem **chronischen** subduralen Hämatom kommen, bei dem durch Organisation des Blutes die Bildung eines kapillarreichen Granulationsgewebes entsteht, aus dem immer wieder kleine Einblutungen auftreten. Das subdurale Hämatom zeigt sich im CT meist als hyperdenses konkaves Areal (➤ Abb. 17.1, ➤ Abb. 17.2).
- **Subarachnoidale Blutung:** Die SAB ist eine Blutung zwischen Pia und Arachnoidea. Sie entsteht durch das Platzen basaler Hirnarterienaneurysmen, durch Blutung aus Angiomen oder durch ein Trauma mit Rhexisblutungen. Im Präparat ist die Hirnoberfläche dunkelrot überzogen. Die

PLUS Eine Rhexisblutung ist eine Blutung, die aufgrund der Einwirkung von Druck- oder Zugkräften zu einem Einreißen der Gefäßwand führt.

Erythrozyten werden durch Makrophagen, sog. Siderophagen, phagozytiert. Nach etwa 3 Wochen entsteht eine Leptomeningealfibrose. Klinisch typisch ist ein plötzlich auftretender starker Kopfschmerz und Meningismus. Als Komplikationen können Vasospasmen mit möglicher zerebraler Ischämie und als Spätfolge ein Hydrozephalus durch verklebte Liquorräume auftreten (➤ Abb. 17.1, ➤ Abb. 17.2).

- **Intrazerebrale Blutung:** Sie ist eine Einblutung ins Hirngewebe. Es gibt mehrere Ursachen für eine intrazerebrale Blutung: Bei einer Massenblutung kommt es im Rahmen einer arteriellen Hypertonie zur Rhexisblutung. Oft ist dabei die A. striolenticularis im Stammganglienbereich betroffen. Es kann zum Einbruch der Blutung in die Ventrikelräume kommen. Bei flohstichartigen Blutungen spricht man von Purpura cerebri. Sie

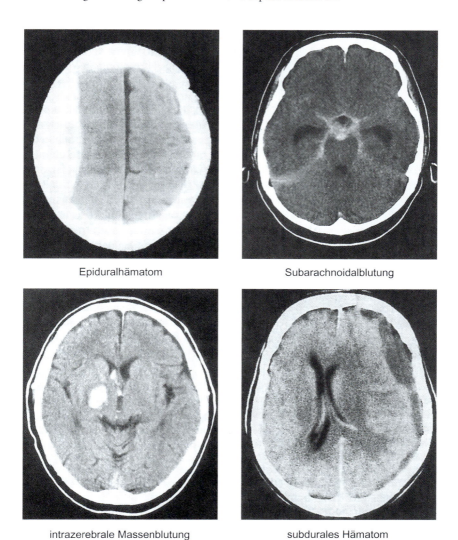

Abb. 17.1 Intrakranielle Blutungen [M623]

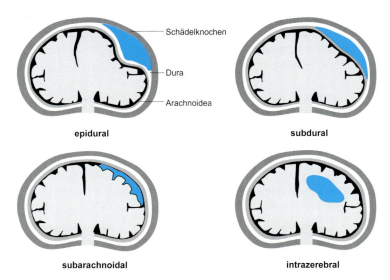

Abb. 17.2 Intrakranielle Blutungen [L242]

entstehen durch systemische Gerinnungsstörungen, Fett- und Luftembolien sowie Enzephalitiden. Weitere Ursachen für eine intrazerebrale Blutung sind Angiome, Aneurysmablutungen, Sinusvenenthrombosen, Schädel-Hirn-Traumata und Vaskulitiden (➤ Abb. 17.1, ➤ Abb. 17.2).

FRAGE
Beschreiben Sie die **Folgen intrakranieller raumfordernder Prozesse.**

PLUS Bei der Einklemmung des medialen Temporallappens im Tentoriumschlitz spricht man von einer „**oberen Einklemmung**". Die Einklemmung des Kleinhirns im Foramen magnum wird als „**untere Einklemmung**" bezeichnet.

Antwort Da der intrakranielle Raum durch die knöchernen Strukturen begrenzt ist, führen intrakranielle Raumforderungen, sobald der intrakranielle Reserveraum aufgebraucht ist, schnell zu einem **Druckanstieg.** Diese Reserve beträgt nur 5 % des intrakraniellen Raums. Zuerst werden die Ventrikel zusammengedrückt, die Gyri erscheinen abgeflacht, die Sulci sind verstrichen. Bei einer langsamen Entwicklung kann es zur Hirnatrophie kommen. Bei weiterem Druckanstieg kommt es zu einer Mittellinienverlagerung mit Herniation des Gyrus cinguli unter die Falx cerebri zur Gegenseite. Später erfolgt eine Verschiebung nach kaudal. Dabei wird der Uncus parahippocampalis gegen den Tentoriumschlitz gedrückt und hinterlässt die typische „Unkusfurche". Schließlich werden die Kleinhirntonsillen durch das Foramen magnum gedrückt. Die Einklemmung von Hirnstammstrukturen ist mit dem Leben nicht mehr vereinbar, da lebenswichtige Zentren, z. B. das Atmungszentrum, in ihrer Funktion betroffen sind. Übersteigt der intrakranielle Druck den mittleren arteriellen Druck, resultiert ein Zirkulationsstopp und der Hirntod tritt ein.

FRAGE
5 % aller Menschen haben **Hirnarterienaneurysmen.** Meist sind diese angeboren. Wo befinden sich die Prädilektionsstellen für Hirnarterienaneurysmen?

Antwort Die meisten Hirnarterienaneurysmen sind am **Circulus arteriosus cerebri** lokalisiert und dort zu 40 % an der **A. communicans anterior.** Weitere Prädilektionsstellen sind die Abgangsstellen der A. communicans posterior aus der A. carotis interna und die A. cerebri media.

FRAGE
Welche Ursachen können zu einem **anämischen Hirninfarkt** führen?

Antwort Zu einem anämischen Hirninfarkt können verschiedene Ursachen führen:
- Thrombembolien (meist aus dem Herzen stammend)
- Arteriosklerose der Hirngefäße (meist der extrakraniellen A. carotis interna oder der A. cerebri media)
- Blutdruckabfall
- Gefäßtrauma
- Gefäßspasmus bei Subarachnoidalblutung

FRAGE
Beschreiben Sie die **morphologischen Stadien** des Hirninfarkts.

Antwort Vom **1.–5. Tag** besteht eine frische Gewebenekrose. Das betroffene Hirngewebe ist erweicht (Enzephalomalazie), die Grenze zwischen Rinde und Mark ist verschwommen und es besteht ein begleitendes Ödem. Mikroskopisch beobachtet man eine eosinophile Degeneration der Neurone und einen ödematösen Randsaum.

Nach dem 5. Tag beginnt die Resorption des nekrotischen Gewebes. Man findet nun eine Kolliquationsnekrose, also eine Verflüssigung des infarzierten Gewebes. Zusätzlich bilden sich Zysten. Mikroskopisch zeigen sich eine Makrophageneinwanderung und eine perifokale Gliose. Die Makrophagen imponieren als „Fettkörnchenzellen".

Im Endzustand **nach ca. 2 Monaten** findet man eine Glianarbe oder eine Zyste und einen lokalen Hydrozephalus.

PLUS Ein **Status lacunaris** ist die morphologische Folge multipler Mikroinfarkte, vorwiegend im Bereich der Stammganglien, verursacht durch eine hypertonische Mikroangiopathie (Arteriolosklerose). Das Hirngewebe ist durch viele kleine Zysten aufgelockert.

FRAGE
Wie entsteht ein **hämorrhagischer Hirninfarkt**?

Antwort Ein hämorrhagischer Hirninfarkt entsteht durch **sekundäre Einblutung** in ein anämisches Infarktareal. Man nennt dies auch **rote Enzephalomalazie.** Eine derartige Einblutung erfolgt durch Reperfusion des Infarktgebiets oder durch Kollateralversorgung des anämischen Gebiets.

Eine weitere Ursache für einen hämorrhagischen Hirninfarkt kann eine Sinusvenenthrombose sein. Diese entsteht z. B. durch eine fortgeleitete Entzündung eines Zahnabszesses, einer Mastoiditis oder einer Meningitis, man spricht dann von einer septischen Sinusvenenthrombose. Das Blut staut sich zurück und der Druckanstieg überträgt sich bis in das arterielle Gefäßsystem mit der Folge einer Diapedeseblutung.

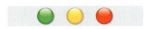

FRAGE
Erklären Sie das Zustandekommen eines **„Coup"** und **„Contre-Coup"** im Rahmen des **Schädel-Hirn-Traumas**.

Antwort Das Gehirn ist im Liquorraum eingebettet. Kommt es bei einer Gewalteinwirkung zu einem Stoß auf die Schädeloberfläche, so prallt das Gehirn in Stoßrichtung an die Dura und wird dort geschädigt, der Schaden an dieser Stelle ist der „Coup". Durch die Bewegung des Gehirns entsteht an der gegenüberliegenden Seite zur Stoßeinwirkung ein Sog, der das Gehirngewebe nun an der Gegenseite schädigt und als „Contre-Coup" bezeichnet wird.

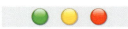

FRAGE
Welche **Formen** und **Folgen** kann eine traumatische Schädel-Hirn-Verletzung aufweisen?

Antwort Eine physikalische Krafteinwirkung auf den Schädel kann folgende Auswirkungen bzw. Folgen haben:
- **Commotio cerebri:** gekennzeichnet durch Bewusstlosigkeit, retrograde Amnesie, Reflexverlust; transiente Störung der neuronalen Funktion, jedoch kein morphologisches Korrelat
- **Contusio cerebri:** durch stumpfe Gewalteinwirkung; hämorrhagische Nekrosen der Großhirnrinde, vorzugsweise frontobasale Rindenareale und Temporalpole (dünnes Liquorkissen), Lazerationen: Kontusionsherde in benachbarten Windungen
- **Blutungen:** epidural, subdural, subarachnoidal, intrazerebral (siehe oben)
- **Schädelfraktur:** meist durch spitze Gewalteinwirkung, bei eröffneter Dura mater hohes Infektionsrisiko, eventuell Entwicklung einer Dura-Hirn-Narbe als Fokus für spätere Epilepsie
- **diffuse axonale Schädigung:** durch starke Akzeleration und Dezeleration des Gehirns, häufig in Verbindung mit Balkenblutung, tief komatöse Patienten, schlechte Prognose
- **ischämische Läsionen:** als Folge von Gefäßspasmen und Blutdruckabfällen durch posttraumatisches Schocksyndrom
- **Carotis-sinus-cavernosus-Fistel:** Einriss eines kleinen Karotisasts mit Fistelöffnung und Abfluss in den Sinus cavernosus, Visusstörungen, pulssynchrones Rauschen, Exophthalmus
- **Liquorfistel:** z. B. bei Siebbeinfraktur, Einriss der Dura und Liquorabfluss in die Nasenhöhle, hohes Risiko für aufsteigende Infektion mit Entwicklung einer eitrigen Meningitis

FRAGE
Entzündungen des Gehirns können im Rahmen einer immunologischen „Fehlreaktion" oder durch Erreger ausgelöst werden. Welche Möglichkeiten haben Erreger, das doch sehr gut geschützte Gehirn durch Knochen und Dura zu erreichen?

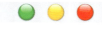

Antwort Eine Infektion des Gehirns kann durch direktes Eindringen von Erregern bei **offener Schädel-Hirn-Verletzung** erfolgen. Möglich ist zudem ein retrogrades Aufsteigen von Viren **via Axone,** die vom Gehirn absteigen. Von Entzündungsherden in der **Nachbarschaft** des Gehirns wie Mastoiditis, Sinusitis, Otitis oder Osteomyelitis können Erreger in den intrakraniellen Raum penetrieren. Schließlich besteht noch die Möglichkeit einer **hämatogenen** Ausbreitung bei Bakteriämie oder Virämie.

FRAGE
Welcher Unterschied besteht im Befallsmuster zwischen einer **tuberkulösen** und einer **eitrigen Meningitis?**

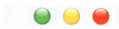

Antwort Bei einer **eitrigen** Meningitis, die durch *Streptococcus pneumoniae, Neisseria meningitidis* und bei Kindern v. a. durch *Haemophilus influenzae* verursacht wird, ist bevorzugt die weiche Hirnhaut über den Großhirnhälften betroffen. Man spricht von einer **„Haubenmeningitis".** Im Gegensatz dazu treten bei der **tuberkulösen** Meningitis verkäsende Granulome im Subarachnoidalraum der **basalen** Hirnhäute auf.

FRAGE
Kennen Sie einige **parasitär** verursachte Infektionen des ZNS?

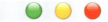

Antwort Sehr viele parasitäre Erreger können das ZNS befallen. Einige häufige sind:
- **Toxoplasmose:** Hier spielt v. a. die intrauterine Infektion mit Abortfolge bzw. ZNS-Fehlbildungen eine Rolle. Ebenfalls von Bedeutung ist die Toxoplasmose bei HIV-Erkrankten.
- **Malaria:** Multiple nekrotisierende Herde und Marklagerblutungen werden durch Plasmodium falciparum verursacht.
- **Echinokokkus** und **Zystizerkose:** Diese bilden Zysten in den Meningen und im ZNS.

FRAGE
Welche neuronalen Strukturen sind bei der **Polioenzephalitis** betroffen?

Antwort Polio-Viren befallen bevorzugt die Nervenzellen des **motorischen Systems.** So sind Vorderhornzellen des Rückenmarks, motorische Hirnnervenkerne und der motorische Kortex betroffen. Histologisch lassen sich granulozytäre, lymphozytäre und plasmazelluläre Infiltrate beobachten.

Die motorischen Ganglienzellen werden durch Mikroglia phagozytiert und es treten Gliawucherungen auf.

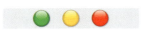

FRAGE
Was ist die häufigste zerebrale Manifestation einer **Maserninfektion?**

PLUS Die Wahrscheinlichkeit einer postinfektiösen Enzephalitis nach Masernerkrankung liegt bei 1 : 1.000, und die Letalität einer Masernenzephalitis beträgt 15 %.

Antwort Nach einer Maserninfektion kann eine **postinfektiöse Enzephalitis** auftreten. Hier handelt es sich um eine T-zellvermittelte Reaktion des Immunsystems auf die stattgehabte Maserninfektion. Sie tritt einige Tage bis Wochen nach der Infektion auf, wobei das Masernvirus selbst nicht mehr nachweisbar ist.

Als Spätfolge einer Maserninfektion im frühen Kindesalter kann mit einer 5- bis 10-jährigen Latenz eine **subakut sklerosierende Panenzephalitis** (SSPE) auftreten. Hierbei handelt es sich um eine schwer verlaufende Entmarkungsenzephalitis, die ursächlich durch ein mutiertes Masernvirus ausgelöst wurde. Morphologisch ist die SSPE durch eine Atrophie des Großhirns, Entmarkungsherde mit Fasergliose, lymphozytäre Infiltrate und Gliaknötchen sowie **Cowdry-Körper** gekennzeichnet. Cowdry-Körper sind eosinophile intranukleäre Einschlusskörper.

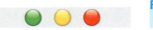

FRAGE
Nennen Sie mir bitte einige weitere typische **virale Erreger** von ZNS-Infektionen.

Antwort Neben den oben genannten Infektionen sind Herpes-simplex-, Varizella-zoster-, Zytomegalie-, Epstein-Barr-, Rabies-, Arbo- und HI-Viren bei Infektionen des zentralen Nervensystems von Bedeutung.

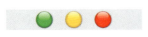

FRAGE
Die **Creutzfeldt-Jakob-Krankheit** gehört in die Gruppe der **spongiformen Enzephalopathien.** Sie spielen bezüglich des Erregers eine besondere Rolle. Was können Sie mir über diese Erkrankungen erzählen?

Antwort Die Erkrankung wird nicht über einen Virus, sondern über ein **infektiöses Protein** verursacht. Der genaue pathologische Wirkmechanismus dieses sog. **Prions** ist noch nicht gesichert. Bekannte Übertragungswege sind neurochirurgische Operationen, Hornhauttransplantationen und Injektion humaner Wachstumsfaktoren. 10 % der Creutzfeldt-Jakob-Krankheitsfälle sind hereditär verursacht. Die Latenzzeit beträgt Jahre bis Jahrzehnte und die Erkrankung verläuft mit einem progredienten degenerativen Hirnabbau. Dieser Neuronenabbau geht mit einer Gewebeauflockerung der grauen Substanz einher, die man spongiforme Enzephalopathie nennt. In die Gruppe der spongiformen Enzephalopathien gehört auch die bei Schafen beobachtete Scrapie-Erkrankung. Durch Tierfutter aus Scrapie-erkrankten Schafen wurde die seit 1988 in Großbritannien endemische **bovine spongiforme Enzephalopathie** (BSE) bei Rindern verursacht. Diese BSE-Erkrankung verursachte vermutlich auch bei Menschen eine besondere Form der Creutzfeldt-Jakob-Krankheit. Eine weitere Form der spongiformen Enzephalopathie ist die in Neuguinea auftretende **Kuru-Krankheit,** übertragen durch den Verzehr von menschlichem Hirn.

FRAGE
Neben den durch Erreger verursachten entzündlichen Erkrankungen des ZNS gibt es auch nicht erregerbedingte Entzündungen des ZNS. Ein Beispiel dafür ist die Multiple Sklerose (MS) oder Enzephalitis disseminata. Erzählen Sie mir, was Sie über Epidemiologie und Ätiologie dieser Erkrankung wissen.

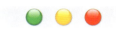

Antwort Die MS ist mit 30 bis 80 Fällen pro 100.000 Einwohner in Mitteleuropa eine der häufigsten neurologischen Erkrankungen. Die Erstmanifestation findet zwischen dem 2. und 4. Lebensjahrzehnt mit einer Häufung bei Frauen statt. Sie ist gekennzeichnet durch schubförmige umschriebene Entmarkungsreaktionen, die in allen Arealen der weißen Substanz auftreten können. Die Ätiologie ist ungeklärt. Man geht von einer, vermutlich durch virale Infektionen ausgelöste, immunologische Fehlregulation aus.

FRAGE
Wie ist das **morphologische Bild** der Multiplen Sklerose geprägt?

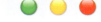

Antwort **Makroskopisch** typisch für die MS sind die scharf begrenzten Entmarkungsherde. Diese Herde besitzen eine graue Farbe und sind bevorzugt im Bereich der Ventrikel, subkortikal an der Rinden-Mark-Grenze, im Marklager des Kleinhirns und im Hirnstamm sowie im Rückenmark zu finden. **Mikroskopisch** bestehen ausgeprägte perivaskuläre lympho-monozytäre Infiltrate und eine Markscheidendegeneration mit zahlreichen Makrophagen. Schließlich tritt ein vollständiger Verlust der Myelinscheiden bei erhaltenen Axonen sowie im Spätstadium eine reaktive Astrogliose auf, die die Sklerose-Plaques bildet.

FRAGE
Kommen wir zu den degenerativen Erkrankungen des Gehirns. Am häufigsten ist der Morbus Alzheimer, eine langsam fortschreitende Demenz. Erzählen Sie mir etwas über die Morphologie bei dieser Erkrankung.

Antwort Die Großhirnrinde zeigt eine **diffuse Hirnatrophie** mit einem Hauptgewicht auf parietalen und frontotemporalen Arealen. Im mikroskopischen Bild sieht man Zytoskelettaggregate, sog. **tangles** oder **Alzheimer-Fibrillen,** in den Perikaryen von Neuronen. Hauptbestandteil dieser tangles sind Neurofilamente, Tau-Protein und Ubiquitin. Daneben zeigen sich **neuritische Plaques.** Hierbei handelt es sich um konzentrisch angeordnete degenerierte Neuriten um einen zentralen β4-Amyloidkern. Auch die kleinen zerebralen und leptomeningealen Arterien zeigen häufig β4-Amyloidablagerungen, auch als **kongophile Angiopathie** bezeichnet.

PLUS Die Ätiologie des Morbus Alzheimer ist ungeklärt. Eine genetische Komponente wird angenommen. Eine besondere Rolle spielt das Apo-Lipoprotein E. Bei Vorliegen eines bestimmten Allels (ApoE 4) steigt das Erkrankungsrisiko um das Dreifache.

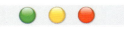

FRAGE
Welche degenerative Systemerkrankung ist von einer ausgeprägten Atrophie des Nucleus caudatus und erweiterten Seitenventrikeln gekennzeichnet?

Antwort Dieses Atrophiemuster ist typisch für die **Chorea Huntington,** eine autosomal-dominant vererbte Erkrankung, die mit einem Neuronenverlust im Nucleus caudatus, Putamen und Pallidum einhergeht. Der **Gendefekt** liegt auf **Chromosom 4.** Ausgefallene Polyglutamin-Proteine, die als intranukleäre Einschlüsse in den Neuronen des Nucleus caudatus erscheinen, verursachen die Neuronendegeneration. Die Atrophie in diesen Basalganglienbereichen führt neurochemisch zu einem **Ausfall von GABAergen** sowie **cholinergen Neuronen** und einem Verlust an **Enkephalin** und **Substanz P.** Klinisch macht sich die Erkrankung anfangs in Form von choreiform-hyperkinetischen Bewegungsstörungen bemerkbar. Im weiteren Verlauf treten neuropsychiatrische Symptome und schließlich eine progrediente Demenz auf.

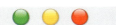

FRAGE
Welche Regionen im Gehirn sind beim **Morbus Parkinson** betroffen und welche histologischen und neurochemischen Veränderungen charakterisieren diese Erkrankung.

Antwort Beim Morbus Parkinson erfolgt ein fortschreitender Verlust pigmentierter dopaminerger Neurone der **Substantia nigra.** Diese zeigen eine Depigmentierung, die auch makroskopisch sichtbar ist. Das histologische Bild wird gekennzeichnet durch einen Ausfall melaninhaltiger Neurone der Substantia nigra und **Lewy-Körperchen.** Dies sind konzentrische eosinophile Einschlusskörper in den Neuronen, bestehend aus dem **Protein Synuclein.** Weitere betroffene Areale sind der Locus coeruleus und der motorische Kern des N. vagus. Auch kann bei einem Parkinson-Demenz-Syndrom eine kortikale Atrophie vorliegen. Neurochemisch herrscht ein ausgeprägter **Dopaminmangel** im Putamen mit den klinischen Folgen **Hypokinese, Tremor** und **Rigor.**

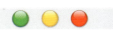

FRAGE
Eine degenerative Systemerkrankung des ZNS, die ausschließlich das motorisch-neuronale System betrifft, ist die **amyotrophe Lateralsklerose** (ALS). Welche Anteile des motorischen Systems sind bei dieser Erkrankung betroffen?

Antwort Die ALS ist eine progredient fortschreitende Degeneration des motorisch-neuronalen Systems. Zunächst kommt es bei der ALS zu einer **Degeneration des ersten Motoneurons.** Klinisch resultieren daraus eine Reflexsteigerung, Faszikulationen und Fibrillationen in den betroffenen Muskeln. Im Verlauf erfolgt dann die **Degeneration des zweiten Motoneurons,** d. h. der motorischen Vorderhornzellen der Hirnnervenkerne und der grauen Substanz des Spinalkanals. Aus der Degeneration des zweiten Motoneurons resultiert eine Muskelatrophie. Die Erkrankung tritt sporadisch auf. In seltenen Fällen konnte ein autosomal-dominanter Erbgang nachgewiesen werden, wobei ein Gendefekt für eine Superoxiddismutase vorliegt. Dieses Enzym hat die Funktion, Sauerstoffradikale zu entgiften.

FRAGE
Lassen Sie uns ein wenig über **Tumoren des Nervensystems** sprechen. Es gibt eine große Zahl unterschiedlicher neuronaler Tumoren. Um eine Standardisierung und eine bessere Verständigung zwischen Neurochirurgen, Pathologen und Onkologen zu erreichen, erfolgt die Einteilung dieser Tumoren in **histologischen Gradings.** Ein verbreitetes Grading ist das der **WHO.** Erzählen Sie mir etwas über dieses Grading.

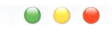

Antwort Das WHO-Grading ist eine histologische Einteilung, wodurch eine biologische Wertigkeit der neuronalen Tumoren bestimmt wird. Dadurch lassen sich Malignitätsgrad und folglich eine klinische Prognose abschätzen. Es gibt vier Grade. WHO-Grad-I-Tumoren lassen sich bei günstiger Lokalisation chirurgisch kurativ resezieren. Die mittlere Lebenserwartung nach therapeutischer Intervention beträgt bei WHO-Grad II 3 bis 5 Jahre, bei aggressivem Wachstum der WHO-Grad-III-Tumoren 1 bis 3 Jahre und bei hochmalignen Tumoren des Grades IV lediglich 1 bis 2 Jahre. Man muss jedoch erwähnen, dass die Prognose nicht allein durch die biologische Wertigkeit bestimmt wird, sondern auch durch die besondere Lage der Hirntumoren innerhalb des knöchernen Schädels mit den Folgen der intrakraniellen Hirndrucksteigerung.

FRAGE
Ein häufiger intrakranieller Tumor ist das **Astrozytom.** Er leitet sich von den Astrozyten ab und kann im gesamten Gehirn vorkommen. Nach dem histologischen WHO-Grading gibt es bei diesen Tumoren Formen in allen vier WHO-Graden. Nennen sie jeweils ein Beispiel und erläutern sie die morphologischen Charakteristika.

Antwort Das Astrozytom kommt in folgenden Formen vor:
- Das **pilozystische Astrozytom** ist ein langsam wachsender Hirntumor des Kindesalters. Er wird in **WHO-Grad I** eingeteilt und ist ein zellarmer, faserreicher Tumor. Charakteristisch ist das Vorkommen von Rosenthal-Fasern, eosinophile, kolbenartige Auftreibungen der Zellfortsätze sowie intrazytoplasmatischen Proteinablagerungen, den sog. eosinophilen Körperchen.
- Die nächste Stufe, **WHO-Grad II,** wird vom **niedriggradigen Astrozytom** eingenommen. Es zeigt ein langsames jedoch infiltratives Wachstum und eine moderat erhöhte Zellularität. Es kann in höhergradige Astrozytome übergehen.
- Das **anaplastische Astrozytom** ist ein Tumor mit **WHO-Grad III.** Es imponiert wie ein niedriggradiges Astrozytom, jedoch mit verstärkter Zellteilungsaktivität.
- Schließlich ist das **Glioblastom zu nennen,** ein **WHO-Grad-IV**-Tumor. Es tritt bevorzugt im höheren Lebensalter auf und ist einer der häufigsten Hirntumoren des Erwachsenenalters. Es ist hochmaligne und wächst sehr schnell. Seine bevorzugte Lokalisation ist die frontotemporale Großhirnhemisphäre. Histologisch zeigen sich eine hohe Zellpleomorphie und -atypie mit deutlicher mitotischer Aktivität, Gefäßproliferate und Tumornekrosen mit Palisadierung der umgebenden Tumorzellen.

17 Zentrales Nervensystem

FRAGE
Um welchen Hirntumor handelt es sich bei dem Präparat (➤ Abb. 17.3a)? Beschreiben Sie die morphologischen Charakteristika.

Antwort Auf der Abbildung ist ein **Glioblastoma multiforme** zu sehen. Man sieht auf dem makroskopischen Bild die „bunte" Schnittfläche mit gelblichen Nekrosen, Einblutungen und weißlichem Tumorgewebe (➤ Abb. 17.3a). Typisch ist auch das Wachstum über den Balken zur Gegenseite, was zum Bild des „Schmetterlingsglioms" führt. Auf dem Histo-Bild typisch sind die palisadenartig angeordneten, sehr zahlreichen Tumorzellen. Zusätzlich erkennbar sind die flächenhaften Nekrosezonen, um die sich die Tumorzellen anordnen, und ausgeprägte Gefäßproliferationen (➤ Abb. 17.3b).

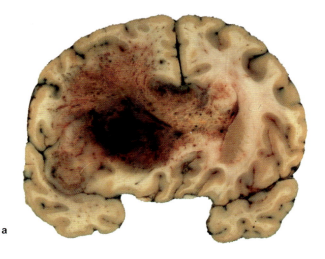

a

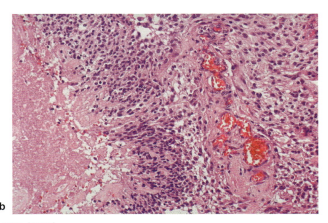

b

Abb. 17.3 [R285]

FRAGE
Welcher Tumor ist histologisch durch **isomorphe Tumorzellen** mit gut erkennbaren Zellmembranen, zentralständigem Zellkern und wasserhellem Zytoplasma gekennzeichnet?

Antwort Das histologische Bild, das Sie beschreiben, ist charakteristisch für ein **Oligodendrogliom.** Ein Tumor aus Oligodendroglia, der in allen Altersstufen auftritt und etwa 10% der Hirntumoren ausmacht. Das histomorphologische Erscheinungsbild dieser Tumoren wird auch als **„Honigwaben-Architektur"** bezeichnet.

FRAGE
Welcher Hirntumor ist der **häufigste Hirntumor im Kindesalter?**

Antwort Der häufigste Hirntumor des Kindesalters ist das **Medulloblastom.** Er tritt mit einem Häufigkeitsgipfel bei 5- bis 9-Jährigen auf und ist typischerweise im Kleinhirnwurm lokalisiert.

MERKE

Das Medulloblastom metastasiert gehäuft über den Liquor cerebrospinalis mit spinalen und intraventrikulären Tumorabsiedlungen. Histologisch typisch sind neuroblastische Rosetten.

FRAGE
Richtig, das Medulloblastom ist der häufigste Hirntumor im Kindesalter. Nun sagen Sie mir, welcher der **häufigste Hirntumor des Erwachsenenalters** ist.

Antwort Der häufigste Hirntumor im Erwachsenenalter ist das **Meningeom,** ein Tumor der sich von der Arachnoidea ableitet. Er ist gutartig und tritt bevorzugt an der Falx, am Keilbeinflügel, an der Olfaktoriusrinne und seltener im Spinalkanal auf.

FRAGE
Beschreiben Sie die **histologischen Charakteristika** des Meningeoms.

Antwort Es existieren zahlreiche histologische Subtypen. Zu den häufigsten zählen das **meningotheliale,** das **fibröse** und das **transitionelle** Meningeom.
Sie weisen in unterschiedlicher Ausprägung synzytiale Zellverbände mit eosinophilem Zytoplasma, in teils konzentrischer Anordnung (sog. Zwiebelschalen), helle intranukleäre Einschlüsse, Psammomkörper und eingelagerte Kollagenfasern auf (➤ Abb. 17.4).

FRAGE
Was wissen Sie über das **Kraniopharyngeom?**

Antwort Das Kraniopharyngeom ist ein **benigner epithelialer Fehlbildungstumor** des Kindes- und Jugendalters. Er entwickelt sich vermutlich aus Zellen des embryonalen Hypophysengangs, auch Rathke-Tasche genannt. Durch die Lokalisation an der Hypophyse manifestiert sich der Tumor durch

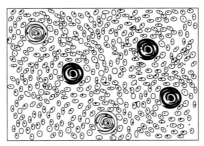

Meningeom

Abb. 17.4 Schematische Darstellung der Histologie des Meningeoms [L242]

Druck auf das Chiasma opticum mit bitemporaler Hemianopsie oder auf die Hypophyse mit neuroendokrinen Symptomen.

FRAGE
Ein Fünftel aller malignen Neoplasien metastasieren in das zentrale Nervensystem. Um welche Primärtumoren handelt es sich dabei meistens?

Antwort In der Hälfte der Fälle handelt es sich bei Auftreten von Metastasen im Gehirn um einen **Bronchialtumor.** In etwa 30 % der Fälle steckt ein **Mammakarzinom** hinter der Hirnmetastase. Auch Hautmelanome und Nierenzellkarzinome metastasieren in das ZNS.

KAPITEL

18 Stütz- und Bewegungsapparat

18.1 Knochen

FRAGE
Was versteht man unter einer **pathologischen Fraktur**?

Antwort Als pathologische Fraktur wird eine Fraktur bei vorgeschädigtem Knochengewebe bezeichnet, die ohne Einwirkung eines adäquaten Traumas auftritt. Mögliche Ursachen einer pathologischen Fraktur sind die Osteoporose, die Osteomyelitis, Knochenzysten oder Knochentumoren.

FRAGE
Da geben Sie ja etliche interessante Stichworte. Beginnen wir mit der **Osteoporose**. Was ist das überhaupt?

Antwort Als Osteoporose wird allgemein jeder **Knochensubstanzverlust** mit einer Störung der Mikroarchitektur bezeichnet, der über das alterungsbedingte, physiologische Maß hinausgeht. Sie resultiert aus einer insgesamt negativen Knochenumbaubilanz, die entweder durch exzessiven Knochenabbau oder verminderte Knochenneubildung bedingt ist.

FRAGE
Welche Formen von Osteoporose kann man unterscheiden?

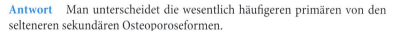

Antwort Man unterscheidet die wesentlich häufigeren primären von den selteneren sekundären Osteoporoseformen.

Zu den **primären** Osteoporoseformen gehören u. a. die postklimakterische und die senile Osteoporose. Bei der **postklimakterischen** Form ist aufgrund des Östrogenmangels die osteoklastäre Knochenresorption gesteigert, da Östrogene in Knochenumbauvorgängen antiresorptiv wirken. Bei der **senilen** Form spielen auch das Ausmaß der in der Jugend aufgebauten Knochenmasse, eine altersbedingte Einschränkung der Nierenfunktion (Vitamin-D-Stoffwechsel!) und eine verminderte körperliche Aktivität im Alter eine Rolle.
Sekundäre Osteoporosen beruhen auf anderweitigen hormonellen und metabolischen Störungen, die eine negative Knochenumbaubilanz nach sich ziehen. Sie sind im Gegensatz zu den primären Osteoporosen als Symptom einer anderweitigen **Grunderkrankung** anzusehen. Beispiele hierfür sind die Ste-

roidosteoporose, die Inaktivitätsosteoporose, oder auch die Osteoporose im Rahmen einer Hyperthyreose.

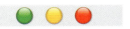

FRAGE
Was sieht der Pathologe bei einer Osteoporose?

Antwort Bereits im Frühstadium der Osteoporose erscheint die **Spongiosa** des Knochens **aufgelockert,** im späteren Stadium ist auch die **Kompakta verschmälert.** Histologisch sind die Trabekel atrophiert und rarefiziert und die intertrabekulären Zwischenräume vergrößert. Daneben erkennt man, wenn überhaupt noch vorhanden, nur noch schmale Osteoidsäume. Klinisch hat dies v. a. an der Wirbelsäule neben der bereits genannten Frakturneigung auch eine sog. Fischwirbelbildung durch Deckplatteneinbrüche und eine sog. Keilwirbelbildung durch Zusammensintern einzelner Wirbelkörper zur Folge.

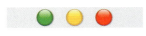

FRAGE
Kennen Sie noch weitere **durch metabolische Faktoren ausgelöste Knochenkrankheiten?**

Antwort Knochengewebe wird ständig an- und umgebaut. Wesentlich für die Regulierung dieser Prozesse ist neben mechanischen Reizen der **Kalzium-Phosphat-Haushalt.** Bei Störungen des Kalzium-Phosphat-Stoffwechsels kann es zu einer **verminderten Mineralisierung** neu gebildeter Knochenmatrix kommen. Eine häufige Ursache einer derartigen Störung ist ein Vitamin-D-Mangel oder ein Mangel an dessen Metaboliten 25-Hydroxy- und 1,25-Dihydroxycholecalciferol. Die Ursache liegt entweder in verminderter intestinaler Absorption von Vitamin D_3 oder in der verminderten Bildung des Hormons in der Haut durch UV-Mangel. Auch bei Leber- und Nierenerkrankungen ist dieser Syntheseweg gestört. Aus dem Vitamin-D-Mangel resultiert ein lokaler Mangel an Kalzium und Phosphat in den Knochenumbauzonen, sodass eine **Osteomalazie** entsteht, die sich histologisch durch unzureichend mineralisierte, breite Osteoidsäume manifestiert. Tritt die Störung im Kindesalter auf, sind die Ossifikationsvorgänge in den Epiphysenfugen mitbetroffen. Man spricht hier von einer **Rachitis**. Die Folge sind Knochenerweichungen mit den charakteristischen Erscheinungen z. B. der Hühnerbrust mit perlschnurartig verdickter Knorpel-Knochen-Grenze der Rippen (Rosenkranz), Kyphoskoliose, Kraniotabes (Scheitelbeinerweichung) oder ein sog. Caput quadratum.

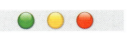

FRAGE
Welche Formen der **Osteomyelitis** kennen Sie?

Antwort Als Osteomyelitis werden alle – überwiegend mikrobiell verursachten – **Knochen-** und **Knochenmarkentzündungen** bezeichnet. Man unterscheidet **endogene, hämatogen** entstandene Osteomyelitiden von den exogenen Osteomyelitiden, die durch Fortleitung z. B. nach einer offenen Fraktur oder nach Weichteilinfektionen entstehen. Beide Formen können akut verlaufen, aber auch einen sekundären chronischen Verlauf nehmen.

FRAGE
Welche **Komplikationen** können eine Osteomyelitis begleiten?

Antwort Neben den bereits genannten Komplikationen der **Chronifizierung** und der **pathologischen Fraktur** kann sich bei schlechter Abwehrlage die Entzündung auch weiter innerhalb des Knochens ausbreiten und nach Einbruch in ein benachbartes Gelenk zu einer **eitrigen Arthritis** mit Pyarthros führen. Zudem kann sie wie jede bakterielle Entzündung bei unzureichender Therapie und unter ungünstigen Umständen einen **septischen Verlauf** nehmen.

FRAGE
Welche maligne Knochenerkrankung ist denn die wichtigste **Differenzialdiagnose** bei einer Osteomyelitis im Kindesalter?

Antwort Das **Ewing-Sarkom,** ein hochmaligner Tumor des Kindes- und frühen Erwachsenenalters, kann klinisch mit lokaler **Schwellung, Überwärmung, Schmerzen** und **Fieber** eine Osteomyelitis imitieren.

FRAGE
Können Sie noch mehr über das **Ewing-Sarkom** erzählen?

Antwort Das Ewing-Sarkom befällt v. a. die Diaphysen der langen Röhrenknochen und führt dort zu ausgedehnten **Osteolysen.** Der Tumor selbst besteht aus kleinen, rundlichen Zellen, deren spärliches Zytoplasma sich in der PAS-Färbung aufgrund des hohen Glykogengehalts positiv darstellt. Makroskopisch ist das Tumorgewebe graurot mit Nekrosen und Einblutungen. Ätiologisch ist das Ewing-Sarkom wahrscheinlich neuroektodermaler Abstammung und zeigt in 90 % die charakteristische chromosomale Translokation t (11; 22) (q24; q12), wodurch es zur Fusion des Ewing-Sarkom-Gens (EWS-Gen) mit dem FLI-1-Gen kommt. Auch hier entsteht aus den chromosomalen Bruchstücken ein neues Transkript, das die Proliferation der betreffenden Zelle entgleisen lässt.

PLUS Diese Translokation lässt sich auch beim **PNET** (primitiver neuroektodermaler Tumor, ein undifferenzierter neuroepithelialer Tumor) nachweisen, sodass dieser Tumor als Variante des Ewing-Sarkoms aufgefasst wird.

FRAGE
Jetzt sind wir bei den Knochentumoren gelandet. Können Sie ganz allgemein eine **Einteilung der Knochentumoren** geben?

Antwort Man unterscheidet primäre und sekundäre Knochentumoren. **Primäre** Knochentumoren können entweder vom **Knochengewebe,** vom

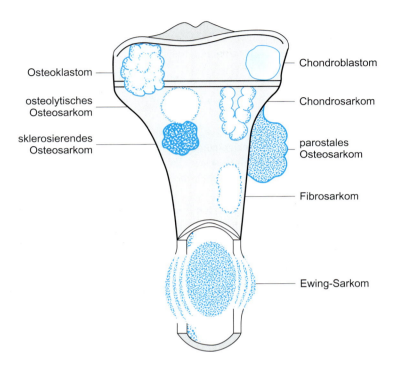

Abb. 18.1 Typische Lokalisationen einiger primärer Knochentumoren [G005]

Knorpelgewebe oder vom **Knochenmark** ausgehen. Jeder Knochentumor hat ein Prädilektionsalter, eine bevorzugte Lokalisation (➤ Abb. 18.1), oft eine Geschlechtslastigkeit sowie eine spezielle klinische Symptomatik und nicht zuletzt ein charakteristisches Röntgenbild (➤ Tab. 18.1). **Sekundäre** Skeletttumoren sind Metastasen eines primär anderweitig lokalisierten Malignoms. Besonders häufig ist hierbei die Wirbelsäule betroffen.

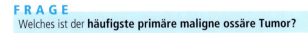

FRAGE
Welches ist der **häufigste primäre maligne ossäre Tumor?**

Antwort Der häufigste primäre maligne ossäre Tumor ist das **Osteosarkom.** Der hochmaligne Tumor tritt hauptsächlich im Kindes- und Jugendalter auf und ist bevorzugt in den Metaphysen der langen Röhrenknochen lokalisiert. Histologisch erkennt man **osteoblastenartige Tumorzellen,** die **Tumorosteoid** sowie primitiven Tumorknochen und Tumorknorpel bilden. Je nach Tumormatrix imponiert das Osteosarkom makroskopisch als dichter, unscharf begrenzter Tumor (**osteoblastisches** Osteosarkom) oder als blutig durchtränkte, breiige Tumormasse (**osteolytisches** Osteosarkom). Radiologisch erkennt man oft röntgendichte, periostale Verdrängungen mit strahlenförmigen Sklerosierungen, sog. Spikulae, als Zeichen der periostalen Reaktion. Das Osteosarkom metastasiert – wie Sarkome allgemein – bevorzugt hämatogen über die Hohlvene in die Lunge.

Tab. 18.1 Übersicht über häufige Knochentumoren

Tumor	Bevorzugtes Alter	Bevorzugte Lokalisation	Dignität	Radiologie	Morphologie
Osteochondrom	10–20	Metaphyse der langen Röhrenknochen	benigne	breitbasige, in den Knochen übergehende Formation	Knochensporn mit Knorpelkappe
Enchondrom	keines	kurze Röhrenknochen	benigne	Osteolysen	reifes Knorpelgewebe
Chondroblastom	10–30	Epiphyse langer Röhrenknochen	benigne	Osteolyse mit Sklerosesaum	chondroblastenartige Zellen, Riesenzellen
Chondrosarkom	50–70	metadiaphysär Femur, Becken, Humerus	maligne	expansive Osteolysen, Verkalkungen, Kompaktadestruktion	Knorpelgewebe unterschiedlicher Differenzierung
Osteoidosteom	20–30	Diaphyse Femur und Tibia	benigne	Diaphysäre Sklerose, Aufhellungsherd (Nidus)	Faserknochen, Riesenzellen, Osteoblasten
Osteosarkom	10–30	Diaphyse Femur, Tibia (Knieregion), Humerus	maligne	Osteolytisch/osteo-sklerotisch, Spikulae, Periostabhebung	atypische osteoidbildende Tumorzellen
Riesenzelltumor	10–50	Epiphyse langer Röhrenknochen	intermediär	epimetaphysäre Osteolyse	Riesenzellen, Blutungsresiduen
Ewing-Sarkom/PNET	5–30	Diaphyse der Extremitäten, Becken	maligne	Periostale Ossifikation (Zwiebelschalenbild)	glykogenreiche rundliche Tumorzellen
Aneurysmale Knochenzyste	20–30	Femur, Tibia, Humerus	benigne	metaphysäre Osteolyse	Hohlräume, Septen mit Makrophagen und Riesenzellen

MERKE
Jede unklare, schmerzhafte knienahe Schwellung beim Kind ist verdächtig auf ein Osteosarkom.

FRAGE
Sie erhalten als Pathologe einen histologischen Schnitt mit der kargen klinischen Information „Knochentumor". Zu sehen ist auf den ersten Blick im Wesentlichen reifes Knorpelgewebe. Wie sind Ihre ersten Überlegungen?

Antwort   Es könnte sich hier um einen gutartigen knorpeligen Tumor handeln, z. B. um ein **Enchondrom.**

FRAGE
Was müssen Sie in Ihre differenzialdiagnostischen Überlegungen mit einbeziehen?

Antwort   Abzugrenzen ist hier auf jeden Fall ein gut differenziertes **Chondrosarkom,** das oft zytomorphologisch nur diskrete Malignitätshinweise zeigt. Wichtig ist hier v. a. im Hinblick auf ein **infiltratives Wachstum** auch das klinische Verhalten und die Makroskopie bzw. das Röntgenbild. Im Allgemeinen ist das Chondrosarkom ein Tumor, der v. a. zwischen dem 5. und 7. Lebensjahrzehnt auftritt und in den Epiphysen langer Röhrenknochen lokalisiert ist, hauptsächlich im Stammskelett sowie im proximalen Femur und im proximalen

Humerus. Die gutartigen Enchondrome finden sich bei Erwachsenen jeder Altersstufe und sind bevorzugt in den Phalangen der Füße und der Hände zu finden. Insbesondere bei multiplen Enchondromen, der Enchondromatose, ist jedoch auch die Gefahr der malignen Entartung zu bedenken.

FALLBEISPIEL
Ein 57-jähriger Mann stellt sich mit Schmerzen im Bereich der LWS vor. Zudem klagt er über zunehmende Schwäche, Gewichtsabnahme und erhöhte Temperatur. In der durchgeführten Röntgenuntersuchung zeigen sich multiple, wie ausgestanzt wirkende Osteolysen im Bereich der gesamten LWS.

FRAGE
Woran denken Sie und welche Untersuchungen können Ihre Verdachtsdiagnose sichern?

Antwort Die von Ihnen geschilderten Symptome und Veränderungen sprechen am ehesten für das Vorliegen eines **Plasmozytoms,** auch multiples Myelom genannt, mit Befall der Wirbelkörper. Weiterführende Untersuchungen wären laborchemische Blut- und Urinuntersuchungen, weitere Röntgenaufnahmen, v. a. der langen Röhrenknochen sowie eine Knochenmarksbiopsie bzw. eine Biopsie aus den beschriebenen Läsionen zur endgültigen Diagnosesicherung.

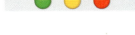

FRAGE
Was erwarten Sie von den Blut- und Urinuntersuchungen?

Antwort Aufgrund des diffusen expansiven Knochenmarkbefalls kann es beim Plasmozytom zu **Blutbildveränderungen** im Sinne einer Anämie, Leukopenie und Thrombopenie kommen. Zudem lässt sich im Serum eine Vermehrung von monoklonalen **Immunglobulinen** (IgG, IgA, Leichtketten) feststellen, die die Tumorzellen bilden. In einem Teil der Fälle werden die Immunglobulinleichtketten in der Niere ausgeschieden und sind im Urin als **Bence-Jones Proteine** nachweisbar. Diese Bence-Jones-Proteine können zudem die Nierentubuli schädigen, was komplizierend eine funktionelle Nierenschädigung (Myelomniere) nach sich ziehen kann.

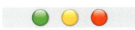

FRAGE
Die Knochenmarksbiopsie liegt Ihnen hier (➤ Abb. 18.2) vor. Was erkennen Sie?

Antwort Man erkennt ein Gewebe, das diffus von atypischen Zellen mit exzentrisch lokalisiertem Kern, teils mit erkennbarem Nukleolus, durchsetzt ist. In einigen Zellen erkennt man eine perinukleär Aufhellung des Zytoplasmas. Daneben finden sich auch doppelkernige Zellen. Somit wäre tatsächlich die Diagnose eines **Plasmozytoms** zu stellen. Das Plasmozytom ist eine klonale Neoplasie von Plasmazellen, die häufig als generalisierter Knochentumor auftritt.

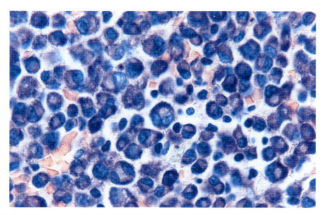

Abb. 18.2 [R285]

Formal gehören die Plasmozytome zu den malignen B-Zell-Lymphomen, sie stellen jedoch den insgesamt häufigsten aller primären Knochentumoren dar.

FRAGE
Welche **Knochenveränderungen** beobachtet man beim Plasmozytom?

Antwort Das Plasmozytom entwickelt sich oft **multizentrisch** in verschiedenen Knochen, besonders aber in den Wirbelkörpern, den Rippen, dem Becken, der Schädelkalotte sowie im Humerus und im Femur. Zunächst befällt der Tumor den Markraum. Im Verlauf wird herdförmig die Spongiosa und Kompakta zerstört, da die Plasmozytomzellen die ortsständige **Osteoklastenaktivität** anregen. Auch die Kortikalis kann von innen her aufgebraucht werden. An der Schädelkalotte, einem eher dünnen Knochen, zeigen sich sehr rasch lochartige Osteolysen, man bezeichnet dies auch als „**Schrotschussschädel**".

FRAGE
Kennen Sie noch weitere **Komplikationen**, die im Verlauf einer Plasmozytomerkrankung auftreten können?

Antwort Neben den bereits erwähnten Blutbildveränderungen, die mit einer erhöhten **Infektanfälligkeit** einhergehen, und neben der erhöhten **Frakturneigung,** beobachtet man häufig **hyperkalzämische Krisen** sowie eine generalisierte **Amyloidose.** Das Plasmozytom ist nicht heilbar. Bei reifen, gut differenzierten Plasmozytomen kann jedoch unter entsprechender Chemotherapie mit einem mehrjährigen Überleben gerechnet werden.

FRAGE
Welche Art von **Knochenmetastasen** unterscheidet man und welche Tumoren kommen häufig als **Primärtumor** von Knochenmetastasen infrage?

Antwort Man unterscheidet **osteoplastische**, also knochenneubildende, und **osteolytische**, knochenauflösende Metastasen. Tumoren wie das **Prostata-**, das **Mamma-** oder das **Magenkarzinom** bilden osteoblastenstimulierende Faktoren und rufen somit eine Knochenneubildung hervor. Bei den hier stattfindenden Mineralisierungsvorgängen kann es zu einer Hypokalzämie kommen, verbunden mit einer Erhöhung der alkalischen Phosphatase im Serum. Bei osteolytischen Metastasen, z. B. von **Schilddrüsen-, Nierenzell-**, oder auch von **Mammakarzinomen** setzen die Tumorzellen osteoklastenaktivierende Faktoren frei. Auch beim Plasmozytom als letztlich generalisierte Knochenerkrankung entstehen die charakteristischen Osteolysen über diesen Mechanismus. Im Rahmen des folgenden Knochenabbaus kann eine – mitunter lebensgefährliche – Hyperkalzämie resultieren.

18.2 Gelenke und Weichgewebe

FRAGE
Welche Gelenke sind besonders häufig von **degenerativen Gelenkveränderungen** betroffen?

Antwort Besonders an den großen Gelenken, dem Hüft-, dem Knie- und dem Schultergelenk sind degenerative Veränderungen im Sinne einer **Arthrosis deformans** häufig zu beobachten. Man spricht dann spezifisch auch von **Coxarthrose, Gonarthrose** und **Omarthrose.** Die Arthrose ist zunächst durch fortschreitende Degeneration gekennzeichnet. Schließlich kommt es nahezu zum kompletten Verlust des Gelenkknorpels mit sekundärer Knochenschädigung (➤ Tab. 18.2). Man unterscheidet die **primäre** Arthrose, der eine biologische Minderwertigkeit des Gelenkknorpels zugrunde liegt, von sekundären Formen. Bei diesen spielen mechanische Faktoren wie übermäßige Belastung, Gelenkfehlstellungen oder Übergewicht eine wesentliche Rolle.

Tab. 18.2 Stadien der Arthrose

Stadium	Morphologische Veränderungen
I	Aufrauung und Ausdünnung des Gelenkknorpels, oberflächliche Fissuren
II	Ulzerationen, in Brutkapseln proliferierende Chondrozyten
III	Verlust des Gelenkknorpels, frei liegende, hyperostotisch verdickte Deckplatten; Gewebenekrosen mit Ausbildung von Geröllzysten
IV	zentral frei liegender spongiöser Markraum, peripher Osteophyten (Randwülste)

FRAGE
Welche Formen der **entzündlichen Gelenkerkrankungen** kennen Sie?

18.2 Gelenke und Weichgewebe

Antwort Man unterscheidet metabolische, infektiöse, reaktive und autoaggressive Arthritiden.

FRAGE
Welche ist die **häufigste Form** der **metabolisch** bedingten Arthritiden?

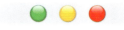

Antwort Eine sehr häufige Form der metabolischen Arthritis ist die **Arthritis urica,** die im Rahmen einer Hyperurikämie, also der **Gicht** auftritt. Man unterscheidet eine primäre Gicht und eine sekundäre Gicht, bei der die Hyperurikämie auf Stoffwechselstörungen oder einen erhöhten Nukleinsäureumsatz (bei Leukämien, hämolytischen Anämien) zurückzuführen ist. Klinisch steht, wie erwähnt, die Arthritis im Vordergrund, wobei es besonders häufig zur Ausfällung von Uratkristallen am Großzehengrundgelenk (**Podagra**) kommt. Histologisch lassen sich diese Uratkristalle im Gewebe nachweisen. Sie verursachen eine Fremdkörperreaktion mit Fremdkörperriesenzellen, wodurch der Gichttophus entsteht.

FRAGE
Erläutern Sie den **Unterschied** zwischen der **akuten rheumatischen Polyarthritis** und der **rheumatoiden Arthritis** (chronische Polyarthritis).

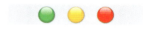

Antwort Die **akute rheumatische Polyarthritis** ist die Gelenkmanifestation des **akuten rheumatischen Fiebers.** Es handelt sich dabei um eine systemische nicht eitrige Zweiterkrankung 10 bis 14 Tage nach einer Streptokokkeninfektion, die durch kreuzreagierende Antikörper verursacht wird. Betroffene Organe sind neben den großen Gelenken das Herz und – seltener – das ZNS. Histologisch zeigt sich an den Gelenken eine fibrinöse Synovialitis, im Myokard und an den Herzklappen lassen sich typische **Rheumagranulome (Aschoff-Knötchen)** nachweisen. Die Diagnose wird klinisch anhand der Jones-Kriterien gestellt (➤ Tab. 18.3). Ein rheumatisches Fieber liegt demnach vor, wenn anamnestisch ein vorausgegangener Streptokokkeninfekt und zwei der Hauptkriterien bzw. ein Haupt- und zwei Nebenkriterien vorliegen.

Die **rheumatoide Arthritis** dagegen ist eine chronisch-entzündliche autoaggressive Systemerkrankung, die sich v.a. an den kleinen Gelenken, den Ge-

PLUS Ein rheumatisches Fieber in der Kindheit mit Beteiligung der Herzklappen (Endokarditis) ist die häufigste Ursache der Mitralstenose: „Das rheumatische Fieber sticht ins Knie, aber beißt ins Herz."

Tab. 18.3 Jones-Kriterien (American Heart Association) des rheumatischen Fiebers

Hauptkriterien	Nebenkriterien
Karditis	Fieber
Polyarthritis	Arthralgien
Chorea minor	Leukozytose, BSG oder CRP erhöht
Erythema anulare rheumaticum	PQ-Verlängerung im EKG
subkutane Knötchen	anamnestisch rheumatisches Fieber

weben der Gelenkanhangsorgane, der Subkutis und den kleinen Gefäßen manifestiert. Hier lassen sich krankheitstypische **Granulome (rheumatoide Granulome, Rheumaknoten)** nachweisen. An den Gelenken zeigt sich eine hyperplastische Synovialis, die als granulierender Pannus den Gelenkknorpel überwuchern und zerstören kann. Die Ursache ist noch nicht geklärt, man spekuliert über genetische und immunologische Mechanismen. Die **Diagnose** einer rheumatoiden Arthritis gilt als gesichert, wenn mindestens vier der folgenden sieben Kriterien (Kriterien 1–4 über eine Dauer von mindestens 6 Wochen) vorliegen:
- Morgensteifigkeit der Gelenke von mindestens 1 h Dauer
- Arthritis von mindestens drei Gelenkbereichen mit Weichteilschwellung
- symmetrische Arthritis beider Körperhälften
- Arthritis der Hand- oder Fingergelenke
- Rheumaknoten
- Rheumafaktoren im Serum (Autoantikörper gegen das Fc-Fragment des IgG)
- typische Röntgenveränderungen (gelenknahe Osteoporose, Erosionen)

MERKE
- rheumatisches Fieber: Zweiterkrankung nach Streptokokken, rheumatische Granulome
- rheumatoide Arthritis: autoaggressive Systemerkrankung, Rheumafaktoren, Rheumaknoten (rheumatoide Granulome)

FRAGE
Nennen Sie mir den **häufigsten gutartigen Weichgewebstumor.**

Antwort Der bei weitem häufigste gutartige Weichgewebstumor ist das **Lipom**, ein Tumor aus reifen Fettzellen. Meist ist er im Subkutangewebe lokalisiert, am häufigsten im Nacken und am oberen Rumpf. Allgemein sind gutartige Weichgewebstumoren ca. 100-mal häufiger als maligne Weichteiltumoren.

FRAGE
Kennen Sie noch weitere, relativ häufige Weichgewebstumoren?

Antwort An weiteren häufigen Weichgewebstumoren wären zu erwähnen:
- **Leiomyome:** bestehend aus glatten Muskelzellen (Subkutis, Gefäßwände, innere Organe wie Uterus, Magen)
- **Hämangiome:** häufige Tumoren mit eng- (kapilläres H.) oder weitlumigen (kavernöses H.) Gefäßwucherungen

FRAGE
Wie nennt man die **malignen Weichgewebstumoren?**

Antwort Die bösartigen Weichgewebstumoren werden im Allgemeinen wegen ihrer mesenchymalen Herkunft **Sarkome** genannt. Je nach „Muttergewebe" unterscheidet man Fibro-, Lipo- (häufigstes Sarkom), Leiomyo-, Rhabdomyo-, Angiosarkome etc. Die Sarkome mit hohem Differenzierungsgrad sind manchmal nur sehr schwer von den gutartigen Varianten des jeweiligen Muttergewebes abzugrenzen. Bei niedrigdifferenzierten Sarkomen findet man zahlreiche Mitosen, hochgradig atypische Zellen und Tumornekrosen. Die Sarkome zeigen ein aggressives, infiltratives und expansives Wachstum, die Metastasierung erfolgt bevorzugt hämatogen.

FRAGE
Welches Sarkom wird häufig bei HIV-positiven Patienten beobachtet?

Antwort Das **Kaposi-Sarkom,** ein oft multipel, zunächst an den Extremitäten und später an den inneren Organen auftretender maligner Tumor, der mit einer HHV-8-Infektion assoziiert ist. Es tritt häufig bei HIV-positiven Patienten auf und wird sogar zu den AIDS-definierenden Erkrankungen gerechnet. Dieser epidemische Typ zeigt eine aggressivere Verlaufsform mit früherem Organbefall, im Gegensatz zu dem nicht HIV-assoziierten klassischen Typ.

KAPITEL 19 Haut

FRAGE
Geben Sie einen kurzen Überblick über die benignen und malignen **Hauttumoren** mit ein paar Beispielen.

Antwort Neben den benignen und malignen Tumoren gibt es im Bereich der Haut auch noch die In-situ-Karzinome, die streng auf die Epidermis beschränkt sind (➤ Tab. 19.1).

Tab. 19.1 Übersicht Hauttumoren

Benigne Hauttumoren	z. B. Verruca seborrhoica, Papillom, Milien, Histiozytom, Xanthom, Hämangiom, melanozytärer Nävus
Dysplasie/In-situ-Karzinome der Epidermis	z. B. aktinische Keratose, Morbus Bowen
Maligne Hauttumoren	z. B. Basalzellkarzinom (BCC), Plattenepithelkarzinom, Kaposi-Sarkom, malignes Melanom

MERKE Malignität: Basalzellkarzinom < Plattenepithelkarzinom < malignes Melanom.

FRAGE
Was ist der **Morbus Bowen**?

Antwort Der Morbus Bowen zählt zu den epithelialen Hauttumoren und ist ein **Carcinoma in situ** der Epidermis, das obligat in ein Plattenepithelkarzinom übergeht. UV-Licht und Arsen scheinen pathogenetisch eine Rolle zu spielen. Prädilektionsstellen sind vorwiegend der Rumpf und die distalen Extremitäten.

FRAGE
Um welchen Tumor handelt es sich beim **Basalzellkarzinom?** Zählt es zu den malignen oder benignen Tumorerkrankungen?

Antwort Das Basalzellkarzinom ist ein Tumor der Haut, der im Gegensatz zum Plattenepithelkarzinom aber nicht von den Keratinozyten ausgeht, sondern wahrscheinlich von den Zellen der Haarwurzelscheide. Es metastasiert so gut wie nie, wächst aber lokal infiltrierend und **destruierend** und wird daher zu den **malignen** Hauttumoren gezählt. Basalzellkarzinom treten bevorzugt an UV-exponierten Körperstellen auf und sind daher meist im Gesicht, aber auch an Ohren oder Schultern lokalisiert.

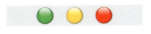

FRAGE
Schildern Sie kurz das **makroskopische** und **mikroskopische Bild** des Basalzellkarzinoms.

Antwort Das Basalzellkarzinom fällt makroskopisch als ein hautfarbenes, perlmutartig glänzendes Knötchen auf. Häufig bildet sich eine zentrale Einsenkung, die von einem **perlschnurartigen Randwall** und **Teleangiektasien** umgeben ist. Mikroskopisch sieht man Tumorzellnester mit **palisadenartig** angeordneten Tumorzellen im Randbereich.

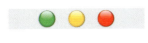

FRAGE
Das **maligne Melanom** hat weltweit eine sehr schnell zunehmende Inzidenz. Für erfolgreiche Präventions- und Früherkennungsmaßnahmen ist die Kenntnis der Risikofaktoren sehr wichtig. Nennen Sie einige **Risikofaktoren** des malignen Melanoms.

Antwort Risikofaktoren des malignen Melanoms sind:
- **UV-Exposition,** schwere und gehäufte Sonnenbrände v. a. in der Kindheit
- **Melanomvorläufer:** Nävuswachstum (dysplastische/atypische Nävi)
- Melanome in der Familienanamnese
- heller Hauttyp
- ein geschwächtes Immunsystem, z. B. bei immunsupprimierten Patienten oder HIV-Infizierten

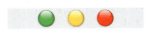

FRAGE
Welche **histologischen Tumortypen** des malignen Melanoms der Haut kennen Sie?

Antwort Das maligne Melanom ist ein bösartiger Tumor, der vom melanozytären Zellsystem ausgeht. Folgende histologischen Tumortypen werden unterschieden:
- **Superfiziell spreitendes Melanom** (60 %): Es wächst primär horizontal, sekundär vertikal und zeigt daher makulöse, z. T. auch papulöse Anteile. Wird es früh erkannt, so bestehen gute Heilungschancen.
- **Noduläres Melanom** (20 %): Man findet überwiegend ein **vertikales** Wachstum. Daher kommt es zu einem knotenförmigen, relativ gut begrenzten Tumor, der zu **Ulzeration** und **Blutung** neigt. Es bildet schnell Metastasen und hat deswegen eine sehr schlechte Prognose.
- **Lentigo-maligna-Melanom** (10 %): Es entwickelt sich auf dem Boden einer Lentigo maligna, die Jahre bis Jahrzehnte bestehen kann, bis sie in eine bösartige Wachstumsform übergehen kann. Das Lentigo-maligna-Melanom wächst primär horizontal. Bevorzugte Lokalisation sind lichtexponierte Areale, insbesondere das Gesicht.
- **Akrolentiginöses Melanom** (5 %): Es entsteht meist auf Handflächen oder Fußsohlen, aber auch sub- und periungual. Darüber hinaus kann es auch in Mund-, Genital-, Anal- und Darmschleimhäuten vorkommen. Die Prognose ist dann sehr schlecht, da es meist erst spät diagnostiziert wird.

- Eine eher seltene Variante ist das **amelanotische Melanom**, das wenig oder keine sichtbaren Pigmente aufweist. Es imponiert als rötlicher oder hautfarbener Knoten. Histologisch sind häufig Reste pigmentierter Anteile nachweisbar.

FRAGE
Nach welchen Kriterien beurteilen Sie als Arzt eine „melanomverdächtige" Hautveränderung? Welche Faktoren deuten auf eine **Malignität** hin?

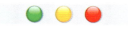

Antwort Zur Beurteilung der Malignitätskriterien ist die sog. **ABCDE-Regel** sehr hilfreich:

A = Asymmetrie
B = Begrenzung → unscharf und unregelmäßig
C = Color → unregelmäßige Pigmentierung, von hell- bis dunkelbraun
D = Durchmesser > 5 mm
E = Erhabenheit (über das Hautniveau)

FRAGE
Welche Faktoren sind bei der **histologischen Beurteilung** eines malignen Melanoms wichtig für die Prognose?

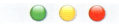

Antwort Bei der histologischen Beurteilung sollten neben der Bestimmung des histologischen Typs die **Tumordicke** (Infiltrationstiefe nach Breslow), die Invasionstiefe in die Schichten der Haut (Clark-Level; ➤ Tab. 19.2, ➤ Abb. 19.1), die Mitoserate und das Vorhandensein von Ulzerationen erfasst werden. Auch die Resektionsränder müssen beurteilt werden.

PLUS Wichtigster Parameter für die Prognose ist beim nicht metastasierten MM die Tumordicke.

Tab. 19.2 Malignes Melanom (MM): postoperative histologische Klassifikation

pT-Klassifikation	Tumordicke	Ulzeration
pTis Melanom in situ		
pT1	≤ 1 mm	**pT1a** ohne Ulzeration und Clark-Level II/III **pT1b** mit Ulzeration oder Clark-Level IV/V
pT2	1,01–2 mm	**pT2a** ohne Ulzeration **pT2b** mit Ulzeration
pT3	2,01–4 mm	**pT3a** ohne Ulzeration **pT3b** mit Ulzeration
pT4	> 4 mm	**pT4a** ohne Ulzeration **pT4b** mit Ulzeration

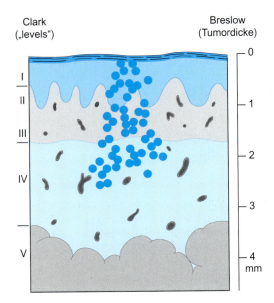

Abb. 19.1 Infiltrationstiefe nach Breslow und Clark-Level [L112]

MERKE Prognostische Faktoren beim malignen Melanom:
- **vertikale Tumordicke** (Infiltrationstiefe nach Breslow):
  - < 1 mm → ca. 90 % 10-JÜR
  - > 4 mm → ca. 50 % 10-JÜR
- **Invasionstiefe** (Clark-Level):
  - I = intraepidermal
  - II = Eindringen in das Stratum papillare
  - III = Eindringen bis zur Grenze des Stratum papillare/Stratum reticulare und Ausfüllen des Papillarkörpers
  - IV = Eindringen in das Stratum reticulare
  - V = Eindringen in das subkutane Fettgewebe
- **histologischer Typ:** ungünstig bei nodulärem und akrolentiginösem Melanom
- **Tumorlokalisation:** ungünstig sind Kapillitium, Hals, oberer Rumpf, Oberarme, Akren
- **Mitoserate:** ungünstig ≥ 1/mm²
- **Tumorlokalisation:** bessere Prognose für Melanome an Extremitäten
- **Geschlecht:** schlechtere Prognose für Männer
- Vorhandensein einer **Ulzeration**
- Vorhandensein von **Metastasen**
- Status des **Sentinel-Lymphknotens**

FRAGE
Welches **Metastasierungsverhalten** zeigt das maligne Melanom?

Antwort Maligne Melanome können sowohl primär **lymphogen** als auch primär **hämatogen** metastasieren. In den überwiegenden Fällen erfolgt die

Erstmetastasierung in die regionären Lymphabflussgebiete. Darüber hinaus können sich regionäre Metastasen in Form von **Satelliten-Metastasen** (bis 2 cm um den Primärtumor) oder **In-transit-Metastasen** (zwischen Primärtumor und 1. LK-Station) bilden. Die hämatogene Metastasierung erfolgt vorwiegend in Lunge, Gehirn und Leber.

FRAGE
Sie haben in der Leber eine Metastase eines malignen Melanoms diagnostiziert. Wo kann der Primärtumor außer in der Haut noch liegen?

Antwort Maligne Melanome kommen zwar zu über 90 % in der Haut vor, können aber auch in hautnahen Schleimhautregionen, in der Aderhaut, den Meningen oder den Schleimhäuten des GI-Trakts entstehen.

FRAGE
Kennen Sie einen benignen **Tumor der Pigmentzellen?**

Antwort Der **melanozytäre Nävus** ist ein benigner Tumor der Pigmentzellen. Es handelt sich um einen gutartigen, aus Nävuszellen bestehenden Hauttumor, der entweder angeboren oder erworben sein kann. Die seltenen angeborenen melanozytären Nävi sind meist größer und können behaart sein. Die erworbenen Formen treten vorwiegend im frühen Kindesalter auf und durchlaufen einen typischen Lebenszyklus mit unterschiedlichen Stadien.

FRAGE
Zählen Sie die **Stadien** des **erworbenen melanozytären Nävus** auf und erläutern Sie die Unterschiede.

Antwort Die erworbenen melanozytären Nävi „tropfen" im Laufe der Zeit „ab", d. h. sie wandern von den oberflächlichen in die tiefer gelegenen Hautzonen. Die Einteilung der Stadien erfolgt nach der Lage der Nävi in der Haut (➤ Abb. 19.2):

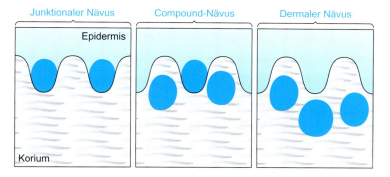

Abb. 19.2 Pathogenese der melanozytären Nävi [G004]

- **junktionaler Nävus:** Nävuszellnester an der Grenze zwischen Epidermis und Dermis, oberhalb der Basalmembran (= Junktionszone)
- **Compound-Nävus:** Nävuszellnester sowohl in Junktionszone als auch in der Dermis (epidermodermaler Nävus)
- **dermaler Nävus:** Nävuszellnester nur in der Dermis und meist ohne Pigmentierung

KAPITEL 20
Checkliste

20.1 Mortalitäts- und Morbiditätsstatistiken

Tab. 20.1 Krebsmortalität weltweit (Quelle: WHO 2005)

Krebsmortalität weltweit (7,6 Mio./Jahr)	
Lunge	1,3 Mio.
Magen	1 Mio.
Leber	662.000
Kolon	655.000
Mamma	502.000

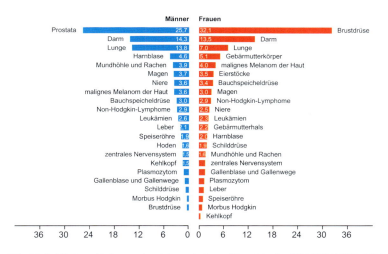

Abb. 20.1 Häufigste Krebsneuerkrankungen in Deutschland (Quelle: RKI 2008) [X221–003]

20 Checkliste

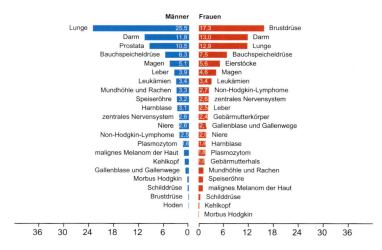

Abb. 20.2 Häufigste Krebssterbefälle in Deutschland (Quelle: RKI 2008) [X221–003]

Tab. 20.2 Die zehn häufigsten Todesursachen (Deutschland und weltweit)

Deutschland (Statistisches Bundesamt 2011)	Weltweit (WHO 2008)
• chronische ischämische Herzkrankheit (8,3 %) • akuter Myokardinfarkt (6,1 %) • Herzinsuffizienz (5,3 %) • bösartige Neubildung der Bronchien und der Lunge (5,2 %) • sonstige chronische obstruktive Lungenerkrankungen (3,1 %) • Schlaganfall, nicht als Blutung oder Infarkt bezeichnet (2,5 %) • hypertensive Herzkrankheit (2,5 %) • Pneumonie, Erreger nicht näher bezeichnet (2,1 %) • bösartige Neubildung der Brustdrüse (2,1 %) • bösartige Neubildung des Dickdarms (2 %)	• ischämische Herzkrankheit (12,8 %) • Schlaganfall und andere zerebrovaskuläre Erkrankungen (10,8 %) • Infektionen der unteren Luftwege (6,1 %) • chronische obstruktive Lungenerkrankung (5,8 %) • Durchfallerkrankungen (4,3 %) • HIV/AIDS (3,1 %) • bösartige Neubildung der Trachea, Bronchien und Lunge (2,4 %) • Tuberkulose (2,4 %) • Diabetes mellitus (2,2 %) • Verkehrsunfälle (2,1 %)

20.2 Gebräuchliche Färbungen

Tab. 20.3 Gebräuchliche histologische und histochemische Färbungen

Färbung	Ergebnis	Indikation
Hämatoxylin-Eosin (**HE**, ➤ Abb. 20.3a)	• **blau:** Zellkerne, basophiles Zytoplasma, Kalk • **rot:** azidophiles Zytoplasma, Bindegewebe, Fibrin	Standard
Elastica-van-Gieson (➤ Abb. 20.3b)	• **gelb:** Muskulatur, Amyloid, Fibrin • **rot:** kollagene Fasern, bindegewebiges Hyalin • **blauschwarz:** Zellkerne, elastisches Gewebe	Standard, v. a. zur Darstellung von Bindegewebe
Giemsa	• **blau:** Zellkerne, Bakterien, basophiles Zytoplasma • **rot:** kollagene Fasern, eosinophiles Zytoplasma	v. a. Blutzellen, Knochenmark-/Blutausstrich
Berliner Blau	• **blau:** Fe^{3+}, in Hämosiderin, Ferritin	Eisenablagerung
Kongorot	• **rot:** Amyloid	Amyloid
PAS (Perjodsäure-Schiff) (➤ Abb. 20.3c)	• **rot:** Kohlenhydrate, Muzine	Schleim, Siegelringzellen, Pilze, Parasiten
Ziehl-Neelsen	• **rot:** säurefeste Stäbchen	Mykobakterien

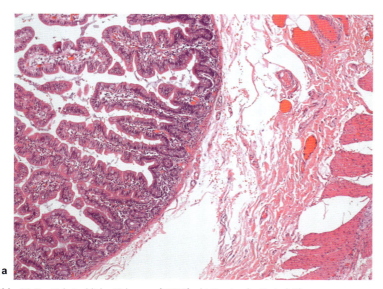

Abb. 20.3a Gebräuchliche Färbungen [M620]: a) Hämatoxylin-Eosin (HE)

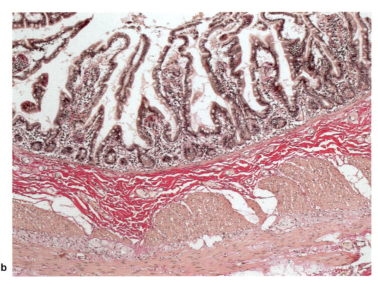

Abb. 20.3b Gebräuchliche Färbungen [M620]: b) Elastica-van-Gieson

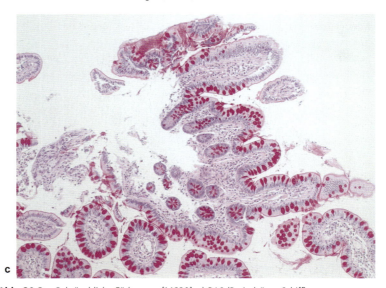

Abb. 20.3c Gebräuchliche Färbungen [M620]: c) PAS (Perjodsäure-Schiff)

Tab. 20.4 Wichtige immunhistochemische Färbungen

Antigen	Nachgewiesene Struktur
Epitheliale Antigene	
Zytokeratine (CK)	epitheliale Zellen (Karzinome)
• CK 5/6	Plattenepithelien, basale Epithelien
• CK7	v. a. Drüsenepthelien (z. B. Mamma, Pankreas, Gallenblase, Ovar)
• CK20	v. a. gastrointestale Epithelien (Dickdarm)

Tab. 20.4 Wichtige immunhistochemische Färbungen (Forts.)

Antigen	Nachgewiesene Struktur
Epitheliale Antigene	
GCDFP-15	Mamma
HepPAr1	Leber
TTF-1	Lunge, Schilddrüse
Mesenchymale Antigene	
Desmin	Muskulatur (z. B. Rhabdomyosarkom, Leiomyosarkom)
sm-Aktin	Muskulatur (v. a. leiomyomatöse Tumoren)
S-100	Schwann-Zellen, gliale Zellen, Melanozyten (z. B. Schwannome, Melanome)
Vimentin	„mesenchymale" Zellen (z. B. Sarkome)
Calretinin	Mesothel (Mesotheliome)
Hormone/Rezeptoren	
Chromogranin A	neuroendokrine Zellen
Synaptophysin	neuroendokrine Zellen
Kalzitonin	C-Zellen (medulläres Schilddrüsenkarzinom)
Thyreoglobulin	Schilddrüsenepithel (follikuläres und papilläres Schilddrüsenkarzinom)
Hormonrezeptoren	Östrogen- und Progesteronrezeptoren (z. B. Mammakarzinom)
Leukozytenmarker	
CD3	T-Zellen
CD4	T-Helferzellen
CD8	zytotoxische T-Zellen (Suppressorzellen)
CD20	B-Zellen
CD15	Granulopoese, Hodgkin-Zellen (z. B. Morbus Hodgkin)
CD30	Hodgkin- und Sternberg-Reed-Zellen (z. B. Morbus Hodgkin)
CD10	z. B. follikuläres Lymphom, ALL
bcl-2	z. B. follikuläres Lymphom
Cyclin D1	z. B. Mantelzell-Lymphom
Kappa/Lambda	Plasmozytom-Diagnostik
Onkofetale Antigene	
CEA (karzinoembryonales Antigen)	Adenokarzinome des Magen-Darm-Trakts u. a.
AFP (α-Fetoprotein)	Leber, Keimzellen
Diverse	
PLAP (plazentaspezifische alkalische Phosphatase)	Keimzelltumoren (z. B. Seminome, Dottersacktumoren)
PSA (prostataspezifisches Antigen)	Prostata

20.3 Autoimmunerkrankungen

Tab. 20.5 Wichtige Autoimmunerkrankungen nach Organsystemen

Organe(systeme)	Erkrankungen (Auswahl)
Blut- und Gerinnungssystem	• Morbus Werlhof (immun-thrombozytopenische Purpura) • perniziöse Anämie • autoimmun-hämolytische Anämie
Endokrine Organe	• Diabetes mellitus Typ 1 • Hashimoto-Thyroiditis • Morbus Basedow • Morbus Addison (Autoimmunadrenalitis) • polyglanduläres Autoimmunsyndrom
Gefäße	• Arteriitis temporalis (Riesenzellarteriitis) • Churg-Strauss-Syndrom • Takayasu-Arteriitis • Polyarteriitis nodosa • Morbus Wegener
Gelenke, Muskeln, Weichgewebe	• rheumatoide Arthritis • rheumatisches Fieber • Dermatomyositis • Myasthenia gravis • Polymyositis • Lambert-Eaton-Syndrom • Polymyalgia rheumatica • Morbus Bechterew
Haut- und -Bindegewebe	• Psoriasis • Lupus erythematodes • Pemphigus vulgaris • Vitiligo • Sklerodermie • bullöses Pemphigoid • Alopecia areata • Dermatitis herpetiformis • Lichen sclerosus
GIT	• Morbus Crohn • Colitis ulcerosa • Zöliakie • chronisch-atrophische Gastritis
Leber	• autoimmune Hepatitis • primäre biliäre Zirrhose (PBC)
Lunge, Nieren	• Goodpasture-Syndrom
Nervensystem	• multiple Sklerose • Guillain-Barré-Syndrom
Multiple Organe(systeme)/ systemische Manifestation	• Sarkoidose (Augen, Gelenke, Haut, Knochen, Lunge, Parotis, ZNS) • Morbus Reiter (Gelenke, Augen, Harnwege) • Sjögren-Syndrom (exokrine Drüsen, v. a. Tränen- und Speicheldrüse, Gelenke) • Sklerodermie (Bindegewebe von Haut und innerer Organe)

Tab. 20.5 Wichtige Autoimmunerkrankungen nach Organsystemen (Forts.)

Organe(systeme)	Erkrankungen (Auswahl)
	• CREST-Syndrom (Haut, Ösophagus, Bindegewebe, Gefäße) • SLE (Haut, Gelenke, Pleura, Nieren, Herz, Blut) • Morbus Behçet (Schleimhaut oral u. genital, Augen, Gelenke, Gefäße, ZNS)

20.4 Beschreibung makroskopischer und mikroskopischer Präparate

In der Prüfung ist die Beurteilung und Beschreibung von makroskopischen und mikroskopischen Bildern sehr beliebt. Oft beginnt die Prüfung auf diese Art und Weise. Wichtig ist, sich nicht sofort auf den pathologischen Befund zu stürzen, sondern sich einen ungefähren „Fahrplan" zurechtzulegen. Beispielsweise beginnt man mit groben Strukturen und arbeitet sich zu den kleinen Details vor (➤ Tab. 20.6).

Tab. 20.6 Wichtige Kriterien und Begriffe bei der Befundbeschreibung

Makroskopisches Präparat	
Form	organtypische Form oder abweichend
Organoberfläche	glatt, spiegelnd, trüb, aufgeraut, membranartig bedeckt, eitrig belegt
Größe	organtypisch oder abweichend, ggf. Ausmaß einer Raumforderung
Schnittfläche	glänzend, trocken, normale/abweichende Organstruktur, knotig, homogen
Farbe	regelrecht
• blassrot	ggf. Hinweis auf Anämie
• dunkelrot	z. B. bei Hämorrhagie, Blutungen, hämorrhagischen Infarkten
• schwarz	Pigmentablagerung (z. B. Melanin, Kohlestaub)
• braun	Eisen, Hämosiderin, Lipofuszin
• gelb	Hinweis auf Verfettung
• lehmgrau	z. B. beim Myokardinfarkt
• grauweiß	Narbengewebe
• grün	z. B. Galle
Parenchym	regelrecht, fibrosiert, eingeblutet, ödematös
Bei Raumforderung	
• Begrenzung zur Umgebung	bekapselt, scharf begrenzt, unregelmäßig begrenzt, strahlenförmig auslaufend, infiltrativ
• polypöse Läsionen	breitbasig aufsitzend, gestielt

Tab. 20.6 Wichtige Kriterien und Begriffe bei der Befundbeschreibung (Forts.)

Makroskopisches Präparat	
Bei Raumforderung	
• Schnittfläche	solid, zystisch, homogen/inhomogen, eingeblutet, nekrotisch, glänzend (z. B. bei schleimbildenden Tumoren)
• bei Hohlräumen	Inhalt (serös, muzinös, blutig), Beschaffenheit der Innenwand (glatt, polypöse Auflagerungen, rau)
• Konsistenz	knochenhart, knorpelartig, derb, prallelastisch, weich, zerfließend
• Farbe	
Mikroskopisches Präparat	
Färbung	z. B. HE (in den meisten Fällen), PAS, EvG
Organdiagnose	
Organbeschaffenheit	normal, entzündlich verändert, eingeblutet, tumorös verändert
bei Entzündung	Zusammensetzung des entzündlichen Infiltrats (Lymphozyten, Plasmazellen, Histiozyten, Granulozyten), Nekrose, Fibrose, Fibrin
bei Tumoren	Art des Gewebes (z. B. epithelial, mesenchymal, neuronal, melanozytär), Begrenzung, Wachstumsform (z. B. drüsig, solide, faszikulär), Atypien, Mitosen, Nekrose

Es bietet sich an, mit der Organdiagnose zu starten, sofern sie aus dem gezeigten Präparat oder Bild erkennbar ist. Hieraus lassen sich schon wichtige Differenzialdiagnosen ableiten. Anschließend wird die **Pathologie** beschrieben. Zum Schluss folgt dann die **Verdachtsdiagnose** inkl. Begründung.

Auch wenn ihr nicht die korrekte Diagnose stellen könnt, so signalisiert ihr dem Prüfer damit zumindest ein gewisses „Know-how", was sich positiv auf die weiteren Fragestellungen und schließlich die Note auswirken kann.

Wir empfehlen, bereits in der Prüfungsvorbereitung die Beschreibung solcher Abbildungen zu üben, entweder mithilfe eines Lehrbuchs oder anhand von Bildersammlungen im Internet, z. B. **PathoPic** unter http://alf3.urz.unibas.ch/pathopic/intro.htm oder **Virtueller Histologiekurs** unter www.pathol.uzh.ch/histologiekurs.

Register

Symbol
α₁-Antitrypsinmangel 53
α-Fetoprotein 157
β-HCG 157

A
ABCDE-Regel 231
Abszess 22
Adenohypophyse, Hormone 193
adenoidzystisches Karzinom 98
Adenokarzinom 65, 66
– Endometrium 162
– Magen 106
– Ösophagus 101
– Ovar 164
– Pankreas 137
– Prostata 151
Adenom 117
– Hypophysenvorderlappen 193
– kolorektales 118
– pleomorphes 98
Adenom-Karzinom-Sequenz 120
Adrenalitis 200
Agenesie 7
AIDS 33
Akanthose 48
Alkoholfettleber 126
Alkoholhepatitis 126
Alkoholzirrhose 126
ALL 182
Altersatrophie 8
Alzheimer-Krankheit 211
AML 181
Amyloidose 13, 223
– AA 14
– AL 14
– Milz 15
– Niere 15
amyotrophe Lateralsklerose (ALS) 212
Anämie
– Definition 175
– Eisenmangel- 175, 176
– hämolytische 177
– makrozytäre hyperchrome 176
– megaloblastische 176
– mikrozytäre hypochrome 175
– perniziöse 176
– renale 140
Anasarka 12, 93
Aneurysma 87
– atherosklerotisches 87
– dissecans 87, 88

– kongenitales 87
– spurium 87, 88
– Stanford-Klassifikation 87
– syphilitisches 87
– verum 87, 88
aneurysmale Knochenzyste 221
Angina 49
Angina pectoris 87
Angioödem 48
Anitschkow-Zellen 74
Anpassungsreaktionen 7
Aorta, reitende 73
Aortenisthmusstenose 69, 70
Aortenklappeninsuffizienz 77
Aortenklappenstenose 69, 77
Aplasie 7
Apoptose 11
Appendizitis 115
ARDS 54, 55
Arnold-Chiari-Syndrom 203
Arteriolonekrose 143
Arteriosklerose 77
– Niere 143
Arthritis 225
– rheumatoide 225
– urica 225
Arthrosis deformans 224
Asbestose 57
Aschoff-Geipel-Knötchen 24
Aschoff-Knötchen 74, 225
Aschoff-Zellen 74
Aspirationspneumonie 60
Asthma bronchiale 51
– Histologie 52
– Pathogenese 51
Asthma cardiale 93
A-Streptokokken 74
Astrozytom 213
Atelektase 52
Atherom 86
Atherosklerose 77, 85
– Morphologie 86
Atriumseptumdefekt 71
Atrophie 7
– einfache 7
– hormonelle 8
– altersbedingte 53
– ischämische 8
– neurogene 8
– numerische 7
– pathologische 8
– physiologische 8

Autoimmunerkrankung 240
– Definition 32
– organbezogene 32
– systemische 32
AV-Kanal 71

B
Bakteriämie 27
Balkenharnblase 150
Barrett-Ösophagus 101
Basalzellkarzinom 39, 229
Bauernwurstmilz 191
BCR-ABL-Fusionsgen 178
Befundbeschreibung 241
Belastungszyanose 73
Bence-Jones-Proteine 222
Berliner-Blau-Färbung 127, 237
Bilirubin 15
Blasenmapping 148
Blei 15
Blutung
– epidurale 204
– gastrointestinale 102
– intrakranielle 204, 205, 206
– intrazerebrale 205
– postmenopaulale genitale 161
– subarachnoidale 204
– subdurale 204
– subependymale 203
Borderline-Tumor 164
Borrmann-Klassifikation 108
Brenner-Tumor 164
Bronchialkarzinom 65
– kleinzelliges 65, 66, 192
– Metastasierung 67
Bronchiektasie 50
Bronchitis 50
– Mikroskopie 51
Bronchopneumonie 58, 59
– Formen 60
Bronchuskarzinoid 67
Bronzediabetes 128
BSE-Erkrankung 210
B-Symptomatik 187
Burkitt-Lymphom 189

C
CA 19-9 137
Cajal-Zellen 110
Calor 19
Carcinoma in situ 39
– duktales 171, 172
– lobuläres 169, 172

Carotis-sinus-cavernosus-
  Fistel 208
CD-Antigen 188
CEA 138
Charcot-Leyden-Kristalle 52
Choanalpolypen 47
Cholesteatose 134
Chondroblastom 221
Chondrosarkom 221
Chorea Huntington 212
Clark-Level 231
Claudicatio intermittens 87
CLL 184
Clostridium difficile 111
CML 177
Coarctatio aortae 69
Colitis ulcerosa 112, 113
Commotio cerebri 208
Contusio cerebri 208
Cor pulmonale 90
Cotton-wool-Flecken 91
Councilman-Körperchen 130
Coup-contre-Coup 208
Courvoisier-Zeichen 135
Cowdry-Körper 210
Coxarthrose 224
Creutzfeldt-Jakob-Krankheit 210
Crush-Syndrom 139
Curschmann-Spiralen 52

D
Dandy-Walker-Syndrom 203
Dauergewebe 17
Defektheilung 17
Dermoidzyste 165
Diabetes insipidus centralis 194
Diabetes mellitus, Nierenverände-
  rungen 143
Dickdarmpolypen 117
Divertikel 114
Divertikulitis, Komplikationen 114
Divertikulose 114
Dolor 19
Druckatrophie 8
Dukes-Klassifikation 121
Dysraphie 203

E
Echinokokkus 209
EEG-Nulllinie 3
Ehlers-Danlos-Syndrom 16
Eisen 15
Eisenmangelanämie 175, 176
Eisenmenger-Reaktion 70
Elastica-van-Gieson-Färbung 237
Embolie, paradoxe 71
Empyem 22
Enchondrom 221

Endobrachyösophagus 101
Endocarditis
– fibroplastica Löffler 74
– lenta 74, 76
– verrucosa rheumatica 74
Endokarditis, *siehe auch* Endocarditis
– akute 74
– akute bakterielle 75
– infektiöse (bakterielle) 74
– nicht infektiöse 73
– subakute 76
– ulceropolyposa 75
Endokardkissendefekt 71
Endometriose 163
Endometriumhyperplasie 162
Endometriumkarzinom 162
Enteritis 111
Entzündung 19
– akute 19, 21
– chronische 19
– fibrinöse 22
– gangräneszierende 26
– granulierende 23
– hämorrhagische 23
– Kardinalsymptome 20
– nekrotisierende 26
– perakute 19
– pseudomembranöse 22
– seröse 21
– serös-schleimige 21
Enulis 97
Enzephalitis
– disseminata 211
– postinfektiöse 210
Enzephalomalazie 207
Enzephalopathie
– bovine spongiforme (BSE) 210
– spongiforme 210
Epitheloidzellgranulome 24
epitheloidzellige Lymphadenitis 190
Epstein-Barr-Virus 189, 191
Epulis 97
Erguss 13
Erosion 105
essenzielle Thrombozythämie 177
Euler-Liljestrand-Mechanismus 52
Ewing-Sarkom 219, 221
Exsudat 13

F
Fallot-Tetralogie 69, 73
FAP 119
Färbung 237
– Berliner Blau 127, 237
– Elastica-van-Gieson 237
– Giemsa 237

– HE 127, 237
– immunhistochemische 4, 238
– Kongorot 14, 237
– PAS 237
– Ziehl-Neelsen 64, 237
fatty streaks 86
Feinnadelpunktion 167
Fettgewebsnekrose 12
Fettleber 125, 126
Fibroadenom, Mamma 169
follikuläres Lymphom 188
Foramen ovale 71
Fraktur
– pathologische 217
– Schädel 208
Frank-Starling-
  Mechanismus 92
Fremdkörpergranulom 24
Friedländer-Pneumonie 59
Frühkarzinom 39
Functio laesa 19
funikuläre Myelose 176
Furunkel 22

G
gain of function 40
Gallenblasenkarzinom 135
Gallengangskarzinom 135
Gallensteine 134
Gallertbauch 164
Gangrän 12
– feuchte 12
– trockene 12
Gastrinom 137
Gastritis
– akute 102
– chronische 103
– Infiltrat 103
– Komplikationen 104
– Lokalisation 103
– Typ A 103, 104
– Typ B 103
– Typ C 103
Gefrierschnitt 4
Gewebe
– labiles 17
– permanentes 17
– stabiles 17
Ghon-Herd 63
Gicht 225
Giemsa-Färbung 237
GIST 109
Gleason-Score 151
Glioblastom 213, 214
Glomerulonephritis 140
– diffuse 141, 142
– Einteilung 141

– fokale/segmentale 141
– Verteilungsmuster 141
Glukagonom 137
Graft-versus-host-Reaktion 32, 183
Granularatrophie 143
Granulationsgewebe 23
– Mikroskopie 24
Granulom 24, 25
– epitheloidzelliges 58
– rheumatisches 24
– rheumatoides 26
Granulosazelltumor 165
großzelliges Karzinom 65
Gumprecht-Kernschatten 184
Gunn-Zeichen 91

H
Hämangiom 226
Hämatoperikard 84
Hämatoxylin-Eosin(HE)-Färbung 237
Hämochromatose 127, 128
Hämosiderin 15
Haubenmeningitis 209
Helicobacter pylori 103, 189
– Eradikation 104
Hepatitis 129
Hepatopathie, alkoholische 126
hepatozelluläres Karzinom 132
Her2/neu 174
Herzbeutelerguss 83
Herzbeuteltamponade 84
Herzfehler
– angeborene 69
– Ductus arteriosus Botalli 73
– Fallot-Tetralogie 73
– Links-rechts-Shunt 69, 70
– Rechts-links-Shunt 69
– Ventrikelseptumdefekt 71
– Vorhofseptumdefekt 71
– zyanotische 73
Herzhypertrophie 76, 77
Herzinfarkt, Komplikationen 81
Herzinsuffizienz 92
– Morphologie 93
– Pathophysiologie 92
Herzrhythmusstörungen 81
Herztumor 85
Herzwandaneurysma 81
Herzwandruptur 81
Heteroplasie 10
Hiatus leucaemicus 180
Hirnarterienaneurysma 206
Hirnblutung
– epidurale 204
– intrazerebrale 205

– subarachnoidale 204
– subdurale 204
Hirninfarkt
– anämischer 207
– hämorrhagischer 207
– Stadien 207
Hirnödem 204
– interstitielles 204
– vasogenes 204
– zytotoxisches 204
Hirntod 3
HIV-Infektion
– Stadieneinteilung 34
– Tumoren 33
HI-Virus 33
Hodenschwellung 153
Hodentorsion 155
Hodentumoren
– Einteilung 156
– Prognose 157
Hodgkin-Lymphom 185, 186, 191
– Ann-Arbor-Einteilung 187
– noduläres lymphozytenprädominantes 186
Home-Mittellappen 150
Hormonrezeptoren, Mamma 174
Horner-Syndrom 67
humanes Papillomavirus 160
Hydronephrose 147, 150
Hydroperikard 83
Hydrozele 153, 154
Hyperkalzämie 224
Hyperkeratose 37
Hyperparathyreoidismus 199
Hyperpituitarismus 193
Hyperplasie 7, 9
Hypertension, portale 123
– Umgehungskreisläufe 124
Hyperthyreose 196, 197
Hypertonie
– arterielle 77
– endokrine 90
– Komplikationen 91
– primäre 90
– pulmonale 90
– pulmonale, sekundäre 90
– renale 90
– sekundäre 90
Hypertrophie 7, 8
Hypophysenvorderlappen-Adenom 193
Hypopituitarismus 194
Hypoplasie 7
Hypothyreose 196

I
IgA-Nephritis 142
Immunhistochemie 191, 238
immunhistochemische Färbung 4
Inaktivitätsatrophie 8
Inanitionsatrophie 8
Individualtod 3
Innenschichtinfarkt 79
In-situ-Hybridisierung 5
Insulinom 137
intraepitheliale Neoplasie 38
Involutionsatrophie 8

J
Jones-Kriterien 225

K
Kalzitonin 199
Kaposi-Sarkom 34, 227
Karbunkel 22
Kardiomyopathie 82
– arrythmogene rechtsventrikuläre 82
– dilatative 82
– nicht klassifizierbare 82
– restriktive 82
Karzinom
– adenoidzystisches 98
– endometroides 164
– Galle 135
– hepatozelluläres 132
– inflammatorisches 173
– klarzelliges (Ovar) 164
– kolorektales 119, 120
– Larynx 48
– Lunge 65
– Magen 106
– Mamma 168
– mikroinvasives 39
– Pankreas 137
– Prostata 149
– Schilddrüse 198
– Zervix 160
Kayser-Fleischer-Kornealring 129
Keimstrang-Stroma-Tumoren 165
Klatskin-Tumor 135
Knochenmarktransplantation 183
Knochenmetastasen 223
Knochentumoren, Lokalisation 220
Knochenzyste, aneurysmale 221
Koagulationsnekrose 12
Kohlepigment 15
Kolitis, pseudomembranöse 111
Kollagen 16
Kolliquationsnekrose 12
Kolonkarzinom 121

Kolontumoren, WHO-
 Klassifikation 118
kolorektales Karzinom 119
– Dukes-Klassifikation 121
– histologische Einteilung 120
– Metastasierung 121
– Präkanzerosen 119
Komedokarzinom 171
komplexe Läsion 86
Kongorot 14, 237
koronare Herzerkrankung
 77, 79
Koronargefäße 78
Koronarinsuffizienz 77
Koronarspasmen 77
Kraniopharyngeom 194, 215
Krebsvorsorge 45
Kretinismus 196
Krukenberg-Tumor 109, 166
Kupfer 15
Kuru-Krankheit 211

L
Lakunen-Zellen 186
Lambert-Eaton-Syndrom 192
Landouzi-Sepsis 64
Langhans-Riesenzellen 58, 62
Larynxkarzinom 48
– Lokalisation 49
Lateralsklerose, amyotrophe
 (ALS) 212
Laurén-Klassifikation 107
Leberhämangiom 133
Lebermetastasen 134
Leberverfettung 126
Leberzirrhose 126, 130
Legionellenpneumonie 60
Leichenschau 1
Leichenstarre 2
Leiomyom 226
Lentigo-maligna-Melanom 230
Leptomeningitis, tuberkulöse 63
„letzte Wiese" 79
Leukämie
– akute lymphatische 182
– akute myeloische 180, 181
– Altersverteilung 182
– chronische lymphatische 184
– chronische myeloische 177
– Definition 179
– Einteilung 179
– Hiatus leucaemicus 180
– Leitsymptome 182
– Meningeosis leucaemica 182
– Pathophysiologie 180
– Verlauf 182
– Zellbild 182

Leukomalazie, periventriku-
 läre 203
Leukoplakie 37, 48
Lewy-Körperchen 212
Libman-Sacks-Endokarditis 74
Linitis plastica 107
Linksappendizitis 114
Linksherzinsuffizienz 81, 93
Links-rechts-Shunt 69, 70, 73
Lipidflecken 86
Lipofuszin 8, 15
Lipom 226
Liquorfistel 208
Livores 2
Lobärpneumonie 58, 59
loss of function 40
Lungenabszess 60
Lungenembolie 55
– Schweregrade 56
Lungenemphysem 52, 53
Lungenfibrose
– diffuse 57
– interstitielle 57
Lungeninfarkt, hämorrha-
 gischer 56
Lungenmetastasen 67
Lungenödem 54
Lupus erythematodes, kardiale
 Manifestation 74
Lymphadenitis, epitheloid-
 zellige 190
Lymphangiosis carcinomatosa
 42
Lymphknotenschwellung 185
Lymphom 188
– Burkitt- 189
– follikuläres 188
– MALT- 189
– Mantelzell- 188
– Non-Hodgkin 187
– Therapie 189

M
Magenkarzinom
– Ätiologie 106
– Borrmann-Einteilung 108
– Cis 108
– Frühkarzinom 107
– histologische Einteilung 106
– Laurén-Klassifikation 107
– Linitis plastica 107
– Metastasierung 109
– TNM-Klassifikation 108
Magenulkus 105
– Komplikationen 106
Malaria 209
Maldescensus testis 156, 157

Malignes Melanom, *siehe* Melanom,
 malignes
Mallory-Weiss-Syndrom 102
MALT-Lymphom 109, 189
Mammakarzinom 168, 169
– Cis, duktales 171
– des Mannes 174
– duktales 169, 170, 172
– histologische Typen 172
– inflammatorisches 173
– Klassifikation 172
– lobuläres 169, 170, 172
– Metastasierung 173
– Prognose 174
– Risikofaktoren 173
– Wachstum 172
– Wachstumsmuster 171
Mammaknoten 169
– Untersuchung 166
Mammografie 168
Mantelzell-Lymphom 188
Maschendrahtfibrose 126
Masernenzephalitis 210
MDS 181
Medulloblastom 215
Melanin 15
Melanom, malignes
– ABCDE-Regel 231
– Metastasierung 232
– Risikofaktoren 230
Melanosis coli 122
melanozytärer Nävus 233
Mendelson-Syndrom 60
Meningeom 215, 216
Meningeosis leucaemica 182
Meningitis 209
Meningomyelozele 203
Meningozele 203
Merseburg-Trias 197
metabolisches Syndrom 78
Metaplasie 9
– intestinale 10, 101, 104
– knöcherne 10
Metastasierung
– hämatogene 42
– kavitäre 43
– Knochen 223
– kolorektales Karzinom 121
– lymphogene 42
– Magenkarzinom 109
– Mammakarzinom 173
– Nierenzellkarzinom 145
– Ovar 166
– Prostatakarzinom 153
– Schilddrüsenkarzinom 198
– ZNS 216
Mikrokalk 168

Milchglashepatozyten 130
Miliartuberkulose 63, 64
Milz-Amyloidose 15
Milzvergrößerung 191
Mirizzi-Syndrom 134
Mononukleose, infektiöse 191
Morbus
– Addison 200
– Alzheimer 211
– Basedow 197
– Berger 142
– Boeck 57
– Bowen 229
– Crohn 112, 113, 190
– Cushing 194
– Hodgkin 185, 186, 191
– Kimmelstiel-Wilson 143
– Paget 172
– Parkinson 212
– Wilson 129
Mottenfraßnekrosen 130
MPS 177
Mukoepidermoidkarzinom 98
multiple endokrine Neoplasie (MEN) 201
Multiple Sklerose 211
Muskatnussleber 94
Myasthenia gravis 192
myelodysplastische Syndrome 181
Myelom, multiples 222
Myelomniere 222
myeloproliferative Syndrome 177
Myelose, funikuläre 176
Mykobakterien, Nachweis 64
Myokardinfarkt
– Lokalisation 81
– Morphologie 79
– transmuraler 79
Myokarditis 82
– Klassifikation 83

N

Narbenemphysem 54
Nävus, melanozytärer 233
Nebennierenmarktumoren 200
Nekrose 11, 16
– anämische 12
– fibrinoide 12
– hämorrhagische 12
– käsige 62
– verkäsende 12
Neoplasie
– intraepitheliale 38
– multiple endokrine (MEN) 201

– vulväre intraepitheliale (VIN) 160
– zervikale intraepitheliale (CIN) 159
Nephritis
– interstitielle abakterielle 145
– interstitielle 144
nephritisches Syndrom 142
Nephroblastom 146
nephrotisches Syndrom 142
Neuroblastom 201
Neurohypophyse, Hormone 193
Nieren-Amyloidose 15
Niereninsuffizienz, chronische 139
Nierenversagen, akutes 139
Nierenzellkarzinom, Metastasierung 145
Non-Hodgkin-Lymphom 184, 187
Normalversorgertyp 78
Nysten-Regel 2

O

Obduktion 3
Oligodendrogliom 215
Orbithopathie, endokrine 197
Orchitis 155
Osler-Knötchen 76
Ösophagitis 100
Ösophaguskarzinom 101
– Metastasen 102
Ösophagusvarizen 102
Osteochondrom 221
Osteogenesis imperfecta 16
Osteoidosteom 221
Osteomalazie 218
Osteomyelitis 218
Osteomyelofibrose 177
Osteopathie, renale 140
Osteoporose 217
Osteosarkom 220, 221
Ostium-primum-Defekt 71
Ostium-secundum-Defekt 71
Ovarialtumoren
– Einteilung 163
– epitheliale 164

P

p53 40, 65
Paget-Karzinom 172
Panarteriitis nodosa 143
Pancoast-Tumor 67
Pankreaskarzinom, Tumormarker 137
Pankreastumoren
– endokrine 137
– exokrine 137

Pankreatitis
– akute 135
– chronische 136
– hämorrhagische 23
– Komplikationen 136
Panzerherz 85
Panzytopenie 181
Papillarmuskelabriss 81
Papillenkarzinom 135
Parakeratose 37
paraneoplastische Syndrome 43
Parkinson-Krankheit 212
PCR 5, 64
Pericarditis epistenocardica 81
Perikarderguss 83, 84
Perikarditis, Morphologie 84
Perithyreoiditis, invasivsklerosierende 195
Peritonealkarzinose 121
periventrikuläre Leukomalazie 203
Perjodsäure-Schiff(PAS)-Färbung 237
perniziöse Anämie 176
persistierender Ductus Botalli 69, 73
Pfeiffer-Drüsenfieber 191
Phäochromozytom 201
Philadelphia-Chromosom 178
Phlebitis 89
Phlebothrombose 89
Phlegmone 22
Pigmente 15
Plaques 86
Plasmozytom 222
Plattenepithelkarzinom 65, 66, 101
– Histologie 65, 66
– Ösophagus 101
Plattenepithelmetaplasie 10
pleomorphes Adenom 98
Pleuraerguss 68
Pleuramesotheliom 68
Pleuritis 60
Plummer-Vinson-Syndrom 176
PNET 221
Pneumocystis jirovecii 61
Pneumonie 58
– alveoläre 58
– Aspirations- 60
– atypische 58, 61
– chronisch-karnifizierende 60
– Einteilung 58
– Erreger 58
– hämorrhagische 60
– interstitielle 58, 60
– Komplikationen 60
– Legionellen- 60
– Staphylokokken- 60

– typische 58
– Zytomegalie- 61
Podagra 225
Polioenzephalitis 209
Polyarthritis
– akute rheumatische 225
– chronische 225
Polycythaemia vera 179
Polyposis, familäre
  adenomatöse 119
– Makroskopie 119
Porenzephalie 203
Präkanzerose
– fakultative 37
– intraepitheliale Neoplasie 38
– Leukoplakie 37, 48
– obligate 37
Prinzmetal-Angina 77
Prion 210
Prolaktinom 193
Prostatahyperplasie, benigne 149, 152
Prostatakarzinom 149, 151, 152
– Gleason-Score 151
– Lokalisation 152
– Metastasierung 153
prostataspezifisches Antigen 152
Protoonkogene 40
Pseudomyxoma peritonei 116, 164
Pulmonalstenose 69
Pyelonephritis, akute 144

Q
Quincke-Ödem 48

R
Rachitis 218
Rb-Gen 40
Rechtsherzinsuffizienz 93, 94
Rechts-links-Shunt 69
Reed-Sternberg-Riesenzelle 185, 186
Refluxkrankheit 101
Refluxösophagitis 100
Regeneration 16
Reizkarzinom 160
Rektumkarzinom 120, 121
Residualtumor 42
response-to-injury-hypothesis 85
Restitutio ad integrum 16
Rheumaknoten 26, 226
rheumatisches Fieber 74
– Jones-Kriterien 225
Rhinitis
– akute 47
– allergische 47
– atrophische 47
– hyperplastische 47

– pseudomembranöse 47
– virale 47
Riesenzellepulis 97
Riesenzelltumor 221
Rigor mortis 2
Ringsideroblasten 181
Rippenusuren 70
R-Klassifikation 42
Rosenthal-Fasern 213
Rubor 19
Ruhegewebe 17

S
Salus-Zeichen 91
Sarkoid-like-lesions 190
Sarkoidose 57, 190
Sarkom 227
Schädelfraktur 208
Scheintod 3
Schilddrüsenkarzinom 198
– medulläres 198
– Tumormarker 199
Schilddrüsenpathologie 195
Schnellschnittdiagnostik 4, 167
Schock 94
– anaphylaktischer 31, 94
– endokriner 94
– hypovolämischer 94
– kardiogener 81, 94
– neurogener 94
– septisch-toxischer 94
Schocklunge 54
Schockspirale 94
Schokoladenzyste 163
Schorfnekrose 12
Schrotschussschädel 223
Schrumpfniere 143
Schwarz-Bartter-Syndrom 194
Scrapie-Erkrankung 210
Sektion 4
Seminom 156, 157
Sentinel-Lymphknoten 173
Sepsis 27
– Tbc 64
Sertoli-Leydig-Zelltumor 165
Shuntumkehr 70
SIADH 194
Sialadenitiden 99
Siderose 128
Siegelringzellkarzinom 107
Sigmadivertikel 114
Silikose 57
Sinusitis 47
Sinusvenenthrombose 207
SIRS 27
Sjögren-Syndrom 99
Speicheldrüsentumoren 98

Spina bifida occulta 203
Splenomegalie 191
Staphylokokken-Pneumonie 60
Status marmoratus 203
Stauungsleber 123
Sternberg-Reed-Zelle 185, 186
Stippchengallenblase 134
Stromatumoren
– gastrointestinale 109
– Hoden 157
Struma, euthyreote 197
subakut sklerosierende Pan-
  enzephalitis 210
subependymale Blutungen 203

T
Teratom 158, 165
Thekazelltumor 165
Thrombophlebitis 89
Thrombozythämie,
  essenzielle 177
Thyreoglobulin 199
Thyreoiditis
– de Quervain 195
– Hashimoto 195
Tigerherz 79
TNM-Klassifikation 41
Tod, klinischer 2
Todeszeichen 1
Tonsilla pharyngea 49
Totenflecken 2
Toxoplasmose 190, 209
transitorisch ischämische
  Attacke 87
Transkriptase, reverse 33
Transplantation
– Abstoßungsreaktion 31
– allogene 31
– autologe 31
– GvhR 32
– Kornea 31
– synerge 31
– xenogene 31
Transposition der großen
  Arterien 69, 73
Transsudat 13
Tuberkulose 61, 190
– hämatogene Streuung 64
– Histologie 61
– Primärherd 63
– Primärkomplex 63
– Simon-Spitzenherde 63
– Verlauf 63
Tumor 19
Tumoranämie 43
Tumoren
– ableitende Harnwege 147

– benigne 38
– Einteilung 38
– Haut 229
– Hoden 156
– Knochen 219
– Kolon 118
– Komplikationen 43
– Lungenmetastasen 67
– maligne 38, 39
– Mamma 166
– Metastasierung 42
– Nebennierenmark 200
– Nervensystem 213
– Ovar 163
– Pankreas 137
– Schilddrüse 198
– semimaligne 39
– Speicheldrüsen 97
Tumorfieber 43
Tumorkachexie 43
Tumormarker 44, 45
– AFP 132, 157
– CA 19-9 137
– CEA 138
– Kalzitonin 199
– PSA 152
– Thyreoglobulin 199
– β-HCG 157
Tumorsuppressorgene 40, 41
Tumorverdoppelungszeit 66

U

Überempfindlichkeitsreaktion 21, 30, 31
Überempfindlichkeitsreaktion 29
Übergangsepithelmetaplasie 10
Ulkus 105
– Komplikationen 106
Urämie 140
Urothelkarzinom 147

V

Varikozele 153, 154
Varizen 89
Ventrikelseptumdefekt 69, 71
VIPom 137
Virchow-Trias 89
Virushepatitis
– akute 130
– chronische 130
Vita
– minima 3
– reducta 3
Vitamin B_{12}-Mangel 176
Vitamin-D-Mangel 218
Vitien, *siehe* Herzfehler
Vorhofmyxom 85
Vorhofseptumdefekt 69, 71
vulväre intraepitheliale Neoplasie 160

W

Wabenlunge 57
Wächter-Lymphknoten 173
Warthin-Tumor 98, 99
Wechselgewebe 17
Wertheim-Meigs-OP 160
WHO-Grading 213
Wilms-Tumor 146

Z

Zelltod 11
– programmierter 11
– provozierter 11
zervikale intraepitheliale Neoplasie 159
Zervixkarzinom 160
– Pap 159
Ziehl-Neelsen-Färbung 64, 237
Zollinger-Ellison-Syndrom 106
Zylinderepithelmetaplasie 10
Zystadenokarzinom 164
Zystadenolymphom 98
Zystadenom 164
Zystizerkose 209
Zytodiagnostik n. Papanicolaou 159